동양의학 치료 교과서

왜 아픈지 기, 혈, 진액부터 경락,
한방 치료법까지 찾아보는 동양의학 치료 도감

의학박사 센토 세이시로 감수
장은정 옮김

보누스

- 일러스트 : 에구치 슈헤이, BACK BONE WORKS, 슈쿠야 후미코, 요시다 다츠치카
- 사진 협력 : 도치모토텐카이도
- 디자인 : 무라구치 게이타, 스가누마 쇼헤이(스튜디오 덩크)
- 집필 협력 : 이시이 노리코, 무레 아사에, 나카데라 아키코, 나토리 히로미, 야마우치 리카, 미나토야 카즈코
- web 콘텐츠 제작 협력 : 이이나(iiner.com)
- 편집 협력 : 콜럼바
- 감수 협력
  - 세오 코지('경혈·침구·수기 요법' 감수)
    침구사, 안마 마사지 지압사. acu-salut 다카나와 원장.
  - 하네 요시히로('기공' 감수)
    테라피스트. 코이시카와 정체·기공원 원장.
  - 나카무라 기요미('약선' 감수)
    국제중의 약선사. 일본중의식양학회 최고 고문. 나카무라 약선 연구회, 나카무라 기요미 약선 교실 운영.
  - 야마모토 요시코('동양의학과 아로마테라피' 감수)
    AEAJ 인정 아로마테라피 전문가. 야마모토 요시코 허브·아로마 아카데미 교장.
  - 라이 켄슈('여성 질환과 동양 의학' 감수)
    산부인과 의사. 신주쿠 카이죠 빌딩 진료소 부원장 / 쓰루카메 한방센터 소장.
  - 나카야마 마유미
    중의학 미용 연구가. 침구사. 안마 마사지 지압사. 한방 아로마 'Fang·Song·Fang' 운영.
  - 오카자키 마사노리
    침구사. 도쿄 의료 전문학교 침구과 강사. 키네시오 테이핑 협회 간토 지부 지도원.

SAISHIN COLOR ZUKAI TOYOIGAKU KIHON TO SHIKUMI

동양의학 세계로 들어오심을 환영합니다

동양의학은 역사가 2,000년이 넘는 오랜 경험이 축적된 전통 의학입니다. 그러나 단순히 전해 내려온 경험이 아닙니다. 주의 깊은 관찰, 그리고 그 관찰 결과를 자연의 섭리로 고찰하는 과정을 반복하며 꾸준히 쌓아 올린 이론 체계가 뒷받침되어 있습니다.

그 내용이 우리에게 그렇게 특별한 것은 아닙니다. 왜냐하면 동양의학은 사람의 몸과 병을 주변에서 일어나는 일이나 자연계에서 볼 수 있는 변화·현상을 바탕으로 한 친숙한 원리원칙에 근거해서 파악하기 때문입니다. 즉 인간의 몸을 대자연의 일부, 대우주와 한 몸으로 생각합니다. 그래서 동양의학을 알기 위해서 꼭 어려운 이론을 학습할 필요는 없습니다. 예컨대 계절의 변화나 대자연의 이치와 같은 누구나가 실제로 경험한 적 있는 원리를 사람의 몸에 적용해 생각하면 되는 것입니다.

이 책은 이러한 동양의학의 이론부터 실제 치료에 이르기까지 그림을 활용해 알기 쉽게 소개하고 있습니다. 이 책 한 권으로 동양의학의 기초를 이해할 수 있으리라 생각합니다.

단, 동양의학을 진정으로 이해하려면 스스로 보고 생각해야 합니다. 자신을 믿고 자신의 판단에 의지해 결론을 이끌어가는 자세가 중요합니다.

어렵게 생각할 필요는 없습니다. 어깨의 힘을 빼고 수긍이 될 때까지 차분하게 생각하고, 자연계와 생활, 지금까지 살아오면서 보고 듣고 경험한 모든 것을 투입해 문제를 해결하고자 하는 것이 동양의학의 세계로 들어가는 가장 좋은 길이라고 믿습니다. 그리고 이 책이 그 길잡이가 되기를 바라 마지않습니다.

센토 클리닉 원장·의학박사
센토 세이시로

차 례

제1장 동양의학의 기초 이론

제2장 동양의학의 진찰·진단법

제3장 한약을 이용한 치료법

제4장　침구·기공을 이용한 치료법

제5장 **동양의학의 식양생**

이 책의 사용법

이 책은 동양의학의 개념과 의학 이론, 치료의 실제까지 알기 쉬운 일러스트로 구현하여 알기 쉽게 소개한다.

① 한눈에 파악할 수 있는 그림, 도표, 주요 키워드

동양의학의 기초 이론을 쉽게 파악할 수 있도록 그림과 도표를 활용하였다. 각 꼭지마다 다루는 개념에서 꼭 알아야 할 키워드를 별도로 모아놓아 개념 정리에 도움이 되도록 하였다.

② 개념 정리를 도와주는 일러스트

자칫 추상적일 수 있는 동양의학의 개념을 일러스트로 구현한 시각적 자료를 제공함으로써 구체적이고 명확한 이해를 도와준다.

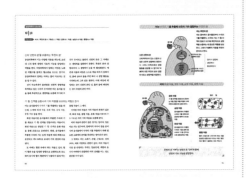

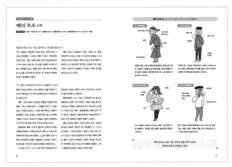

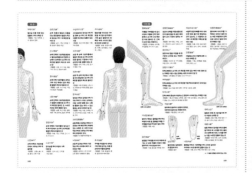

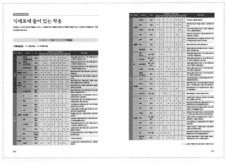

③ 실제 치료에 쓰이는 경락, 경혈 소개

경락 중에서도 주요한 정경십이경맥을 소개한다. 기와 혈의 주요 경로를 그림을 통해 쉽게 파악할 수 있도록 하였다.

④ 식재료의 작용과 체질유형별 적정표 소개

병의 치료보다 앞서 건강한 몸을 만드는 식양생을 위해서는 약선과 약초차를 아는 것이 중요하다. 올바른 식양생을 위한 식재료의 작용을 소개한다.

- 이 책에서 '동양의학'은 '중국을 중심으로 동양에서 발달한 전통 의학', '한방 의학'을 가리킨다. 이는 '서양의학'과 대비하는 개념으로도 쓰인다. 또한 이 책에서 '동양의학'은 '한의학(韓醫學, 漢醫學)'으로 혼용해서 사용한다.
- 이 책의 용어와 개념 사용에 대해서는 조재형 한의사(조재형 한의원 원장)의 도움을 받았다.
- 본문 중 [ ] 표시는 옮긴이 주 또는 편집자 주이다.

제 1 장

동양의학의 기초 이론

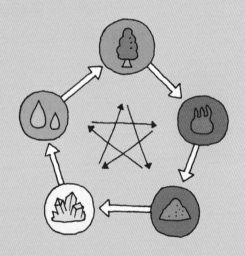

동양의학은 난해하다는 선입견이 많지만

근본이 되는 이론을 제대로 익히면

그 세계의 심오함과 매력을 자연스레 깨닫게 될 것이다.

동양의학이 추구하는 건강관과 원리 등을

이해하기 쉬운 도해를 곁들여 소개해 나가기로 한다.

동양의학의 정의·역사

주요 키워드 한방약韓方藥 / 경락經絡 / 경혈經穴 / 침鍼 / 뜸灸 / 안마按摩 / 지압指壓 / 수기요법手技療法 / 약선膳 / 양생법養生法

자연치유력을 이끌어내는 전통 의학

동양의학은 몸의 자연치유력을 이끌어내어 건강을 유지하고 병을 치료하는 전승 의학이다. 2,000년도 넘는 오래전 고대 중국에서 발생한 것으로 치료법은 다음과 같다. 식물과 동물, 광물 등의 재료를 이용하는 한방약(한약. ▶116쪽), 경락(▶166쪽)과 경혈(▶176쪽)의 개념을 이용한 침(▶186쪽)과 뜸(▶190쪽), 안마(▶196쪽)와 지압(▶198쪽) 등 수기요법(▶194쪽), 약선(▶214쪽)과 약초차(▶238쪽) 등을 이용해 생활 속에서 실천할 수 있는 양생법 등이다.

한편 우리가 흔히 받는 일반 치료는 서양의학(현대 의학)이다. 서양의학은 '나빠진 부분을 칼이나 약을 써서 제거한다'는 사고를 기초로 하기에 자연치유력을 이끌어내어 치료하는 동양의학과는 그러한 면에서 많은 차이가 있다.

서양의학은 과학의 발달과 함께 현저하게 진보했으며, 특히 바이러스성 질병이나 암과 같은 질환의 치료에 많은 성과를 올리고 있다. 그러나 그 반면 약의 부작용이 일으키는 악영향과 검사 결과 이상 소견이 나타나지 않는 병에는 이렇다 할 대책이 없다는 문제점도 있다. 오늘날 동양의학은 서양의학의 이러한 문제를 보완한다는 측면에서 주목과 기대를 모은다.

동양의학 하면 중국 전통 의학에서 출발한 의학을 가리키는 경우와 인도 의학이나 티베트 의학 등 아시아에서 발생한 전통 의학 전반을 아우르는 의미로 쓰는 경우가 있는데, 이 책에서는 '동양의학'을 전자의 의미로 한정했다.

문화와 풍토에 맞게 독자적으로 발전

현대 일본에서 활용되는 동양의학은 고대 중국에서 건너온 그대로 계승된 것이 아니다. 동양의학이 중국에서 일본으로 들어온 것은 5~6세기경인데, 이후 일본에서 독자적인 발전을 이룩했다. 특히 헤이안 시대[794~1185년]에서 에도 시대[1603~1867년] 중기에 크게 발전했다.

메이지 시대[1868~1912년]에 이르자 정부의 방침에 따라 서양의학이 일본 의학의 중심이 된다. 그러나 동양의학 연구는 명맥을 이어가 1976년에 의료용 한방 제제(엑기스제)가 널리 보험 적용을 받게 된 것을 계기로 인식이 달라진다. 일본에서는 2002년 한방의 기본 개념을 익히도록 하는 교육 과정이 대학 교육에도 도입되어 의사를 지망하는 자는 누구나 동양의학 공부를 해야 한다.

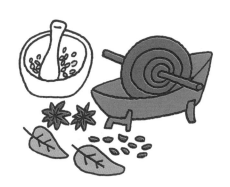

한방약(한약)

식물의 뿌리와 잎, 꽃, 씨앗 외에도 광물과 동물, 곤충 등의 천연 재료로 만든 한약으로 병을 치료한다. 현재 한약의 다양한 처방이 확립되어 있다.

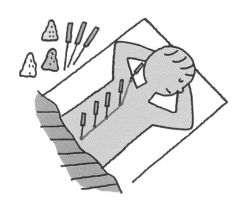

침·뜸

우리가 급소라고 부르는 경혈, 그리고 경혈 사이를 잇는 경로인 경락을 침과 뜸으로 자극하여 몸 상태를 개선하는 치료법이다.

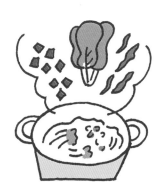

양생법(약선, 약초차 등)

식사와 운동, 수면 등 생활 습관 속에서 적용할 수 있기에 병의 예방과 병후 돌봄 등에 도움이 된다. 약효가 있는 식재를 이용한 약선과 약초차 등이 이에 해당한다.

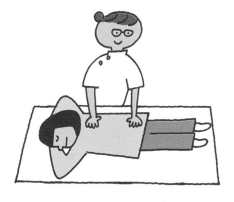

수기요법(안마, 지압 등)

도구 없이 맨손으로 경혈과 경락을 자극하는 치료법. 중국에서 생겨난 안마와 지압 외에 최근에는 유럽에서 생겨난 마사지도 동양의학에 활용한다.

다양한 수법으로 몸속을 자극하여 자연치유력을 되살리는 의료가 동양의학이다.

동양의학과 서양의학의 건강관

주요 키워드 ▶ 건강관 / 항상성恒常性 / 변동성變動性

서양의학의 건강관은 '정상치와 기준치'를 중시한다

동양의학과 서양의학은 건강관(건강에 대한 사고)에도 큰 차이가 있다.

서양의학의 바탕에는 '몸과 마음이 일정한 기준 상태를 유지하면 건강한 것, 거기에서 벗어나면 병'이라고 보는 건강관이 있다. 예컨대 체온이 평열이면 정상이고 오르면 병이라고 생각한다. 그래서 정상으로 되돌리기 위해 체온을 떨어뜨리는 약을 처방한다. 마찬가지로 맥박과 혈압, 혈당치, 심전도 등 수치화 및 영상화한 데이터를 수집하여 그 데이터가 정상 범위에 있다면 건강한 것으로 여긴다. 이러한 사고를 항상성이라고 부른다.

항상성에 기반한 건강관은 수치를 원래대로 되돌리는 식으로 목적을 명확하게 할 수 있기에 이해하기 쉽다. 그러나 몸 상태가 좋지 않은데도 수치가 정상인 사례, 또는 반대로 건강한데도 측정한 수치가 정상 범위를 벗어나는 사례는 설명이 되지 않는다. 또 측정할 수 없는 현상은 파악하기 어렵다는 측면이 있다.

동양의학의 건강관은 '몸 상태란 늘 변화하는 것'이다

반면 동양의학은 '몸속의 모든 것은 끊임없이 변화하며 그 상태야말로 건강이다'라는 건강관을 토대로 한다. 그리고 그 변화가 어떠한 이유로 정체되면 컨디션이 저하되거나 병이 든다고 여긴다. 이러한 사고를 변동성이라 부른다.

우리 마음과 몸은 식사와 주거, 기후, 인간관계 등 항상 외부의 다양한 영향을 받는다. 그와 동시에 연령의 증가와 체질의 변화, 피로, 스트레스 등을 통해 몸의 내부 변화를 겪는다. 다만 이렇게 몸의 안팎에서 영향을 받더라도 그것을 본래 상태로 되돌릴 수 있을 만큼 자연치유력이 있다면 건강을 유지할 수 있다.

그런데 어떠한 이유로 그 영향에 적응하지 못하면 온몸의 균형이 무너지고 몸속의 변화에도 문제가 생기고 만다. 이것이 컨디션의 저하 또는 병으로 나타난다. 이때 동양의학은 몸속의 균형이 어떻게 무너지고 있는가에 주목하여 환자 스스로의 힘으로 그 균형을 되돌릴 수 있도록 치료한다. 예컨대 체온이 오르면 열을 떨어뜨리는 치료를 하는 것이 아니라 열로 체력이 소모되지 않도록 지원하면서 열에 대항하는 힘을 기르는 방향으로 치료한다.

서양의학의 건강관 : 심신을 일정한 상태로 유지하는 것이 중요

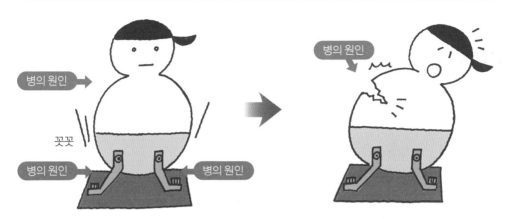

서양의학에서는 일정한 상태로 있는 것이 건강한 것이다. 예컨대 발을 나사못으로 고정해 어떤 병의 원인에 노출되어도 몸을 일정한 상태로 유지하는 것에 비유할 수 있다.

일정한 상태를 유지하고자 하므로 예상을 넘어선 병의 공격을 받으면 더 버티지 못하고 급격하게 균형이 무너진다. 그래서 어느 날 갑자기 앓아눕게 된다.

동양의학의 건강관 : 몸속의 모든 것은 끊임없이 변화한다

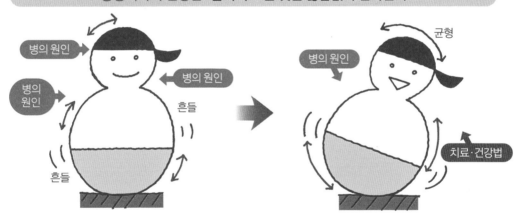

동양의학에서는 환경에 맞게 변화할 수 있는 상태를 곧 건강이라고 한다. 예컨대 여러 원인 때문에 기울어져도 자연치유력으로 균형을 잡아 오뚝이처럼 서 있는 상태다.

자연치유력으로 대응하기 힘든 병의 공격을 받으면 치료와 건강법을 선택해 균형을 유지한다. 이때 치료나 건강법은 병의 공격에 몸이 어느 쪽으로 기울었는지를 파악해 선택한다.

동양의학에서는 '몸은 끊임없이 변화하고 있다'고 여기기에 치료와 건강법 또한 복합적이다.

동양의학의 기초 이론 ① 정체관

정체관整體觀 / 음양론陰陽論 / 목木 / 화火 / 토土 / 금金 / 수水 / 오행학설五行學說

'인간의 몸은 자연의 일부다'라는 사고에 근거한다

동양의학은 '인간은 자연의 일부이며 인간의 몸 속에도 자연계와 같은 구조가 있다'고 본다. 이 것이 동양의학 이론의 바탕인 정체관이다.

예를 들어 자연계에서 뜨거운 공기는 올라가고 찬 공기는 내려간다. 인간의 몸도 보통 상체는 잘 달아오르고 하체는 쉽게 차가워지는 경향이 있는데, 이것은 앞서 이야기한 자연계의 현상과 일치한다. 또 자연계에서 물은 위에서 아래로 흐르는데, 인간의 몸도 마찬가지로 수분은 상반신에서 하반신으로 흐르기에 상반신보다 하반신이 더 잘 붓는다. 이처럼 자연계에서 일어나는 현상과 인간의 몸에 나타나는 현상은 동일한 원리와 법칙에서 생겨났다고 여긴다. '인

간의 몸은 쉬지 않고 계속해서 변화한다'는 동양의학의 건강관 또한 아침·점심·저녁, 춘하추동과 같이 끊임없이 변화하는 자연계와 인간의 몸이 같은 원리로 움직인다고 보는 이 정체관에서 기인한 것이다.

동양의학은 이 정체관에서 자연계를 관찰해 찾아낸 법칙을 바탕으로 인간의 몸에 생기는 병을 바라보는 관점과 치료법의 이론 등을 확립하였다. 태양과 달로 상징되는 자연계의 대원칙을 나타낸 음양론(▶18쪽)과 자연계를 구성하는 요소를 목·화·토·금·수(▶20쪽) 등 다섯 가지로 나눈 오행학설(▶20쪽) 등이 그 기본을 이룬다.

자연계의 균형 이론을 바탕으로 몸의 상태를 생각한다

자연계는 태양이 대지에 열에너지를 전달하면 바다와 호수에서 수분이 증발하여 구름을 만들고 이윽고 비를 뿌리는 물의 순환을 반복한다. 그러나 만일 태양열이 지나치게 강하거나 바다 또는 호수의 수량이 지나치게 적으면 대지는 완전히 말라붙는다. 또 태양열이 지나치게 약하거나 수량이 지나치게 많으면 바다와 호수의 물은 데워지지 않아 순환하지 못한다. 우리는 자연이 건강한 상태를 유지하려면 태양열의 양과 바다

나 호수 등의 수분량이 균형을 이루어야 한다는 것을 알고 있다.

자연계의 법칙은 우리 몸속에서 일어나는 수분의 순환에도 적용된다. 즉 건조한 체질은 열이 과하거나 수분이 부족할 수 있으며, 몸이 심하게 찬 사람은 열이 너무 적거나 수분이 넘칠 수 있다는 뜻이다. 이처럼 자연계의 균형 이론으로 몸의 상태를 판단하는 것도 정체관의 주요 특징이다.

자연계와 동일한 현상이 우리 몸속에서도 일어나고 있다

자연에서는…

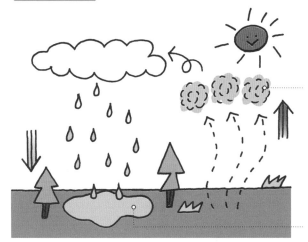

바다나 호수의 물이 데워지면 기화되어 가벼워진 상태로 위로 올라간다

지상에서 데워진 수분은 증발·기화하여 열을 머금은 채 올라간다. 올라갈 때 그 열기가 주위 공기를 덥힌다.

찬비는 무거워진 상태로 공기를 식히면서 아래로 내려온다

구름 속에서 만들어진 물방울은 그 무게 때문에 아래로 쏟아진다. 또 물방울은 차가워서 주위 공기를 식힌다.

우리 몸속에서는…

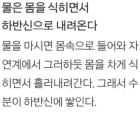

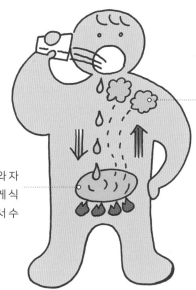

따뜻해진 물은 기화되어 열을 머금은 상태로 상반신으로 올라온다

몸의 열에너지가 몸속의 수분을 데우면 자연계에서처럼 기화되어 열을 품고 올라온다. 그래서 열은 상반신에 머무른다.

물은 몸을 식히면서 하반신으로 내려온다

물을 마시면 몸속으로 들어와 자연계에서 그러하듯 몸을 차게 식히면서 흘러내려간다. 그래서 수분이 하반신에 쌓인다.

'몸속에 자연이 있다'고 생각하면 몸속의 변화를 고찰할 수 있다.

동양의학의 기초 이론 ② 음양론

주요 키워드 ▶ 정체관整體觀 / 음양론陰陽論 / 음陰 / 양陽 / 열熱 / 양증陽證 / 음증陰證

자연계의 현상은 대립하는 두 가지 성질로 나뉜다

고대 중국인은 '인간은 자연의 일부이며, 인간의 몸속에도 자연계와 같은 구조가 있다'는 정체관에 기초해 다양한 자연계의 법칙을 찾아내어 이론을 확립했다. 그중에서 가장 기본이 되는 이론이 '만물은 예컨대 밤에 뜨는 달과 낮에 뜨는 태양처럼 대립된 성질을 띠는 두 가지 요소로 나눌 수 있다'는 음양론이다.

음陰이란 밤의 달과 같이 고요하고 어두우며 차가운 성질을 상징한다. 그리고 그 본질은 내향의 힘이 작용하는 응집의 성질이다. 반대로 양陽은 낮의 태양처럼 동적이며 밝고 뜨거운 상태를 상징한다. 그리고 그 본질은 외향의 힘이 작용하는 확산의 성질이다. 이처럼 음과 양으로 나누는 방식으로 인간의 생활을 생각하면, 음에 해당하는 것은 진정, 수면, 자양 등 정적인 활동, 양에 해당하는 것은 흥분, 활동, 소모 등 동적인 활동이다.

음양의 균형이 무너지면 몸이 이상을 느낀다

음과 양은 한쪽의 기세가 약해지면 다른 한쪽의 기세가 강해지고, 한쪽이 당기면 한쪽은 미는 식으로 우열 관계가 시시각각 변화한다. 예컨대 아침에 눈을 뜨면 수면 상태에서 활동 상태로 전환되어 음이 우세한 상태에서 양이 우세한 상태로 바뀌기 시작한다. 낮 동안 활발히 활동한 몸은 점차 피로해지고 활동성이 둔해져서 저녁이 되면 쉬려고 한다. 이는 양이 우세한 상태에서 음이 우세한 상태로 이행하는 것이다. 이처럼 음과 양은 어느 한쪽이 지나치게 강해지지 않도록 균형을 유지한다.

그런데 본래 음이 우세해야 할 밤에도 낮처럼 계속해서 활동하면 양은 과잉 상태가 된다. 그러면 과도하게 흥분하거나 눈이 말똥말똥해지면서 잠이 안 온다. 열이 차올라 몸이 달아오르기도 한다. 이렇게 양이 지나치게 강한 상태를 양증이라고 한다.

반대로 본래 양이 우세해야 할 낮에도 눈을 뜨지 못하고 계속해서 자면 음이 강해진다. 그러면 기운이 없고 권태감이 있으며 몸의 열이 부족해 냉해지는 상태에 빠진다. 이처럼 음이 지나치게 강한 상태를 음증이라고 한다.

음과 양 어느 한쪽이 지나치게 넘치거나 부족해지면 균형이 깨져 정상 상태를 유지할 수 없다. 그것이 바로 몸의 이상으로 나타나는 것이다.

음양의 본질은 '양은 발산', '음은 응집'

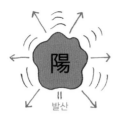

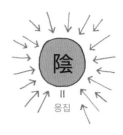

양의 성질

바깥을 향한다 / 상승한다 / 생동감이 있다 / 넓은 공간을 차지한다 / 가볍다 / 농도가 옅다 / 밝다 / 열을 생성한다 / 건조하다

음의 성질

안으로 모인다 / 하강한다 / 움직임이 조용하다 / 응축되어 좁은 범위를 차지한다 / 무겁다 / 농도가 짙다 / 어둡다 / 차다 / 습기를 생성한다

음과 양은 우열 관계를 변화시키며 균형을 유지한다

음양 관계를 하루의 변화로 생각하면, 음의 기운이 가장 강한 한밤중부터 서서히 음이 쇠퇴하고 양이 서서히 강해지다가 이윽고 양의 기운이 가장 강한 정오가 된다. 1년의 변화에 비유해도 마찬가지다. 중앙에 위치한 그림(태극도)은 이러한 음양의 연속적인 변화를 보여준다.

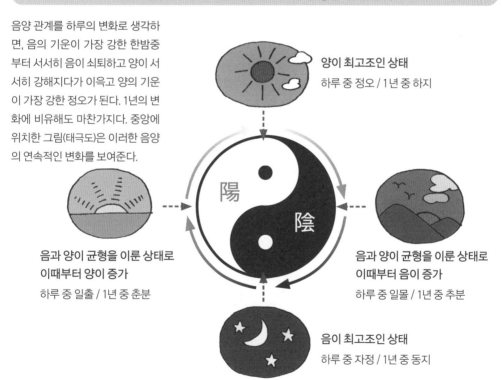

양이 최고조인 상태
하루 중 정오 / 1년 중 하지

음과 양이 균형을 이룬 상태로 이때부터 양이 증가
하루 중 일출 / 1년 중 춘분

음과 양이 균형을 이룬 상태로 이때부터 음이 증가
하루 중 일몰 / 1년 중 추분

음이 최고조인 상태
하루 중 자정 / 1년 중 동지

음양론을 사용하여 몸에 일어나는 복잡한 현상을
다각적인 시점에서 분석할 수 있다.

동양의학의 기초 이론③ 오행학설

목·화·토·금·수가 오행의 구성 요소

음양론은 자연계와 인간을 음과 양의 두 가지 관점에서 보는데 그것을 보충하는 개념이 오행학설이다. 이것은 '자연계와 인간의 몸은 목·화·토·금·수의 다섯 요소로 이루어져 있으며 각 요소는 일정한 법칙을 바탕으로 서로 관계를 맺으며 균형을 유지한다'고 보는 학설이다.

목·화·토·금·수란 자연계에 존재하는 것들의 상징으로 그 성질은 각각 다음과 같다. 목은 나무가 가지와 이파리를 올려 성장하듯 사방으로 유연하게 뻗어나가는 성질을 지닌다. 화는 불꽃이나 열과 같이 기세 좋게 상승하는 가벼움과 무언가를 태우는 성질을 가리킨다. 토는 양분과 미네랄이 풍부하여 여러 생명과 광물을 생성하므로 풍요로움과 농후함 등의 성질을 나타낸다. 금은 인간의 손으로 형상을 바꿀 수 있는 금속의 모습으로, 순종과 변경, 개혁 등 변화의 성질을 가리킨다. 마지막으로 수는 흐르는 강과 같이 주위를 윤택하게 하고 식히면서 아래로 흐르는 성질을 띤다.

동양의학에서는 이러한 오행의 성질이 인간의 생체 기능에도 존재한다고 보아, 각 요소가 균형 있게 기능하는 상태를 '건강'이라고 여긴다.

서로 키워주는 관계가 상생, 억제하는 관계가 상극

오행은 상생과 상극이라는 두 가지 관계성을 토대로 균형을 유지한다.

상생이란 어떤 요소가 특정 요소를 생성해내는 관계를 말한다. 오행에 적용하면 목은 화를, 화는 토를, 토는 금을, 금은 수를, 수는 목을 만들어낸다고 본다. 그러나 이 상생만 반복되면 각 요소의 기세는 지나치게 강해질 것이다. 상생의 관계에서는 목이 타면서 화를 낳고, 화가 타서 토가 되고, 토가 퇴적되어 광석(금)을 생성하고, 광석이 포개어져 있는 땅에서는 수가 샘솟고, 수는 목을 크게 성장시키고, 그 큰 목이 타면 더 큰 불이 만들어지고… 이렇게 반복하다 보면 결국 생성되는 것이 계속해서 늘어나 균형이 무너지고 만다.

이 상생과는 반대로, 작용하는 힘이 각 요소의 기세를 억누르고 축소해 나가는 관계인 상극이다. 예컨대 수는 화를 없애고, 화의 열이 금을 녹이는 식으로 서로의 성질을 상쇄하는 방향으로 작용한다. 이처럼 오행이란 상생과 상극이 강해졌다가 약해졌다가를 되풀이하면서 전체의 조화를 유지한다. 이 균형이 무너질 때 몸에 이상을 느끼는 것이다.

자연계는 목·화·토·금·수 등 다섯 요소로 이루어져 있다

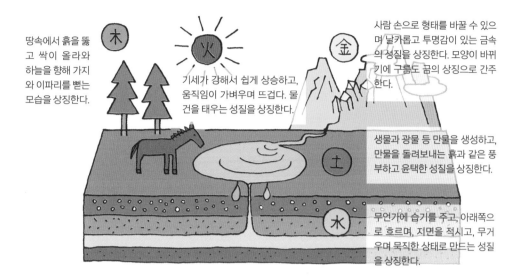

땅속에서 흙을 뚫고 싹이 올라와 하늘을 향해 가지와 이파리를 뻗는 모습을 상징한다.

기세가 강해서 쉽게 상승하고, 움직임이 가벼우며 뜨겁다. 물건을 태우는 성질을 상징한다.

사람 손으로 형태를 바꿀 수 있으며 날카롭고 투명감이 있는 금속의 성질을 상징한다. 모양이 바뀌기에 구름도 금의 상징으로 간주한다.

생물과 광물 등 만물을 생성하고, 만물을 돌려보내는 흙과 같은 풍부하고 윤택한 성질을 상징한다.

무언가에 습기를 주고, 아래쪽으로 흐르며, 지면을 적시고, 무거우며 묵직한 상태로 만드는 성질을 상징한다.

다섯 요소는 상생, 상극의 관계로 균형을 유지한다

상생 다섯 요소가 각각 다른 특정한 요소를 만들어내는 관계

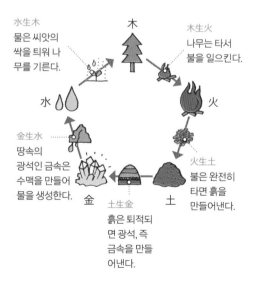

水生木
물은 씨앗의 싹을 틔워 나무를 기른다.

木生火
나무는 타서 불을 일으킨다.

金生水
땅속의 광석인 금속은 수맥을 만들어 물을 생성한다.

火生土
불은 완전히 타면 흙을 만들어낸다.

土生金
흙은 퇴적되면 광석, 즉 금속을 만들어낸다.

상극 다섯 요소가 각각 다른 특정 요소를 억제하는 관계

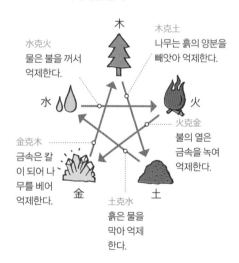

水克火
물은 불을 꺼서 억제한다.

木克土
나무는 흙의 양분을 빼앗아 억제한다.

金克木
금속은 칼이 되어 나무를 베어 억제한다.

火克金
불의 열은 금속을 녹여 억제한다.

土克水
흙은 물을 막아 억제한다.

목·화·토·금·수 등 다섯 요소가
몸속에서 상호 관계를 맺고 있다고 보는 것이 오행학설이다.

오행색체표

주요 키워드 오행학설五行學說 / 오행색체표五行色體表 / 오장五臟 / 육부六腑

오행과 자연계 또는 인체와의 관련성을 보여주는 것이 오행색체표

오행학설에서 제시하는 목·화·토·금·수의 속성은 자연계와 우리 인간의 몸속에도 적용된다.

예컨대 계절로 치면, 목은 봄, 화는 여름, 토는 늦여름, 금은 가을, 수는 겨울이다. 시간으로 치면 목은 아침, 화는 점심, 토는 오후, 금은 저녁, 수는 밤중이고, 기후(날씨)로 치면 목은 바람, 화는 더위, 토는 습기, 금은 건조, 수는 추위가 된다. 그 밖에도 방위, 곡류, 야생동물과 가축 등 자연계의 모든 것은 오행 속의 무언가에 속한다고 볼 수 있다.

마찬가지로 인체와 얽혀 있는 것(장부와 기관, 기능과 몸의 변화, 감정과 마음의 움직임 등)도 오행 중의 하나와 들어맞는다. 이러한 자연계와 인간에 대한 여러 관련성을 정리한 것이 오행색체표(▶23쪽)다.

몸속의 장부와 마음 상태는 크게 다섯 가지로 구분한다

오행색체표는 우리의 몸과 마음을 오장(▶42쪽), 육부(▶66쪽), 오체五體(오장과 관련이 깊은 신체 부위), 오관五官(병변이 나타나기 쉬운 감각기), 오변五變(병에 걸렸을 때 나타나기 쉬운 상태와 움직임) 등으로 세세하게 분류한다. 각각은 오행의 각 요소에 속해 있다. 예컨대 오장의 간(▶54쪽), 육부의 담(▶66쪽), 오체의 근육, 오관의 눈, 오지의 분노는 목木에 속한다.

이처럼 목·화·토·금·수에 속하는 각 요소는 다섯 그룹이라고 생각할 수 있는데, 각 그룹의 요소는 서로 관련이 있다. 그리고 어느 요소에 이상이 생겼을 때 같은 그룹의 어떤 요소가 원인이거나 또는 치료에 도움이 된다고 여긴다.

예를 들어 피부가 가렵다고 하자. 피부(피모)는 금 그룹에 속해 있으므로 금의 행을 따라가 보면 폐(▶58쪽)나 대장(▶66쪽) 등의 기능 저하가 원인일 수 있으며 이는 슬픈 감정의 과잉 때문이기도 하다. 또는 같은 금 그룹에 있는 코에 이상이 생기거나 기침 등의 증상도 함께 나타날 수 있다. 치료로는 건조한 기후에 주의하고 매운 맛에 속하는 약과 음식을 섭취한다.

이처럼 오행색체표는 어떤 증상이 나타났을 때 어느 장부에 문제가 있고 그 원인은 무엇이며, 어떤 증상을 동반할 가능성이 있고 효과적인 치료법은 무엇인지를 추찰하는 단서가 된다.

자연과 인체의 관련성을 분류해 놓은 오행색체표

五行	인체										자연계		
	오장 五臟	오부 五腑*	오체 五體	오관 五官	오변 五變	오성 五聲	오지 五志	오미 五味	오취 五臭	오색 五色	오계 五季	오기 五氣	오시 五時
	오장과 대응하는 장	오장과 관계가 깊은 부	오장과 관련이 깊은 신체 부위	병변이 나타나기 쉬운 감각기	병에 걸렸을 때의 상태와 움직임	병에 걸렸을 때 나는 음성	병에 걸렸을 때의 감정 또는 병을 초래하는 감정	병을 완화해 주는 약이나 음식물의 맛	병에 걸렸을 때 나는 냄새	병에 걸렸을 때의 피부색	오장이 활발해지는 계절	병의 외적 요인이 되는 기후	오장이 활발해지는 시간
木 ➡	간	담	근육	눈	손을 움켜쥔다	외침	노여움	신맛	누린내	파란색	봄	바람	아침
火 ➡	심	소장	맥	혀	우울하다	웃음	기쁨	쓴맛	탄내	붉은색	여름	더위	점심
土 ➡	비	위	살	입	딸국질	노래	고민	단맛	고소한내	노란색	늦여름	습기	오후
金 ➡	폐	대장	피모(피부)	코	기침	울음	슬픔	매운맛	비린내	흰색	가을	건조	저녁
水 ➡	신	방광	뼈	귀	전율	신음	두려움	짠맛	썩은내	검은색	겨울	추위	밤중

* 오부에 '삼초 三焦'를 더해 육부라 부른다.

동양의학의 기초 이론④ 기·혈·진액 氣·血·津液

주요 키워드 기氣 / 혈血 / 진액津液 / 진津 / 액液

몸의 작용 원리와 발병에 불가결한 개념

동양의학에서 몸의 원리와 발병을 생각할 때 빼놓을 수 없는 개념 중 하나가 기·혈·진액이라는 세 가지 요소다. 기·혈·진액은 모두 몸속을 순환하는데 그 범위나 역할에는 각기 다른 특징이 있다.

기(▶26쪽)는 동양의학에서 특히 중요한 개념 중 하나로, 생명 활동의 근원이 되는 눈에 보이지 않는 에너지를 가리킨다. 세 가지 요소 가운데 순환의 범위가 가장 넓으며 특정 조직 속에서 도는 것이 아니라 몸 전체를 자유로이 오가는 것이 특징이다.

혈(▶30쪽)은 서양의학에서 말하는 혈액과 거의 같은 의미이지만, 동양의학에서는 혈액 그 자체를 가리키는 것이 아니라 그 기능(조직과 기관에 산소와 영양소를 공급하는 것 등)과 순환 작용 등을 포함한 더 넓은 개념으로 다룬다. 세 가지 요소 중에서 순환하는 범위가 가장 협소하며 혈관 속을 일정한 방향으로 돈다. 또 혈은 기를 운반하며, 목적지에서 그 기를 방출하는 역할도 한다.

진액(▶34쪽)은 체액 등 몸속에 존재하는 혈액 이외의 수분을 가리킨다. 진액은 다시 진과 액으로 구분할 수 있다. 진은 몸속을 자유로이 오가는 데 반해 액은 관절 내의 윤활액과 조직 내의 체액으로서 특정 조직 속을 순환한다는 점에서 차이가 있다.

기·혈·진액은 서로 관계성이 있다

기·혈·진액은 단독으로 기능하는 것이 아니라 서로 관계를 맺으며 기능한다. 예컨대 기는 혈과 진액을 만드는 근원이며 순환을 조정하는 역할도 한다. 한편 혈의 영양분은 기의 재료가 된다. 진액은 기와 혈과 함께 온몸을 순환하면서 기와 혈의 기능을 유지해 주는 매체로 작용한다.

이러한 기·혈·진액의 작용은 순환하면서 비로소 기능하는데, 순환에 이상이 생기면 몸에 이상이 생긴다. 순환의 이상은 각각의 양이 부족한 경우와 움직임이 뒤엉긴 경우가 있다. 그래서 기·혈·진액을 파악할 때는 각각의 양과 움직임을 분석하는 것이 중요하다.

기·혈·진액의 양에 주목할 때는 각각의 원료가 부족하지 않은지, 또 생성 메커니즘에는 문제가 없는지를 분석한다. 운행의 원동력이 되는 열과 같은 요소나 운행을 조절하는 메커니즘에도 문제가 없는지 분석한다.

기·혈·진액은 상호작용하면서 온몸을 돈다

기·혈·진액의 역할을 불에 올린 찌개에 비유하면

기는 생명 활동의 원동력인 혈과 진액의 근원이다

기는 찌개에 비유하면 '증기'에 해당한다. 증기가 기관차의 동력이 되듯 기는 생명 활동의 원동력이 된다. 또 동시에 공기로서 '불'인 혈을 태우기 위한 재료가 된다.

진액은 몸에 습기를 주어 열을 적절하게 진정시킨다

진액은 찌개 속의 '물(데워진 물)'에 비유할 수 있다. 물은 그냥 그 상태에서는 차가워서 움직임이 없다. 하지만 혈인 '불(열)'을 가하면 데워지다가 끓고 증기를 만들어 움직임이 활발해진다.

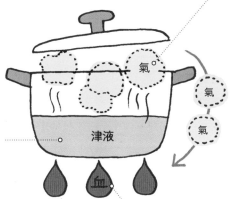

혈은 열원이 되는 영양을 몸에 공급한다

각 기관의 열원이 되는 영양을 공급하는 혈은 찌개에 비유하면 '불(열)'이다. 불은 공기(산소)가 있어 비로소 태울 수 있듯이, 혈은 기를 공급해야 비로소 생성되어 활동할 수 있다.

기의 순환이 나빠지면…

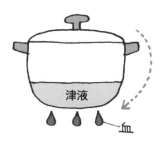

혈과 진액의 근본이 되는 기가 부족해진 상태이기에 혈의 기세가 꺾여 진액의 움직임도 나빠진다.

혈의 순환이 나빠지면…

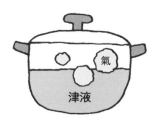

진액에 열이 전달되지 않기에 움직임이 둔해진다. 또 증기인 기를 만들어내지 못해 기의 부족이 초래된다.

진액의 순환이 나빠지면…

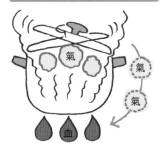

진액이 부족한 상태라 혈이 품은 열이 넘친다. 그러면 기도 열을 띠어 기세가 과도하게 강해진다.

기·혈·진액의 균형이 무너지면 몸이 이상해진다

기·혈·진액은 서로 영향을 주고받으면서
몸속을 끊임없이 순환하여 건강을 유지시킨다.

기氣

주요 키워드 기氣 / 선천적 기 / 후천적 기 / 추동推動 작용 / 온후溫煦·기화氣化 작용 / 화생化生 작용 / 통혈統血 작용 / 방어防禦 작용 / 고섭固攝 작용

선천적 기와 후천적 기가 결합한 것이 기

생명 활동의 근원적 에너지인 기는 눈에는 보이지 않는 무형의 존재다. 혈(▶30쪽)과 진액(▶34쪽) 등 유형의 요소와 결부되어 비로소 가진 힘을 발휘할 수 있다. 기가 혈이나 진액과 어떤 관계에 있는지는 다음과 같이 비유할 수 있다. 즉 기는 전류에, 혈과 진액은 모터 같은 기기이다. 모터에 전류를 공급해 동력 기능을 발생시키듯 기 또한 혈이나 진액과 동반해서 작용한다.

기는 태어날 때부터 신腎(▶44쪽)에 축적되어 있는 선천적 기와, 몸 밖에서 받아들인 후천적 기가 결합해서 생성된다. 후천의 기에는 음식물에서 만들어지는 수곡水穀의 기와 호흡으로 받아들이는 청기淸氣[수곡의 정기 중 폐로 올라가는 가볍고 맑은 기]가 있다. 일반적으로 '기' 하면 이 후천의 기와 선천의 기가 합해져 생성된 기를 가리키며 원기元氣 또는 진기眞氣라고도 부른다.

기의 작용은 크게 다섯 가지로 구분한다

기는 작용에 따라 종기宗氣, 영기營氣, 위기衛氣, 장부의 기, 경락의 기 등 다섯 가지로 분류한다. 그중에서도 종기, 영기, 위기가 중요하다.

종기는 호흡과 심장 박동에 사용되는 기이며 기·혈·진액이 몸속을 순환하는 원동력이 되며 성장과 발육을 촉진하는 추동 작용을 담당한다. 종기는 오장(▶42쪽) 중 폐(▶58쪽)와 심心(▶62쪽)의 작용과 관련이 깊다.

영기는 혈관 속을 흐르며 혈을 생성하여 온몸으로 영양을 보급하는 기다. 진액이 몸의 표층부에서 심층부, 또는 상반신에서 하반신으로 순환하는 숙강肅降(▶34쪽) 작용을 선도하고 체온 조절 등 온후·기화 작용과 소화·흡수 등 화생 작용, 혈을 혈관 바깥으로 새어 나오지 못하도록

하는 통혈 작용과 같이 몸 심층부의 기능을 담당한다. 비(▶50쪽)나 폐, 심의 작용과 관련이 깊다.

위기衛氣는 혈관 안에서 혈관 밖으로 흐른다. 혈관 밖을 빈틈없이 순환하는 기다. 진액이 몸의 심층부에서 표층부, 혹은 하반신에서 상반신으로 순환하는 선산宣散(▶34쪽) 작용을 이끌며, 특히 몸의 표층부에서는 외부에서 침입하는 해로운 물질을 제거하는 방어防衛 작용과 발한이나 배뇨를 조절하는 고섭固攝 작용을 담당한다. 간(▶54쪽)과 폐의 작용과 관련이 있으며 그 밖의 신에 축적된 열원인 신양腎陽(▶44쪽)과도 관계가 깊다.

장부의 기는 오장 각각에 작용하며 경락의 기는 몸속을 달리는 경락(▶166쪽)에 작용한다.

원기(또는 眞氣)

선천적 기와 후천적 기가 폐의 작용으로 결합되어 기(元氣·眞氣)가 생성된다.

공기

음식물

후천적 기

수곡의 기와 청기로 이루어진다. 수곡의 기는 음식을 기초로 비장의 작용에 의해 만들어져 폐로 간다. 청기는 호흡에 의해 넣어진 공기를 바탕으로 폐에서 만들어진다.

후천적 기

청기

肺

수곡의 기

脾

선천적 기

腎

원기
(또는 진기)

선천적 기

부모에게 이어받은 선천적 기는 신에 축적되어 있으며 폐로 운반되어 후천적 기와 맺어진다.

원기(진기)는 다시 다섯 가지로 분류된다

종기 : 가슴 속에서 작용하는 기. 호흡과 심장 박동 등을 관장한다.

영기 : 혈관 속을 흐르는 기. 혈을 생성하여 전신에 수분과 영양을 전달하는 기능을 한다.

위기 : 혈관 밖을 빈틈없이 흐르는 기. 면역 기능, 땀샘 조절, 장부의 보온, 피부를 촉촉하게 유지한다.

장부의 기 : 각 오장에 작용하는 기.

경락의 기 : 각 경락에 작용하는 기.

추동 작용(매크로) : 몸의 성장과 발육을 촉진하는 작용. 매일의 생리 기능과 대사에도 관여한다.

방어 작용 : 병의 원인 물질이 침입하는 것을 막아 걸러주는 작용. 면역 기능에 해당한다.

온후·기화 작용 : 온후는 몸 전체를 따뜻하게 하는 작용. 기화는 냉하고 무거운 것을 따뜻하고 가볍게 하는 것. 즉 혈과 진액을 순환시키기 위한 첫걸음이 되는 작용이다.

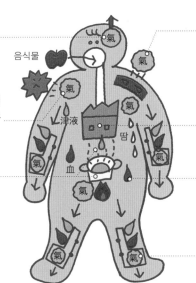

음식물

津液

땀

血

통혈 작용 : 혈이 혈관 밖으로 새어나가지 않게 하는 작용.

화생 작용 : 소화·흡수, 산소를 받아들이고 이산화탄소를 배출하는 가스 교환 등 체내 물질을 이용할 수 있도록 전화轉化하는 작용.

고섭 작용 : 배설과 분비 조절 등 물질을 필요에 따라 바깥으로 배출하는 작용과 몸에 필요한 것이 누출되지 않도록 막아주는 작용.

추동 작용(미크로) : 혈과 진액을 몸 전체에 빈틈없이 순환시키는 작용.

기는 생명력의 원천이자 눈에 보이지 않는 에너지로서
몸속을 빈틈없이 순환하며 기능한다.

기의 부조 不調

주요 키워드 ▶ 기氣 / 기허氣虛 / 기체氣滯 / 기함氣陷 / 기역氣逆 / 보기補氣 / 행기行氣 / 익기승제益氣昇堤 / 강기降氣 / 이기理氣

기의 부족은 기허로, 운행의 불균형은 기체, 기함, 기역으로

몸속을 순환하는 기의 흐름이 이상해지면 몸에 여러 병태病態가 나타난다. 순환의 이상은 순환하는 것의 양이 부족하거나 또는 상승하기도 하고 하강하기도 하며 운행이 균형을 잃어서 생긴다.

기의 양이 부족하면 기허라는 병태가 나타나고, 운행이 균형을 잃으면 기체, 기함, 기역 등의 병태가 나타난다.

기의 부조 원인은 여러 가지이며 치료법도 각각 다르다

기허는 기가 부족해서 생기는 병태다. 기의 부족은 태어날 때부터 가지는 선천의 기가 부족해서 생기기도 하지만, 대부분 영양 부족, 청기나 수곡의 기의 보급 부족, 과로, 연령 증가, 불섭생, 만성병 등이 원인이다.

기허 상태에서는 기의 작용 자체가 저하되어 병이 난다. 그러면 추동 작용이 저하되어 발육 불량과 피로를 초래해 온후·기화 작용의 저하나 냉증, 설사, 부기 등의 증상이 나타난다. 화생 작용이 저하되면 소화 불량을 일으켜 과도하게 몸이 여윈다. 방어 작용이 저하되면 감기에 잘 걸리고, 고섭 작용이 저하되면 피하 출혈 등을 일으킨다. 이러한 기허의 치료는 기의 부족을 보충하는 보기(▶100쪽)라는 방법이 중심을 이룬다.

기체는 기가 정체되어 생기는 병태로 스트레스나 고민, 운동 부족이 원인이다. 증상으로는 가슴과 배가 팽팽해지고 트림과 방귀가 잦으며 일단 나오면 증상이 가벼워진다. 월경 전후에 가슴이 땅기고, 목과 위의 답답함, 가슴쓰림, 눈의 충혈 등이 있다. 기체는 기의 흐름을 개선하는 행기(▶101쪽)라는 방법으로 치료한다.

기함은 기가 지나치게 하강하거나 상승할 힘이 부족해 생기는 병태다. 비脾(▶50쪽)가 담당하는 작용 중 하나로 영양분을 몸의 위쪽으로 나르는 승청昇淸 작용(▶50쪽)이 저하되는 것이 주요인이다. 일어설 때 현기증이 나거나 밑으로 추락하는 느낌, 내장하수, 탈항 등이 발생할 수 있다. 치료는 기를 위로 들어 올리는 익기승제(▶101쪽)라는 방법을 쓴다.

기역은 기가 과도하게 상승하거나 하강할 힘이 부족해 생기는 병태다. 기의 흐름에 생긴 이상뿐 아니라 외사外邪(▶104쪽)도 원인이 될 수 있다. 기침과 숨참, 트림과 메스꺼움, 두통, 어지럼증 등이 생기기 쉽다. 기역은 올라간 기를 떨어뜨리는 강기(▶101쪽), 기를 본래 흐름대로 조절하는 이기(▶100쪽)라는 방법으로 치료한다.

기의 부조에는 기허, 기체, 기함, 기역이 있다

기허氣虛

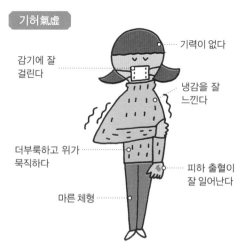

- 기력이 없다
- 감기에 잘 걸린다
- 냉감을 잘 느낀다
- 더부룩하고 위가 묵직하다
- 피하 출혈이 잘 일어난다
- 마른 체형

기의 양이 부족하거나 기의 작용이 떨어진 병태가 기허. 몸 전체에 힘이 없고 위 그림 속 증상 이외에 식욕 부진, 소화 불량, 체중 감소 등을 동반하는 경향이 있다.

기체氣滯

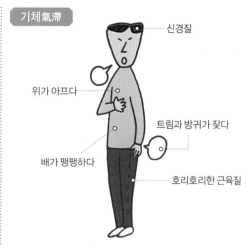

- 신경질
- 위가 아프다
- 트림과 방귀가 잦다
- 배가 팽팽하다
- 호리호리한 근육질

기가 정체되었을 때 무거운 느낌, 팽만감 등의 증상을 동반하는 것이 특징이다. 정체된 기는 열을 띠며, 몸의 위쪽으로 상승하기에 얼굴이 달아오르거나 눈이 충혈되는 증상이 생기기도 한다.

기함氣陷

- 설사가 오래 간다
- 위하수
- 탈항
- 빈뇨

기의 순환 중에 하강하는 힘이 지나치게 세거나 상승하는 힘이 지나치게 약하면 '기함'이 된다. 위 그림 속 증상 외에 일어설 때 느끼는 현기증, 추락하는 감각 등을 동반하기도 한다.

기역氣逆

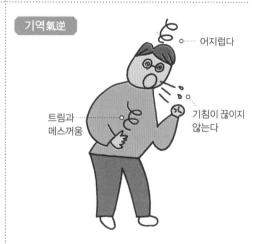

- 어지럽다
- 트림과 메스꺼움
- 기침이 끊이지 않는다

기가 지나치게 상승하거나 하강하는 힘이 지나치게 약하면 '기역'이 된다. 폐의 기가 역상하면 천식과 끊어지지 않는 기침 증상이 나타나고, '위'의 기가 역상하면 트림과 메스꺼움이 나타난다.

기의 양이 부족하면 기허,
기의 운행이 불규칙하면 기체, 기함, 기역의 병태가 나타난다.

혈血

혈의 작용은 기의 작용과 밀접한 관련이 있다

혈은 서양의학의 혈액과 거의 같은 의미로 쓰이지만, 혈액의 성분이나 혈액 순환 등을 포함한 조금 더 넓은 개념을 가리킨다.

혈은 오장의 신腎(▶44쪽)에 축적되어 있는 신정(▶46쪽)과, 비脾(▶50쪽)의 작용으로 추출된 수곡의 기와 진액(이 두 가지를 합해 수곡정미水穀精微라고 한다), 폐(▶58쪽)에서 추출된 청기가 결합해 만들어진다. 폐에서 생성된 혈은 심(▶62쪽)으로 보내져 다시 온몸의 혈관으로 운반된다.

이러한 혈의 생성에는 기의 에너지가 필요한데, 혈과 기에는 이것 외에도 밀접한 관련성이 있다. 혈은 기에 이끌려 혈관 속을 일정한 방향으로 돌고, 기의 통혈 작용에 따라 혈이 혈관 밖으로 새어 나오지 않게 조절된다.

한편 혈은 기를 싣고 몸속을 돌다가 목적지에서 기를 방출하는 '기의 운반책' 역할을 한다. 즉 혈과 기는 서로 힘을 주고받는 관계이기에 어느 한쪽의 순환이 악화되면 다른 한쪽의 기능에도 악영향을 미친다. 그래서 혈의 부조가 나타날 때는 혈을 이끄는 기의 상태도 함께 고려해야 한다.

혈은 온몸의 혈관을 돌며 영양과 수분, 열을 운반한다

혈은 크게 두 가지 작용을 한다. 온몸의 조직에 산소와 영양을 공급하는 양영 작용과 머리카락, 손톱, 근육, 피부 등 각 기관을 촉촉하게 해주는 자윤 작용이다.

양영 작용으로 공급된 영양은 각 장기가 활동하는 데 필요한 연료와 재료가 된다. 그래서 혈은 각 장기의 기능이 활성화하는 데 중요하다. 또 혈이 제공한 연료를 바탕으로 각 장기에서 열을 생성해 내는데, 혈은 그 열을 운반하는 역할도 한다.

자윤 작용은 온몸에 수분을 공급해서 머리카락과 근육, 피부, 손톱 등을 윤기 있게 유지하고 각 조직을 정상적으로 기능하게 해주는 역할을 한다. 또 시각, 후각, 미각 등 오감이 정상적으로 기능하는 역할도 담당한다. 특히 시각에 깊이 관여하고 있다.

또 혈은 대뇌 기능에 대한 진정 작용을 하여 정신의 흥분을 가라앉히고 수면과 기억, 의식의 안정을 도모한다. 그래서 혈이 부족하면 이러한 정신 활동에도 악영향을 끼친다.

그 밖에 여성의 월경과 임신·출산에도 중요한 역할을 한다.

혈은 신정과 수곡의 기, 진액, 청기로 만들어진다

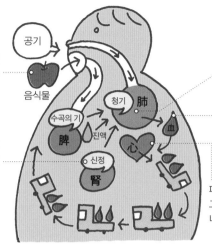

음식물에서 비의 작용으로 추출된 수곡의 기와 진액은 폐로 운반되어 혈의 재료가 된다.

생명력을 창출하는 원천인 신정이 신에서 폐로 운반되어 혈의 재료가 된다.

공기

음식물

수곡의 기

脾

진액

청기 肺

血

신정

腎

心

호흡할 때 빨려 들어온 공기로 폐에서 청기를 만들어낸다.

폐에서 수곡의 기, 진액, 청기, 신정이 결합해 혈이 생성된다.

폐에서 만들어진 혈은 심으로 운반되고, 심에서 다시 온몸의 혈관으로 보내 순환한다.

각 장기에 영양을 공급하는 양영 작용과 수분을 공급하는 자윤 작용

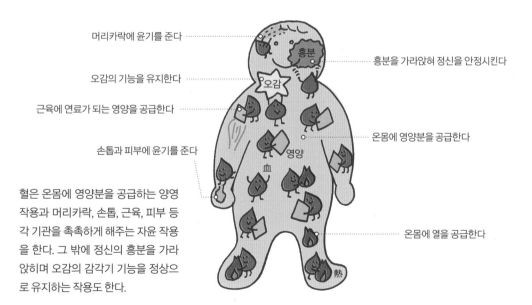

머리카락에 윤기를 준다

오감의 기능을 유지한다

근육에 연료가 되는 영양을 공급한다

손톱과 피부에 윤기를 준다

혈은 온몸에 영양분을 공급하는 양영 작용과 머리카락, 손톱, 근육, 피부 등 각 기관을 촉촉하게 해주는 자윤 작용을 한다. 그 밖에 정신의 흥분을 가라앉히며 오감의 감각기 기능을 정상으로 유지하는 작용도 한다.

흥분

오감

영양

血

熱

흥분을 가라앉혀 정신을 안정시킨다

온몸에 영양분을 공급한다

온몸에 열을 공급한다

혈과 기의 작용은 상호 밀접한 관련을 맺고 있어서
혈의 이상은 기의 이상을 동반할 때가 많다.

혈의 부조不調

주요 키워드 ▶ 혈血 / 혈허血虛 / 혈어血瘀 / 혈열血熱 / 기허氣虛 / 기체氣滯 / 양혈養血 / 활혈活血 / 청영양혈淸營凉血

혈의 부족은 혈허를, 운행의 불균형은 혈어와 혈열을 초래한다

혈은 기나 진액과 마찬가지로 몸속을 끊임없이 순환하면서 생체 기능을 정상적으로 유지해 준다. 그래서 순환에 이상이 생기면 다양한 부조가 발생한다.

그 원인이 양의 부족이면 혈허라는 병태가, 운행의 불균형일 때는 혈어나 혈열이라는 병태가 나타난다. 어느 쪽이든 치료할 때는 모두 혈의 흐름을 이끌어주는 기의 상태를 고려해야 한다.

혈의 부조에는 기의 상태를 고려한 치료가 필요하다

혈허는 혈이 부족해 생기는 병태다. 혈이 만들어지는 과정에 관여하는 신(▶44쪽), 비(▶50쪽), 폐(▶58쪽) 중 어딘가에 문제가 생겨 출혈이나 월경 등으로 혈이 다량 소모되면 혈 전체 양이 부족해 혈허가 된다.

또 혈을 만들어낼 때는 기가 에너지로 쓰이기 때문에 기가 부족한 기허도 혈허를 일으키는 원인 중 하나가 된다. 그 밖에, 혈의 순환이 악화되어 부분적으로 혈허가 생기기도 한다. 이때는 혈의 흐름을 이끄는 기가 정체, 즉 기체 상태가 되어 일어난 것으로 볼 수 있다.

혈허의 주요 증상은 안색이 안 좋고, 피부 건조, 어지럼증, 눈의 침침함, 장딴지 경련, 불면, 두근거림, 손발 저림, 과소 월경 등이다. 치료는 혈을 보충하는 양혈(▶100쪽)이 기본이다. 단, 혈허를 일으키는 요인에 주목해서 필요하다면 다른 치료도 병행한다.

혈어는 혈의 운행이 나빠져 몸속에 일부 정체가 생긴 병태다. 그 원인으로 혈의 순환을 이끄는 기가 부족한 기허, 기가 정체된 기체, 열의 부족, 열의 과잉으로 생긴 걸쭉한 혈, 진액이 뭉쳐 병적으로 단단해진 습濕(▶36쪽) 등 혈의 순환을 방해하는 여러 가지를 생각할 수 있다.

대표적인 증상은 통증, 출혈, 거무스름해진 피부, 다크서클, 색소 침착, 근종(자궁 근종 등), 응고된 월경혈, 변비, 어깨 결림 등이다. 치료는 혈의 흐름을 개선하는 활혈(▶101쪽)이 기본이다. 단, 혈어를 일으키는 원인에 맞춰 다른 치료도 병행하는 것이 중요하다.

혈열은 혈에 열이 차 있는 병태로 혈이 지나는 길, 혈이 작용하는 장부나 기관에 증상이 나타난다. 출혈(코피 등), 혈뇨, 월경 과다 등이 대표적인 증상이다. 치료는 혈 속에 있는 불필요한 열을 식히는 청영양혈(▶101쪽)을 쓴다.

혈의 부조에는 혈허, 혈어, 혈열이 있다

혈허

혈의 양이 부족해서 생기는 병태. 왼쪽 그림 속 증상 외에 불면, 건망증, 손발 저림, 어지럼증, 월경혈의 과소, 월경통 등의 증상을 동반하는 경향이 있다. 기허가 혈허의 원인일 때도 많은데 이때는 기허도 함께 치료해야 한다.

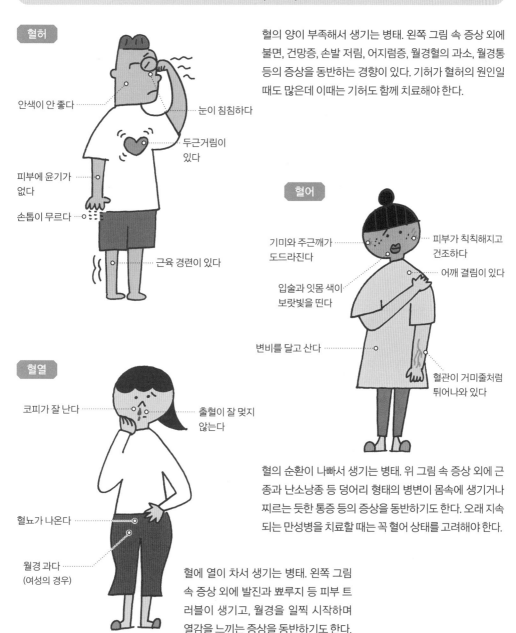

안색이 안 좋다

눈이 침침하다

두근거림이 있다

피부에 윤기가 없다

손톱이 무르다

근육 경련이 있다

혈어

기미와 주근깨가 도드라진다

피부가 칙칙해지고 건조하다

입술과 잇몸 색이 보랏빛을 띤다

어깨 결림이 있다

변비를 달고 산다

혈관이 거미줄처럼 튀어나와 있다

혈열

코피가 잘 난다

출혈이 잘 멎지 않는다

혈뇨가 나온다

월경 과다 (여성의 경우)

혈의 순환이 나빠서 생기는 병태. 위 그림 속 증상 외에 근종과 난소낭종 등 덩어리 형태의 병변이 몸속에 생기거나 찌르는 듯한 통증 등의 증상을 동반하기도 한다. 오래 지속되는 만성병을 치료할 때는 꼭 혈어 상태를 고려해야 한다.

혈에 열이 차서 생기는 병태. 왼쪽 그림 속 증상 외에 발진과 뾰루지 등 피부 트러블이 생기고, 월경을 일찍 시작하며 열감을 느끼는 증상을 동반하기도 한다.

혈의 양이 부족하면 혈허의 병태가,
혈의 운행에 불균형이 있을 때는 혈어나 혈열의 병태가 된다.

진액津液

주요 키워드 진액津液 / 진津 / 액液 / 신음腎陰 / 신양腎陽 / 선산宣散 / 숙강肅降 / 자윤滋潤 작용 / 유양濡養 작용

신음과 음식물에서 얻은 수분으로 만들어진다

몸속에 존재하는 수분 중 혈 이외의 것을 진액이라고 한다. 진액은 진과 액으로 나뉘는데, 진津은 체표부를 순환하는 점성 없는 수분, 액液은 몸의 심층부를 순환하는 끈적한 수분을 가리킨다.

진액은 후천적인 소재와 선천적인 소재가 결합해 만들어진다. 선천적인 소재는 신(▶44쪽)에 축적되어 있는 수분, 즉 신음(▶44쪽)이다. 신음은 신에 축적되어 있는 열원인 신양(▶44쪽)에 의해 따뜻해지고, 그 수분이 기화해 비(▶50쪽)로 보내진다.

한편, 후천적인 소재는 음식물(수곡)에서 얻는다. 음식물에서 위는 정精(▶46쪽), 소장(▶66쪽)은 액, 대장(▶66쪽)은 진을 추출하여 각각 비脾로 운반한다. 그리고 비는 신음과 정, 액, 진을 결합해 진액을 생성하는 것이다.

비에서 생성된 진액은 폐(▶58쪽)로 이동해 선산과 숙강이라는 두 경로로 나뉘어 몸속을 순환한다. 선산은 몸 위쪽과 표층부를 향해 살포되듯 뻗어 나가면서 순환하는 경로이고, 숙강은 몸 아래쪽과 심층부를 향해 파고들면서 순환하는 경로다.

선산 경로로 흐르는 것은 주로 '진'인데, 이것은 체표부를 촉촉하게 하고 이윽고 땀과 날숨에 들어 있는 수증기 등의 형태로 몸 밖으로 배출된다. 한편, 숙강 경로로 흐르는 것은 주로 '액'이다. 이것은 혈관 속을 돌거나 콘드로이틴 등의 형태가 되어 피부의 진피 속 또는 관절을 촉촉하게 하는 등 조직의 구조체가 되어 기능한다. 숙강 경로로 흐른 진액은 신으로 회수되어 노폐물과 함께 소변으로 배설된다.

진액의 중요한 작용은 자윤 작용과 유양 작용

진액은 수분을 매개로 기와 혈 기능의 버팀목이 되어준다. 진액의 작용 중 기의 기능을 지원하는 것을 자윤 작용, 혈의 기능을 지원하는 것을 유양 작용이라고 한다.

자윤 작용이란 피부와 점막 등 체표부를 순환하면서 촉촉하게 해주고, 땀의 형태로 잉여 열과 노폐물을 몸 밖으로 배출한다. 진액 중에서 주로 진의 작용이며, 진이 기와 함께 선산 경로를 따라 체표부를 순환하면서 이루어진다.

유양 작용이란 몸속 깊은 곳과 조직체 등을 돌면서 여러 장기에 영양분을 공급하고, 관절 속 활액을 형성해 관절의 움직임을 부드럽게 유지해 준다. 혈의 작용 중 일부로서 숙강 경로를 따라 순환하며 이루어진다.

정, 액, 진이 추출되어 신음과 결합해 진액을 생성한다

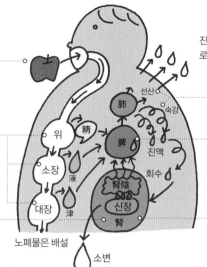

진액의 원천이 되는 후천적 소재는 음식물[水穀]을 통해 얻는 수분이다.

음식물이 소화·흡수되는 과정에서 위장은 정, 소장은 액, 대장은 진을 추출하여 각각 비로 보낸다.

신에는 선천적 소재인 신음이 축적되어 있다. 신음은 수분의 원천으로, 신양의 열로 기화되어 비로 보낸다.

진액은 폐에서 선산과 숙강 경로로 갈라져 온몸을 순환한다.

비에서 선천적 소재인 신음과 후천적 소재인 정, 액, 진이 결합해 진액을 생성한다. 생성한 진액은 폐로 보낸다.

숙강 경로를 타고 몸의 심층부를 순환한 진액은 이윽고 신으로 회수되어 노폐물과 함께 소변으로 배출된다.

진액은 자윤 작용과 유양 작용을 한다

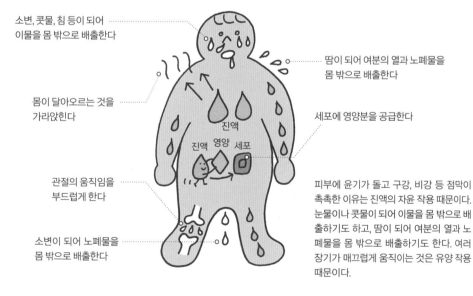

소변, 콧물, 침 등이 되어 이물을 몸 밖으로 배출한다

몸이 달아오르는 것을 가라앉힌다

관절의 움직임을 부드럽게 한다

소변이 되어 노폐물을 몸 밖으로 배출한다

땀이 되어 여분의 열과 노폐물을 몸 밖으로 배출한다

세포에 영양분을 공급한다

피부에 윤기가 돌고 구강, 비강 등 점막이 촉촉한 이유는 진액의 자윤 작용 때문이다. 눈물이나 콧물이 되어 이물을 몸 밖으로 배출하기도 하고, 땀이 되어 여분의 열과 노폐물을 몸 밖으로 배출하기도 한다. 여러 장기가 매끄럽게 움직이는 것은 유양 작용 때문이다.

진액의 작용 중에서 주로 진의 선산으로 자윤 작용을, 액의 숙강으로 유양 작용을 한다.

진액의 부조 不調

주요 키워드 진액津液 / 음허陰虛 / 습濕 / 담음痰飮 / 습열濕熱 / 보음補陰 / 이습利濕 / 청열淸熱

진액이 부족하면 음허, 과잉하면 습과 습열을 초래한다

진액 흐름에 이상이 생기면 다양한 부조가 나타난다. 기와 혈은 흐름에 이상이 생기는 원인을 양의 부족, 또는 운행의 불균형에 있다고 보았는데, 진액은 양의 과부족이 운행의 불균형과 직결된다. 그래서 진액의 순환 이상으로 생겨나는 병태는 크게 양이 부족할 때와 넘칠 때로 나뉜다.

양이 부족할 때는 음허라는 병태가, 양이 과다할 때는 습, 담음, 습열 등의 병태가 나타난다.

진액의 과부족은 부분적으로 일어날 때도 많다

음허는 진액이 부족할 때 나타나는 병태다. 고열과 장기간의 발열, 발한의 과잉 등으로 진액을 소모하거나, 진액을 생성하는 신(▶44쪽)과 비(▶50쪽)의 작용이 저하되면 진액이 부족해진다. 주요 증상은 피부 등의 건조, 홍조, 화끈거림, 기침, 변비 등이다.

음허는 진액을 보충하는 보음(▶100쪽)으로 치료한다. 그러나 진액이 부분적으로 부족할 때도 많아서 어느 부위의 진액이 부족한가를 파악하는 것이 중요하다.

습濕은 진액이 부분적으로 넘쳐서 정체된 병태다. 신양은 수분의 근원인 신음을 덥혀서 기화시키는데 이 신양의 힘이 저하되어 진액의 순환에 불균형이 생기면 이 병태가 나타난다. 증상은 몸의 늘어짐, 머리의 무거움, 위내정수(위에 수분이 찬 느낌), 입 안의 끈적임, 부기, 설사, 빈뇨 등이다. 습이 더 진행되면 담음이 되는데, 습의 증상에 더해 어지럼증, 귀울림, 부정맥 등이 나타난다. 습은 여분의 수분을 배출하는 이습(▶101쪽)으로 치료한다.

습열은 습의 상태가 오랜 기간 지속되어 열을 띠거나, 습이 다른 병적인 열과 결합할 때 발생하는 병태다. 습은 음이고 열은 양이라서 본래 양자는 서로 상쇄하는 관계다. 그러나 이 양자가 결합해 공존하고 있기에 이습을 하면 열이 강해지고, 열을 빼려 하면 습이 강해지는 복잡한 상태에 빠진다. 주요 증상은 노랗고 점성이 있는 가래나 침출액(염증 때문에 배어 나오는 액체)이 나오고 입 안의 끈적임, 입마름과 갈증, 열감을 동반하는 무기력 등이 있다.

치료는 이습에 더해 열을 식히는 청열(▶100쪽)이라는 방법을 동시에 쓰는 것이 기본이다. 이때 습과 열의 정도에 따라 이습과 청열의 비중을 조절해야 한다.

진액의 부조에는 음허, 습, 습열이 있다

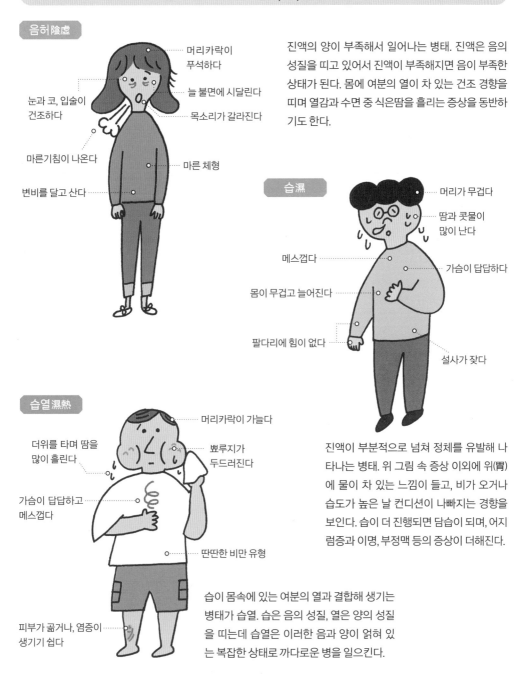

음허陰虛

- 머리카락이 푸석하다
- 늘 불면에 시달린다
- 눈과 코, 입술이 건조하다
- 목소리가 갈라진다
- 마른기침이 나온다
- 마른 체형
- 변비를 달고 산다

진액의 양이 부족해서 일어나는 병태. 진액은 음의 성질을 띠고 있어서 진액이 부족해지면 음이 부족한 상태가 된다. 몸에 여분의 열이 차 있는 건조 경향을 띠며 열감과 수면 중 식은땀을 흘리는 증상을 동반하기도 한다.

습濕

- 머리가 무겁다
- 땀과 콧물이 많이 난다
- 메스껍다
- 가슴이 답답하다
- 몸이 무겁고 늘어진다
- 팔다리에 힘이 없다
- 설사가 잦다

습열濕熱

- 머리카락이 가늘다
- 더위를 타며 땀을 많이 흘린다
- 뽀루지가 두드러진다
- 가슴이 답답하고 메스껍다
- 딴딴한 비만 유형
- 피부가 곪거나, 염증이 생기기 쉽다

진액이 부분적으로 넘쳐 정체를 유발해 나타나는 병태. 위 그림 속 증상 이외에 위(胃)에 물이 차 있는 느낌이 들고, 비가 오거나 습도가 높은 날 컨디션이 나빠지는 경향을 보인다. 습이 더 진행되면 담습이 되며, 어지럼증과 이명, 부정맥 등의 증상이 더해진다.

습이 몸속에 있는 여분의 열과 결합해 생기는 병태가 습열. 습은 음의 성질, 열은 양의 성질을 띠는데 습열은 이러한 음과 양이 얽혀 있는 복잡한 상태로 까다로운 병을 일으킨다.

진액의 양이 부족하면 음허가,
넘치면 습, 담음, 습열 등의 병태가 된다.

기·혈·진액의 상태 진단

일상적으로 느끼는 증상이나 생활 습관 등을 통해 기·혈·진액의 상태를 진단할 수 있다.
여기서는 그것을 그래프로 제시해 체질을 파악하는 방법을 소개한다.

진단 방법

22가지 항목 가운데 자신에게 해당하는 항목의 가로열에 있는 숫자 전체에 ○를 친다. 다음으로 A~H의 각 세로열
별로 ○를 친 숫자 전체를 합계하여 아래 빈칸에 기입한다. 이때 10 이상이면 2로 나눈다.

	체크 항목	A	B	C	D	E	F	G	H
1	가슴이나 배가 팽팽해 불편할 때가 많다	-	-	-	-	3	1	-	1
2	초조하고 벌컥 짜증을 잘 낸다	-	-	-	2	3	-	-	-
3	불면으로 고생한다	-	-	3	2	3	-	1	-
4	점성이 있는 노란 가래나 콧물이 자주 나온다	-	-	-	-	-	3	-	-
5	소변이 진한 노란색일 때가 많다	-	-	-	1	-	3	-	-
6	어깨 결림이 잦다	-	-	-	-	3	1	3	1
7	혀와 잇몸의 색깔이 보랏빛에 가깝다	-	-	-	-	-	-	3	-
8	머리가 무겁게 느껴질 때가 많다	1	-	-	-	-	1	1	3
9	비가 오거나 습도가 높은 날은 보통 컨디션이 나쁘다	-	-	-	-	-	1	-	3
10	피부가 건조해 거칠거칠하다	-	-	3	1	-	-	1	-
11	혀 가장자리가 들쭉날쭉하다	3	1	-	-	-	-	-	2
12	설태가 빽빽하게 들어차 두께감이 있다	2	1	-	-	-	2	-	2
13	혀의 뒷면 정맥이 크게 부풀어 보인다	-	-	-	-	-	-	3	-
14	입이 짧은 편이다	3	-	-	-	-	-	-	-
15	설사나 묽은 변이 잦다	3	1	-	-	-	1	-	2
16	허리나 무릎에 피로와 탈력감을 자주 느낀다	-	3	-	-	-	-	-	-
17	몸이 부을 때가 많다	-	3	-	-	-	-	-	2
18	머리카락이 잘 빠진다	-	2	3	-	-	1	1	-
19	눈이 피로하고 쉽게 건조해진다	-	-	3	1	-	-	-	-
20	근육에 경련이 일거나 쥐가 잘 난다	-	-	3	1	1	-	-	-
21	체온은 높지 않으나 몸에 열감을 느낀다	-	-	-	-	3	2	-	-
22	피곤할 때 또는 밤에 손발이 자주 뜨거워진다	-	-	-	-	3	-	-	-

	Ⓐ	Ⓑ	Ⓒ	Ⓓ	Ⓔ	Ⓕ	Ⓖ	Ⓗ
① ○를 친 숫자의 합계								
② ①의 숫자를 2로 나눈 값								

※ ①의 숫자가 10 이상이 되었을 때는 그 값을 2로 나누어 넣는다. 소수점 이하는 반올림한다. 10 미만일 때는 ①의 숫자를 그대로
넣는다.

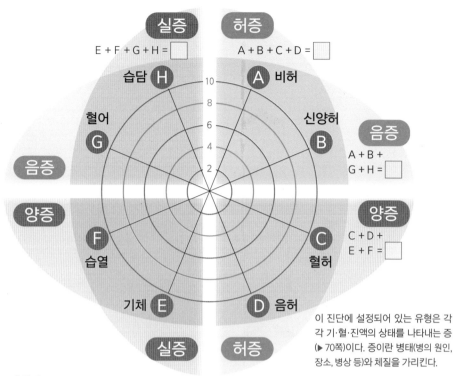

실증
$E + F + G + H = \square$

허증
$A + B + C + D = \square$

습담 Ⓗ
10
8
6
4
2

Ⓐ 비허

신양허
Ⓑ

음증
$A + B +$
$G + H = \square$

혈어
Ⓖ

음증

양증

양증
$C + D +$
$E + F = \square$

Ⓒ
혈허

습열
Ⓕ

기체 Ⓔ

Ⓓ 음허

실증

허증

이 진단에 설정되어 있는 유형은 각 각 기·혈·진액의 상태를 나타내는 증 (▶ 70쪽)이다. 증이란 병태(병의 원인, 장소, 병상 등)와 체질을 가리킨다.

원그래프 작성법

왼쪽 페이지의 ②번 결과를 위 그래프 속 A~H 선상의 수치에 해당하는 자리에 표시한다. 각각의 표시를 선으로 연결한다.

원그래프 보는 법

그래프 속에서 특히 눈에 띄게 돌출되어 있는 부분은 그 체질의 경향이 강하다는 것을 나타낸다. 예컨대 'A 비허'가 가장 높게 솟아 있다면 비허의 경향이 가장 강하다는 것을 뜻하기에 '비허 유형'으로 본다. 눈에 띄게 솟은 부분이 여러 군데라면 각 체질의 요소가 강하며 그것을 복합적으로 가지고 있음을 뜻한다. 각 체질의 구체적인 내용은 40~41쪽을 참조.

실증·허증·양증·음증에 대해

각 체질명 밑에 나와 있는 계산법으로 값을 구한다. 그 값이 크면 해당 체질의 경향이 강하다는 것을 나타낸다.

실증 넘치는 상태. 운동을 통해 여분의 것을 소비하거나 과식 또는 과음을 멈추고 기·혈·진액이 잘 순환되도록 하는 것이 중요하다.

허증 부족한 상태. 과로를 피하고 몸을 단련하거나 수면을 충분히 취하여 심신을 편안하게 하는 데 신경을 써야 한다.

양증 '양'의 과잉 상태. 흥분 상태나 건조한 경향이 나타난다. 무리하게 일을 하지 말고 맵고 자극적인 음식을 피해야 한다.

음증 '음'의 과잉 상태. 몸이 활동하는 데 필요한 열이 부족해서 몸의 활동력이 저하된다. 냉기를 피하고 운동을 통해 열의 양을 늘리는 것이 중요하다.

(▶ 실증·허증·양증·음증의 구체적인 내용은 92~95쪽에)

8체질 경향

Ⓐ 비허脾虛

**위장이 약하고 쉽게
피로해지는 체질**

소화 기능을 담당하고 그와 동시에 기·혈·진액을 생성하는 비(▶50쪽)의 작용이 저하되어 있는 체질. 위장이 약하고 기·혈·진액의 원천인 수곡의 기를 추출해낼 힘이 부족해서 생명 에너지인 기가 부족한 양상을 보인다. 그래서 쉽게 지치고 감기에 잘 걸린다.

체질을 개선하려면 과식이나 찬 음식물의 과다 섭취 등 비의 작용을 저하하는 식생활을 삼가야 한다.

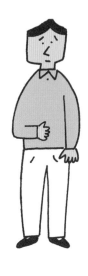

Ⓑ 신양허腎陽虛

**열의 부족으로
냉기가 강한 체질**

신양(▶44쪽)은 신(▶44쪽)에 축적되어 있는 열원을 말한다. 신양허는 이 열원이 부족한 상태, 즉 냉기가 강한 체질이다. 신양에는 진액의 바탕이 되는 신음(▶44쪽)을 따뜻하게 하여 진액을 순환시키는 기능이 있는데 신양허는 열이 적어 신음을 충분히 데우지 못한다. 그래서 진액이 제대로 순환하지 못해 피부에 수분이 차기 쉽다. 몸을 차게 하지 않도록 주의하고 기가 소모되지 않도록 충분한 휴식을 취하는 것이 중요하다.

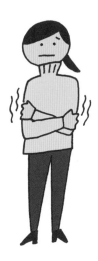

Ⓒ 혈허血虛

**혈이 부족한 체질로
여성에게 많다**

혈은 온몸을 순환해 여러 장기에 영양을 공급하는데, 혈허는 이 혈이 부족한 상태를 말한다. 즉 혈이 충분히 순환하지 못하면 여러 장기의 영양이 부족해져 그 역할을 다하지 못하고 피부가 건조해지거나 근육의 피로, 경련, 손발 저림, 냉증 등을 일으키기 쉽다.

체질을 개선하려면 당근과 시금치, 톳 같은 혈의 원천이 되는 음식을 많이 섭취하고 수면을 충분히 취해야 한다.

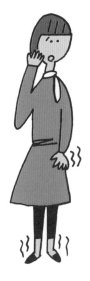

Ⓓ 음허陰虛

**진액이 부족해 건조한
기미를 보이는 체질**

음은 몸을 촉촉하게 해주는 진액을 말하는데, 음허는 이러한 진액이 부족한 상태다. 수분이 부족하면 상대적으로 열이 강해지기에 피부나 머리카락이 건조해지거나 열이 없는데도 열감을 느끼는 경향이 있다. 과로나 수면 부족, 스트레스 등은 진액을 과다하게 소모시켜 음허를 일으키는 원인이 될 수 있다.

체질을 개선하려면 과로 등 과도한 활동을 피하고 밤에는 수면을 충분히 취해야 한다.

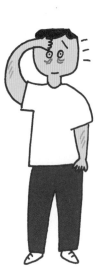

Ⓔ 기체氣滯

기가 정체되어 짜증을
잘 내는 체질

기체는 생명 에너지인 기의 순
환이 정체된 상태다. 기의 전체
양에는 이상이 없지만 부분적
으로 기가 과잉 집중되어 있고
나머지는 부족하다. 기가 넘치
는 상태와 부족한 상태가 공존
하고 있기에 건강한 듯 보이지
만 쉽게 지치고, 얼굴은 발그스
름한데 손발은 차다. 트림이나
방귀도 잦다.

　스트레스나 우울감, 고민이
나 걱정 등이 원인일 때가 많으
므로 몸의 긴장을 풀어주는 것
이 중요하다.

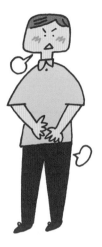

Ⓕ 습열濕熱

여분의 진액과 열이
가득 찬 체질

과도하게 쌓인 진액이 병적인
열과 결합하면 걸쭉한 상태가
된다. 이것이 몸속에 쌓여 있는
체질을 습열이라고 한다. 더위
에 약해 땀을 많이 흘리며 체격
이 좋다. 진액이 걸쭉한 상태에
서 열을 띠면 한곳에 정체되기
에 가려움, 종기, 뾰루지, 곪음
등이 생긴다.

　체질을 개선하려면 습열의
바탕이 되는 달고 매운 것, 기름
진 음식을 피해야 한다.

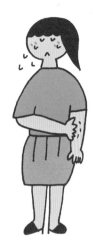

Ⓖ 혈어血瘀

피부가 거무스름하고
혈이 정체된 체질

혈의 순환이 정체되어 있는 체
질이 혈어다. 혈이 정체되면 검
게 보이기에 피부색이 거무스
름해지고 윤기가 대체로 사라
진다. 혈의 순환이 원활하지 못
하면 냉기가 쉽게 차고, 그 밖에
어깨 결림과 두통, 월경통 등도
나타난다. 혈어를 초래하는 주
요 원인은 혈의 순환을 선도하
는 기가 부족하거나 정체되어
있는 경우다.

　체질을 개선하려면 기를 정
체시키는 원인인 스트레스를
해소하는 것이 효과가 있다.

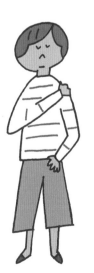

Ⓗ 습담濕痰

진액이 넘치는
물살 체질

진액이 과다하게 쌓이면 습해지
고 그 습기가 뭉쳐서 이동하지 못
해 가래가 된다. 이처럼 습기와
가래가 몸속에 쌓이는 체질을 습
담이라고 한다. 습담은 몸속에 물
주머니를 품고 있는 것과 같은 상
태여서 기온의 변화에 쉽게 좌우
된다. 이에 추위와 더위 모두 잘
타는 경향이 있다. 물살인 사람은
대부분 습담 유형에 속하는데 피
부가 하얗고 쉽게 지친다.

　체질을 개선하려면 수분의 과
다 섭취를 피하고 적절한 운동을
해야 한다.

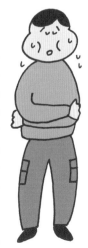

동양의학의 기초 이론⑤ 장상학설

주요 키워드 ▶ 신腎 / 비脾 / 간 / 폐 / 심 / 장상학설臟象學說 / 오장五臟 / 역상극逆相克

목·화·토·금·수를 몸속의 장臟 다섯 개에 나누어 적용한다

동양의학은 '자연계와 인간은 목·화·토·금·수의 다섯 요소로 이루어져 있으며 서로 관계를 맺으며 균형을 유지하고 있다'고 보는데, 이를 오행학설이라고 한다. 이 오행학설에 근거해 생체 기능을 신(▶44쪽), 비(▶50쪽), 간(▶54쪽), 폐(▶58쪽), 심(▶60쪽) 다섯 개의 장으로 분류하여 사고하는 것을 장상학설이라고 하는데, 이 다섯 개의 장을 오장이라고 부른다.

오행이 자연계에서 서로 관계를 맺으며 균형을 유지하는 것과 마찬가지로 몸속의 오장 또한 서로 관련을 맺으며 균형을 유지한다. 오행 가운데 목에 해당하는 것이 간, 화(태양)에 해당하는 것이 심, 토에 해당하는 것이 비, 금에 해당하는 것이 폐, 수에 해당하는 것이 신이다. 또 오행의 상생과 상극 같은 균형 관계가 오장에도 적용된다. 장상학설은 이러한 오장의 관계성을 바탕으로 몸속의 상태나 병의 원인을 파악하고 치료법을 결정하는 데 중요한 지침이 된다.

단, 장상학설에서 말하는 신·비·간·폐·심은 서양의학에서 말하는 신장, 비장, 간장, 폐, 심장과 똑같은 개념은 아니기에 양자를 혼동하지 않는 것이 중요하다.

오장의 생리 기능은 '신→비→간→폐→심' 순으로 역상극

장상학설은 오행학설에 기반하고 있어서 오장에도 상생과 상극의 관계가 성립한다. 그런데 오장의 정상적인 생리 기능을 생각할 때는 역상극의 관계에서 보는 것이 이해하기 쉽다.

역상극이란 상극의 반대가 되는 관계다. 상극에서는 어떤 장이 특정 장의 역할을 억제하는 관계임에 반해 역상극은 어느 장이 특정 장이 기능하는 데 필요한 소재를 제공해서 정상적인 기능을 하게 하는 협조 관계를 가리킨다.

역상극은 43쪽 상단의 그림과 같이 그림 속 화살표가 상극과 반대로 향하는 관계성이 생기는데 이를 순서대로 정렬하면 신→비→간→폐→심이 된다. 신에 축적되어 있던 선천적 소재가 비로 흡수되면 비에서 기·혈·진액이 생성된다. 이것은 간의 작용으로 추출되어 간에서 폐로 운반되고 폐에서부터 온몸을 순환해 나간다. 그리고 이 일련의 생체 기능을 심이 통괄한다.

이러한 역상극 관계는 43쪽 하단의 그림과 같은 자연계의 에너지 순환으로 대체해 생각할 수 있다. 여기에도 '인간의 몸은 자연의 일부'라는 정체관의 사고가 반영되어 있다.

오장의 역상극은 자연계의 에너지 순환과 일치한다

역상극   어느 장이 특정 장의 기능을 억제하는 상극과 반대되는 관계를 말한다.
즉 어느 장이 특정 장에 필요한 소재를 제공하는 관계.

간 → 폐(폐극간의 역상극)
간이 나무와 같이 위를 향해 뻗어 올라가려는 힘을 폐가 장벽을 치고 억제해 효과를 발휘하게 만든다.

심 → 신(신극심의 역상극)
신은 심에서 열을 공급받아 수분의 원천인 신음을 기화시켜 진액을 만들 수 있다.

신 → 비(비극신의 역상극)
신에 축적된 수분의 원천인 신음은 비를 통해 후천적 소재와 결합해 진액이 된다.

비 → 간(간극비의 역상극)
비의 작용으로 추출된 수곡의 기를 나무가 흙에서 양분을 빨아올리듯 간이 끌어당겨 폐로 보낸다.

폐 → 심(심극폐의 역상극)
선천적 소재와 후천적 소재를 원료로 폐에서 만들어진 혈은 심에 모여 온몸으로 내보내진다.

위의 역상극 관계를 순서대로 재배치하면 자연계의 에너지 순환과 일치한다

心=태양
자연계가 태양을 중심으로 돌아가듯 신·비·간·폐의 기능은 심이 통괄한다.

肺=구름(광산에 출현한 구름)
폐에 속하는 구름은 구름 밑의 자연환경을 지켜주는 장벽이 되어준다.

肝=나무
간에 해당하는 나무는 위로 뻗어나가 대기 중으로 산소를 방출한다.

脾=대지의 땅
비는 흙이다. 흙의 양분은 나무에 해당하는 간에 흡수된다.

腎=강, 바다, 호수의 물
신은 강, 바다, 호수에 속하며 축적된 수분은 대지에 해당하는 비에 쓰인다.

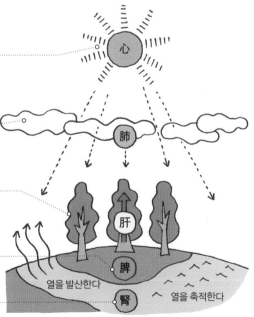

오장을 역상극 관계로 보아 병의 원인을 분석하는 것이 장상학설이다.

신腎

주요 키워드 ▶ 신腎 / 선천先天의 본本 / 진액津液 / 폐肺 / 숙강肅降 / 신음腎陰 / 심心 / 신양腎陽

생명력의 원천이 되는 장기로 성장, 발육, 생식에 관여한다

서양의학은 신장을 배뇨와 몸속에 들어온 불필요한 물질의 여과 등을 담당하는 기관으로 본다. 동양의학에서 말하는 신에도 그러한 작용이 있지만 사실 그것은 극히 일부의 기능일 뿐 생명과 더 깊이 직결된 것으로 본다.

신은 성장, 발육, 생식과 관련된 작용을 생애에 걸쳐 조절하는 매우 중요한 생명력의 근원이기에 선천의 본本이라고 불린다. 유년기부터 청년기에 이르는 성장, 발육, 생식에 관여하며 신의 기세가 쇠하면 육체도 노화된다. 예컨대 영유아는 머리카락도 적고 이도 없는 상태지만 성장과 함께 새로 나서 갖추게 되고, 반대로 나이를 먹으면 이것들은 점차 빠진다. 이것은 신의 기세가 강해지거나 약해져서 생긴 결과다. 이러한 변화를 바탕으로 생명의 탄생에서 노년기에 이르기까지의 기간을 탄생(生)·성장(長)·성숙(壯)·노쇠(老)·소멸(死)의 다섯 가지로 구분할 수 있다.

그 밖에 신은 성기능과 배란, 월경 등 생식 기능의 주기적인 변화를 관장하고, 뼈와 이, 머리카락의 성장과 연령의 증가에 따른 변화에 관여한다.

장상학설(▶42쪽)에서 신은 자연계의 바다나 호수에 상당한다고 설명했는데, 바다는 생명이 탄생한 곳이자 다종다양하게 번영을 이룩한 장소이기도 하기에 이를 생각하면 신이 생명력의 원천임을 잘 이해할 수 있을 것이다.

신음과 신양이 진액의 순환을 지탱한다

신의 또 한 가지 주요 특징은 진액의 대사 기능에 관여한다는 점이다. 신은 오장 가운데 몸의 가장 심층부에 위치하며, 몸의 가장 깊고 낮은 부분에서 몸속을 순환한 진액을 받아들인다. 예컨대 '구름'에 해당하는 폐(▶58쪽)에서 숙강 작용으로 내려온 비(진액)를 신에서 받아들여 물통 속에 저장하고 있는 이미지를 연상하면 된다. 이 신에 축적된 예비 진액이 신음이다.

신은 태양에 해당하는 심(▶62쪽)의 열 또한 축적하고 있다. 바다나 호수가 태양의 열을 축적해 기온을 조절하는 것과 같다. 이 신에 축적된 열이 신양이다. 예비 진액인 신음은 그 자체로는 진액으로서 기능하지 못한다. 신양의 열로 데워져 기화하는 과정을 거친 후 비(▶50쪽)로 보내지면 비로소 진액을 생성하는 재료가 된다.

신음은 몸 전체 수분의 원천이고 신양은 몸 전체의 열원이기에 신음을 진음眞陰, 신양을 진양眞陽이라고도 한다.

신은 성장·발육·생식을 관장하는 선천의 본

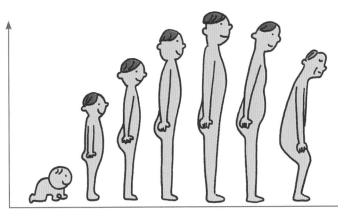

신의 성쇠

연령

신에 축적된 선천적인 생명력은 전 생애에 걸쳐 성장, 발육, 생식과 관련된 작용을 좌우한다. 그 성쇠의 변화를 탄생, 성장, 성숙, 노쇠, 사망의 5단계로 표현한다.

탄생 (영유아기)	성장 (7~16세)	성숙 (17~32세)	노쇠 (33~50세)	사망
부모에게 물려받은 선천적인 생명력이 이제 막 눈을 뜬 상태라 발육이 충분하지 않은 상태이다.	신의 작용이 활발해져 이가 나고 머리카락이 많이 자란다. 14세경에는 생식 능력도 갖춘다.	발육이 최고조에 달해 생명력이 충실하다. 피부는 윤기가 있고 근육이 단단한 체격이 된다.	신의 작용이 서서히 쇠한다. 백발이나 탈모가 진행되고 생식 능력이 감퇴하기 시작한다.	후천적인 생명력이 충분히 공급되지 않거나 선천적인 신의 작용이 다하면 죽음을 맞이한다.

신은 진액의 대사에 중요한 역할을 한다

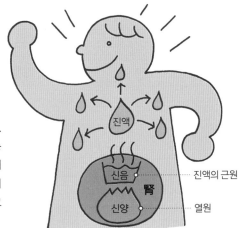

진액

신음 ———— 진액의 근원

腎

신양 ———— 열원

신에는 신음과 신양이 축적되어 있다. 신양은 생명력을 몸속에 공급하는 원동력으로 열원이 되는 존재다. 신음은 예비로 축적된 수분의 근원으로, 신양의 열에 의해 기화되어 진액의 재료가 되고 이윽고 진액이 되어 온몸을 순환한다.

신은 생명 활동의 원동력을 제공하고
동시에 몸속 진액이 작용하는 데 큰 영향력이 있다.

45

신에 축적되는 정精

주요 키워드 ▶ 신腎 / 정精 / 선천의 정 / 후천의 정 / 신정腎精

기·혈·진액의 재료가 되는 중요한 소재

신은 성장과 발육, 생식을 관장하는 생명력의 근원인데, 그중에서도 가장 근원적인 존재가 바로 정精이다.

정이란 생명력을 낳는 근원이다. 그런데 그것은 물을 주지 않는 한 싹을 틔우지 않는 식물의 씨앗과도 같아서 생명력을 봉인한 채 생명 활동이 정지되어 있는 상태다.

정에는 선천의 정과 후천의 정이 있다. 선천의 정은 어머니에게서 물려받아 태어날 때부터 가지고 있다. 그 기세의 강도가 선천적인 체력을 좌우하고 병에 취약한 정도 등에도 영향을 준다. 한편 후천의 정은 음식물로 받아들인 영양분(수곡의 정미精微)에서 얻어지는 정으로, 생명력의 근원이 되는 것을 후천적으로 보충해 주는 존재다.

선천의 정이 부족하면 유소년기에 문제가 발생한다. 성장 지체와 야뇨, 소아 천식 등이 나타날 수 있다. 한편, 후천의 정이 부족하면 남성은 발기 불능, 여성은 불임이 되기 쉽다. 고령이 되어 머리카락이나 이가 빠지고 허리가 아프고 건망증이 생기는 것도 후천의 정이 부족하기 때문이다.

선천의 정과 후천의 정은 몸속에서 결합되어 신에 축적된 기·혈·진액을 만들어내는 원천이 된다. 이렇게 신에 축적된 정을 신정이라고 한다.

신정은 뼈와 골수, 말초신경, 대뇌 기능에 깊이 관여한다

신은 뼈의 발육과 관련이 깊은데 특히 신정은 뼈를 건강하게 유지하는 역할을 한다. 또 뼛속에 있는 골수를 만들어내는 것도 신정이며, 척수나 대뇌, 말초신경의 기능에도 관여한다. 뿐만 아니라 치아의 성장과 이갈이도 신정과 관련이 있다.

신정이 부족하면 발육이 불량하며 생식 기능과 배뇨 기능 등의 이상, 나이가 들면서 나타나는 현상으로 여겨질 법한 병태가 나타난다.

신정이 부족한 원인은 미숙아 또는 조산으로 태어나 어머니에게서 선천의 정을 충분히 물려받지 못해 생기기도 하지만 대부분은 과로나 수면 부족, 극도의 육체노동, 과도한 성생활 등 신정의 소모 때문이다.

선천의 정과 후천의 정, 그리고 신정이 부족하지 않게 하려면 신을 건강하게 유지하는 것이 중요하다. 그러려면 먼저 휴식과 수면을 잘 취하고, 규칙적으로 생활하며 몸을 혹사하지 않는 환경을 만들어야 한다.

선천의 정과 후천의 정이 결합해 신정腎精이 된다

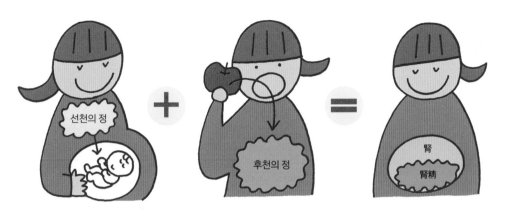

선천의 정

태어나기 전에 어머니에게서 물려받은 것으로 생명력을 창출하는 근원이 되기에 선천의 정이라고 한다.

후천의 정

음식물(수곡)을 통해 얻으며 생명력을 창출하는 근원이 되기에 후천의 정이라고 한다.

이 둘이 결합하면…

선천의 정과 후천의 정이 결합해 축적된 정을 '신정'이라고 한다.

신정은 뼈와 치아, 골수를 만들고 말단신경과 대뇌 기능에 관여

뼈와 치아의 건강을 유지하려면 신정이 소모되지 않도록 기세를 온존하는 것이 중요하다

신은 뼈의 발육과 깊은 관련이 있으며 '신정'은 뼈의 건강을 유지하는 역할을 한다. 뼈와 이에서 칼슘은 재료에 불과하며, 뼈와 이를 병으로부터 지켜내기 위해서는 '신정'의 기세가 강해야 한다. 또 '신정'은 골수를 만들어내고 그 연장선에 있는 척수와 말초신경, 대뇌 기능을 건전하게 유지하는 작용도 담당한다.

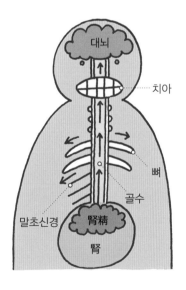

신정은 선천의 정과 후천의 정이 결합된 것으로
신에 축적된 생명력의 원천이다.

신의 부조 不調

주요 키워드 신腎 / 선천의 본본 / 신음腎陰 / 신양腎陽 / 신음허腎陰虛 / 신양허腎陽虛

생식 기능과 배설의 이상, 뼈·눈·귀에 증상이 나타난다

신은 성장, 발육, 생식을 관장하는 선천의 본이다. 진액의 대사에도 중요한 역할을 한다. 그래서 인체의 성장과 골격 형성, 생식 기능, 배설 기능 등과 관련된 증상은 대부분 신의 부조가 표출된 것이라 볼 수 있다. 주된 증상에는 어린이의 지능과 발육 불량 및 골격의 발육 불량, 불임, 무월경, 자궁 발육 불량, 배란 이상, 무정자증·정자과소증, 발기불능, 조루 등 생식 기능 이상,

요폐(요로의 이상으로 소변이 배출되지 못하는 상태), 배뇨 시 힘이 없는 증상, 빈뇨, 야뇨, 실금, 설사, 변비 등 배설 이상이 있다.

또 신의 작용과 관련이 깊은 머리카락과 이, 뼈, 허리, 귀, 눈 등에도 신의 부조가 나타나기 쉽다. 백발, 탈모, 이의 빠짐, 골다공증, 난청, 귀울림, 어지럼증, 시력 장애, 백내장 등은 신과 관련된 증상이라고 여긴다.

신음허와 신양허는 다른 장기에도 영향을 미친다

신에 축적되어 있는 신음은 몸 전체 수분의 근원이다. 한편, 신양은 몸 전체의 열원이기에 양자는 생체의 음양 균형을 좌우하는 존재다. 그래서 신의 부조가 발생해 신음이나 신양이 부족해지면 몸 전체에 음 또는 양이 부족한 상태가 된다. 신음이 부족해서 온몸이 음허 상태가 되는 병태를 신음허, 신양이 부족해 온몸이 양허 상태가 되는 병태를 신양허라고 한다.

신음허는 신음이 부족해서 진액 부족에 따른 전신 증상을 초래하는 것이 특징이다. 증상으로는 어지럼증, 이명, 허리의 힘 풀림 등 신과 관련 깊은 기관의 부조에 더해 건조와 열감 등 음허 증상이 나타난다. 또 신음허는 간(▶54쪽), 폐(▶58쪽), 심(▶62쪽)에도 영향을 미친다. 그 영향

이 간에 이르면 두통이나 눈의 침침함, 폐에 이르면 마른기침과 목마름, 심에 이르면 두근거림과 불면 등의 증상을 동반한다.

신양허는 신양이 부족해서 열 부족에 따른 전신 증상을 초래하는 병태다. 증상으로는 신음허와 마찬가지로 어지럼증, 이명, 허리의 노곤함 등에 더해 얼굴빛이 하얗고 활력이 없으며 추위를 타고 손발이 차며 다뇨, 빈뇨가 나타난다. 나아가 비(▶50쪽)나 심에 영향을 미치면 묽은 변, 식욕 저하, 부종 등의 증상도 더해진다.

신음과 신양 모두 과로, 불규칙한 식생활, 과도한 성생활 등으로 인해 소모된다. 신의 부조를 막으려면 이러한 점에 주의해야 한다.

신의 부조를 대표하는 신음허와 신양허

신음허腎陰虛　신음이 부족해 나타나는 병태. 어지럼증, 이명, 허리의 힘 풀림 등의 증상이 나타난다. 신음은 몸 전체 진액의 원천이기에 신음이 부족하면 진액의 부족으로 이어진다.

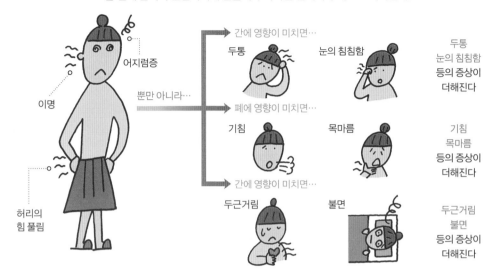

어지럼증

이명

허리의
힘 풀림

뿐만 아니라…

간에 영향이 미치면…

두통　　　눈의 침침함

두통
눈의 침침함
등의 증상이
더해진다

폐에 영향이 미치면…

기침　　　목마름

기침
목마름
등의 증상이
더해진다

간에 영향이 미치면…

두근거림　　　불면

두근거림
불면
등의 증상이
더해진다

신양허腎陽虛　신양이 부족해 나타나는 병태. 신음허의 증상에 더해 허약, 냉감 등의 증상이 나타난다. 신양이 부족하면 온몸의 열 부족과 원기 부족으로 이어진다.

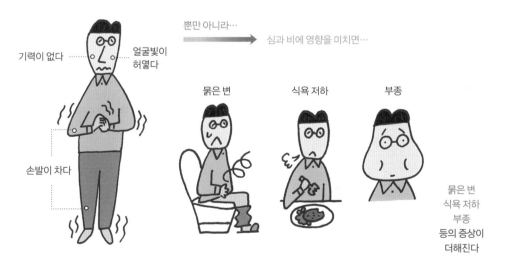

기력이 없다

얼굴빛이
허옇다

손발이 차다

뿐만 아니라…

심과 비에 영향을 미치면…

묽은 변　　　식욕 저하　　　부종

묽은 변
식욕 저하
부종
등의 증상이
더해진다

신의 이상은 몸 전체의 음양 균형을 무너뜨려
'신음허'나 '신양허'를 일으킨다.

비脾

주요 키워드 ▶ 비脾 / 후천의 본本 / 화생化生 작용 / 운화運化 작용 / 승청昇淸 작용 / 통혈統血 작용

신의 '선천의 본'을 보충하는 '후천의 본'

동양의학에서 비는 다양한 작용을 하는데, 요컨대 신과 함께 생명의 기초적 기능을 담당하는 역할을 한다. 서양의학에서 말하는 비장은 노화된 적혈구를 없애고 혈소판을 모으는 장기다. 동양의학에서 말하는 비와는 많이 다르다는 것을 알 수 있다.

신이 부모에게서 물려받은 선천적 생명력을 축적하고 있는 선천의 본이라면 비는 음식물 등을 통해 후천적으로 생명력을 보충해 주기에 후천의 본이라고 불린다. 선천의 본은 그 자체로는 생명력을 발휘하지 못한다. 후천의 본과 결합되어야 그 생명력이 눈을 떠 활성화된다. 예컨대 식물의 씨앗은 스스로 싹을 틔우지 못하지만, 흙에 심어서 물을 주면 싹이 나 생명 활동을 시작하는데 그와 같은 원리다. 이때 씨앗에 해당하는 것이 선천의 본인 신, 흙과 물에 해당하는 것이 후천의 본인 비다.

기·혈·진액을 순환시켜 기의 작용을 보조하는 역할도 한다

비는 음식물에서 수곡의 기를 추출하는 일을 하는데, 그 밖의 화생 작용, 운화 작용, 승청 작용, 통혈 작용 등을 한다.

화생 작용이란 음식물에서 추출한 수곡의 기를 재료로 기·혈·진액을 만들어내는 작용이다. 화생 작용으로 생성된 기·혈·진액은 운화 작용을 통해 온몸으로 운반된다. 한편, 음식물에서 추출한 수곡의 기는 승청 작용에 따라 위쪽으로 운반되고 폐(▶58쪽)로 보내져 기의 생성에 이용된다.

또 비에는 혈관 속에서 하는 작용도 있다. 혈이 혈관 속을 일정한 방향으로 순환하도록 유도하며 동시에 혈이 혈관에서 누출되지 않게 막는 통혈 작용이 그 예다.

이처럼 비의 작용은 기의 작용과 관계가 깊은데, 화생 작용, 통혈 작용, 운화 작용(기에서의 추동 작용)은 각각 기의 작용을 보충해 준다.

비의 작용과 관련이 깊은 장기는 입이다. 입은 비로 가는 입구이며, 입에서의 자극이 침을 분비시켜 음식물에서 수곡의 기를 추출하기 위해 필요한 소화액의 분비를 촉진하는 방아쇠가 된다.

그 밖에도 비는 소화기, 손발, 근육(살), 진피(피부), 피하 지방과도 관련이 깊다. 비의 작용이 가장 잘 반영되는 부위는 입술인데, 색깔과 윤기가 어떠한지 관찰하면 비의 상태를 어느 정도 판단할 수가 있다.

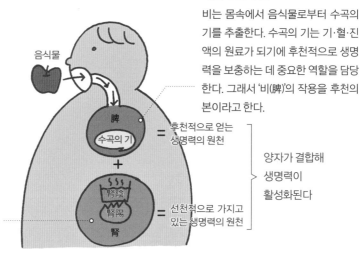

비는 후천의 본

비는 몸속에서 음식물로부터 수곡의 기를 추출한다. 수곡의 기는 기·혈·진액의 원료가 되기에 후천적으로 생명력을 보충하는 데 중요한 역할을 담당한다. 그래서 '비(脾)'의 작용을 후천의 본이라고 한다.

음식물

脾
수곡의 기

= 후천적으로 얻는 생명력의 원천

+

腎陰
腎陽
腎

= 선천적으로 가지고 있는 생명력의 원천

양자가 결합해 생명력이 활성화된다

신은 선천의 본

신에 축적되어 있는 신음과 신양은 선천적 생명력의 원천이다. 그러나 단독으로는 생명 활동을 담당할 수 없기에 '비(脾)'에 의한 후천의 본과 결합해 비로소 생명력을 제공한다.

비의 화생 작용, 운화 작용, 승청 작용, 통혈 작용

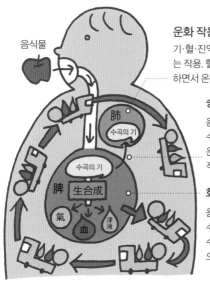

음식물

肺
수곡의 기

脾 生合成
수곡의 기

氣 血 津液

운화 작용

기·혈·진액을 온몸으로 운반하는 작용. 혈관 벽을 적절히 수축하면서 온몸으로 순환시킨다.

승청 작용

음식물로부터 추출한 수곡의 기를 위쪽으로 운반해 폐까지 보내는 작용.

화생 작용

음식물로부터 추출된 수곡의 기를 분해·흡수하여 기·혈·진액 등으로 생합성하는 작용.

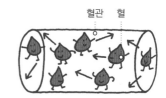

혈관   혈

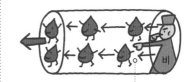

비

통혈 작용

혈이 사방으로 나아가려 하는 것을 일정한 방향으로 이끄는 작용. 혈관에서 혈이 누출되는 것도 막는다.

후천의 본 '비脾'는 선천의 본 '신腎'과 함께
생명의 기초 기능을 담당한다.

비의 부조不調

비脾 / 비기허脾氣虛 / 비양허脾陽虛 / 승청昇淸 작용 / 통혈統血 작용 / 비기하함脾氣下陷 / 비불통혈脾不統血

비의 부조는 기·혈·진액의 부조도 일으킨다

비는 기·혈·진액을 만들어내어 온몸으로 운반하는 데 관여하기에 비의 작용에 이상이 생기면 기·혈·진액에도 이상이 나타난다. 더군다나 기·혈·진액은 서로 영향을 주고받으며 몸속을 끊임없이 순환한다. 그로써 건강이 유지되는 것이기에 기·혈·진액의 이상은 생명력이 저하된 병태를 초래한다. 대표적인 예가 비기허다.

비기허는 비의 기능이 떨어져 기가 부족해진 병태다. 온몸에 권태감과 무력감을 느끼는 기허의 증상에 식욕 부진, 복부의 불쾌감과 둔통, 식후 복부의 팽만감, 설사, 메스꺼움과 잦은 트림 등 다양한 위장 증상이 더해진다는 특징이 있다.

나아가 비기허의 병태가 진행되면 비양허라는 병태가 된다. 이때 비기허의 증상에 더해 피부가 창백해지고 복부의 냉감, 설사 등의 증상이 나타난다. 비기허는 기를 보하는 보기補氣(▶100쪽)라는 방법과 비 기능을 정상으로 되돌리는 건비健脾(▶101쪽)라는 치료가 기본이다. 비양허는 따뜻하게 하는 힘을 보충하는 온양溫陽(▶100쪽)이 치료의 기본이다.

승청·통혈 작용이 저하되면 다양한 병태가 나타난다

비는 영양분 등이 몸속을 순환할 때 위로 향하게 하는 승청 작용과 혈이 혈관에서 새어나오지 못하게 하는 통혈 작용 등 다양한 작용을 한다. 그래서 비의 이상은 각각의 작용을 저하시켜 다양한 병태를 초래한다.

승청 작용이 저하되면 비기하함이라 불리는 병태가 나타난다. 비기허의 증상에 더해 위가 묵직하고 더부룩하며 위하수가 생기고, 일어날 때 현기증이 나거나 탈항(직장이 항문 밖으로 탈출한 상태)과 같은 증상이 나타난다. 비기하함은 보기補氣가 치료의 기본이다.

또 통혈 작용이 저하되면 비불통혈이라는 병태가 된다. 혈이 혈관 밖으로 새어나와 피하 출혈과 혈변 등 다양한 출혈성 증상이 나타난다. 비불통혈은 지혈止血이 치료의 기본이다.

이처럼 비의 부조가 나타나면 수분의 과다 섭취를 피해야 한다. 또 무리하게 식사를 하려 하지 말고 공복을 느낄 때 식사를 하는 것이 중요하다. 또 비의 작용을 정상화하려면 따뜻하게 하는 것이 중요하므로 몸을 차게 하는 음식물 섭취는 피해야 한다. 근육을 많이 움직여 활동량을 늘리고 밤에는 잠을 충분히 자는 것도 효과가 있다.

비의 부조는 비기허가 기본이 되어 일어난다

비기허脾氣虛   비의 기능이 떨어져 나타나는 병태. 온몸의 권태감과 무력감, 식욕 부진, 음식물의 맛을 못 느끼는 증상, 복부의 불쾌감과 둔통, 손발에 힘이 빠지는 증상이 나타난다.

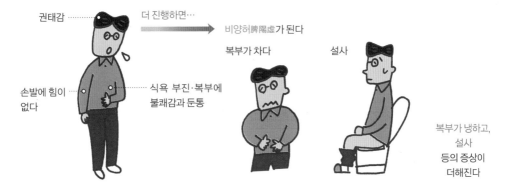

권태감 ....

더 진행하면…

비양허脾陽虛가 된다

복부가 차다

설사

손발에 힘이
없다

식욕 부진·복부에
불쾌감과 둔통

복부가 냉하고,
설사
등의 증상이
더해진다

비기하함脾氣下陷   영양분 등이 몸속을 순환할 때 위로 향하게 하는 비의 승청 작용이 저하되어 나타나는 병태. 더부룩함과 탈항 등 장기나 기관이 아래로 처지는 증상이 나타난다.

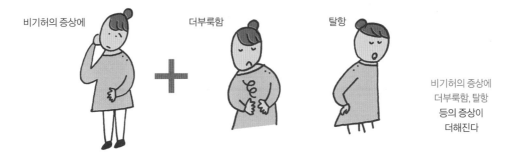

비기허의 증상에

더부룩함

탈항

비기허의 증상에
더부룩함, 탈항
등의 증상이
더해진다

비불통혈脾不統血   혈이 혈관에서 새어나오는 것을 막아주는 비의 통혈 작용이 저하되어 발생하는 병태. 다양한 출혈성 증상이 나타난다.

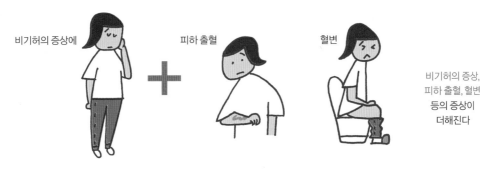

비기허의 증상에

피하 출혈

혈변

비기허의 증상,
피하 출혈, 혈변
등의 증상이
더해진다

비는 기·혈·진액의 생성과 운행에 관여하고 있기에
비의 부조는 기·혈·진액 전반에 영향을 미친다.

간 肝

주요 키워드 ▷ 간肝 / 소설疏泄 작용 / 장혈藏血 작용

간은 하늘을 향해 뻗어 올라가는 나무와 같은 역할을 한다

오장을 자연계의 산물로 대치해 보면 신은 바다나 호수, 비는 대지의 흙에 해당한다. 신과 비는 모두 땅 위에 뿌리를 내리고 있는 존재인 셈인데, 이것은 신과 비가 생명의 기초적 기능을 담당하고 있으며 오장 전체 작용의 토대가 된다는 것을 알려준다. 그리고 간은 그 토대에 뿌리를 내리고 대지의 양분을 빨아올려 위로 뻗어 나가는 나무에 상당하는 역할을 가진 장臟이다.

동양의학에서 보는 간은 서양의학에서 말하는 간장과 다르다. 주요 작용으로 소설 작용이 있다. 소설 작용이란 온몸에 기·혈·진액을 순환시키는 작용과 기·혈·진액을 필요한 곳에 필요한 분량만큼 배분하는 작용을 일컫는다. 이 두 가지 작용에는 공통된 성질이 있다. 나무가 위를 향해 뻗어나가듯 기·혈·진액을 위쪽, 그리고 바깥쪽 방향으로 발산하여 몸 구석구석까지 전달하는 것이다.

위쪽·바깥쪽 방향으로 뻗어나가는 속성은 감정을 편안하게 유지하는 작용으로도 이어진다. 그래서 간이 이상을 일으키면 초조하고 짜증이 나서 욱하게 되고, 우울감을 느끼는 등 정서의 혼란이 발생하기 쉽다.

간이 지니는 또 한 가지 중요한 작용이 바로 장혈 작용이다. 이것은 혈을 필요에 맞게 몸속에 배분하거나 순환할 양을 조절하는 작용이다. 간의 장혈 작용이 정상적으로 기능할 때는 충분한 양의 혈이 몸속을 순환할 수 있지만, 그렇지 못하면 혈이 원활히 공급되지 않아 다양한 문제가 발생한다.

이처럼 간은 기·혈·진액의 순환을 조절한다. 그리고 동시에 신과 비라는 생체 기능의 토대 부분과 태양에 해당하는 심, 구름에 해당하는 폐 등 생체 기능의 상위 부분 사이에 위치해 양방향 다리 역할을 한다.

근육과 자율신경, 손발톱, 눈 등과 관련이 깊다

간은 근육과도 깊이 관련되어 있다. 비도 근육과 관계가 있지만 비는 근육의 에너지원이 되는 반면에 간은 근육의 원활한 운동 기능을 유지하는 데 도움을 준다. 그래서 손발 저림이나 마비, 경련 등은 비가 아닌 간의 이상 때문에 일어나는 것으로 본다.

그 밖에 자율신경계(그중에서도 혈관과 근육의 수축·긴장을 관장하는 교감신경)나 손톱, 눈, 모발, 피부의 진피 등의 기관도 간과 관련이 있다.

간은 대지의 양분을 빨아올려 하늘을 향해 뻗는 나무와 같은 성질이 있어서 기혈을 하부나 심부에서 상부나 외부로 발산한다. 신과 비가 형성한 생명의 원동력을 활발히 움직이게 하는 역할을 하기에, 양陽의 측면이 있다고 볼 수 있다.

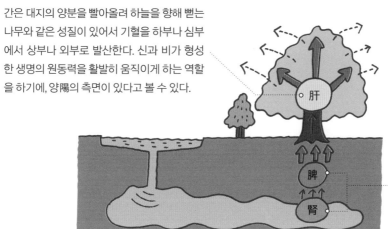

신에 축적된 생명의 원천은 비가 증폭하여 생명의 원동력으로 이용할 수 있는 형태가 된다. 이를 자연계에 비유하면 대지의 양분에 해당하며 음陰의 요소라 할 수 있다.

간에는 소설 작용, 장혈 작용이 있다

소설 작용

몸 전체에 기·혈·진액을 막힘없이 순환시키는 작용과 순환시킬 양을 적절하게 배분·조절하는 작용을 말한다. 기의 순조로운 흐름을 유지하는 작용과 비의 운화運化 작용을 촉진하는 역할도 포함된다.

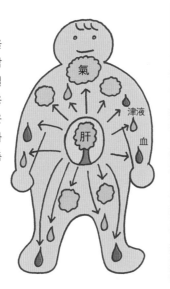

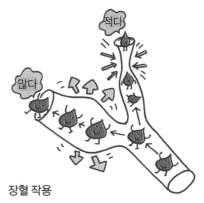

장혈 작용

몸속의 혈류량을 조절해 적절히 배분하는 작용을 말한다. 자율신경을 매개로 한 혈관신경의 작용으로, 혈관을 확장하고 수축하여 혈의 순환량을 조절한다.

신과 비의 작용으로 생성된 생명의 원동력을
간이 필요에 맞게 온몸으로 배분·조절한다.

간의 부조不調

주요 키워드 ▶ 간肝 / 소설疏泄 작용 / 장혈藏血 작용 / 허증虛證 / 간혈허肝血虛 / 실증實證 / 간기울결肝氣鬱結

다른 장기에 영향을 주어 병태를 복잡하게 만든다

간 부조의 큰 특징은 신체뿐 아니라 정서 등 정신에도 큰 영향을 준다는 점이다. 특히 자율신경계와 혈액계, 골격근, 눈 등이 그 영향을 받는다.

간은 소설 작용과 장혈 작용을 통해 기·혈·진액과 온몸의 여러 기관에 깊이 관여한다. 그래서 간의 부조가 일어나면 온몸의 생체 기능에 막대한 영향을 미치며, 부조가 위(▶66쪽)나 폐(▶58쪽), 비, 심(▶62쪽) 등 다른 오장으로 이행하기 쉽다. 그 결과 병태가 복잡해져서 치료가 어렵게 되기도 한다.

간혈肝血의 부족과 소설 작용의 저하가 간의 여러 병태를 초래한다

간의 부조는 크게 두 가지로 구분한다. 간 기능이 저하되었을 때 생기는 허증(▶90쪽)의 병태인 간혈허와 간 기능이 항진되어 생기는 실증(▶90쪽)의 병태인 간기울결이다.

간혈허는 간혈(간에 있는 혈)이 부족한 병태다. 출혈 등으로 혈이 대량으로 손실되거나 영양실조 등으로 혈의 공급이 부족할 때 생긴다. 혈이 부족하면 온몸 곳곳에 영양분이 제대로 도달하지 못해 피부와 머리카락의 건조, 창백한 얼굴빛, 눈 건조와 침침함, 비문증(모기가 날아다니는 것처럼 눈앞이 어리어리한 상태), 손발 저림, 근력 저하, 월경 불순 또는 월경 과소 같은 다양한 증상이 나타난다.

이 병태가 오장의 하나인 심에 미치면 전술한 증상에 더하여 불면과 건망증, 어지럼증, 두근거림 등이 나타난다. 또 오장의 신에 미치면 이명과 두통, 요통, 머리카락과 이의 빠짐, 다리 풀림, 눈의 침침함, 시력 장애 등의 증상이 나타난다.

간혈이 결핍하면 근육에도 영향을 미쳐 근육 경련, 손발 떨림, 쥐, 피부 가려움 등이 나타난다.

한편, 간기울결 상태에는 간의 소설 작용이 실조되어 월경 불순, 변비, 팽만감을 동반한 통증, 매핵기(목에 뭔가 걸린 것 같은 느낌) 등의 증상이 나타난다. 또 우울감 등 감정의 기복이 격해진다. 이 상태가 장기간 지속되면 얼굴빛이 거무스름해지고 권태감, 복부 팽만감, 통증 등이 심해진다.

간에 이상이 생겼다면 먼저 스트레스를 피해 편안하고 안정된 하루하루를 보내야 한다. 언제나 밝은 마음을 가지도록 유념하는 것이 간의 기능을 회복하는 양생법이다.

간의 부조는 크게 허증과 실증의 증상으로 나뉜다

간 기능이 저하되어 허증이 생기면…

간혈허肝血虛

간혈(간에 있는 혈)의 부족으로 간 기능이 저하되어 생기는 병태. 얼굴빛이 창백해지거나 누래지고 영양 부족으로 몸이 마르는 경우가 많다.

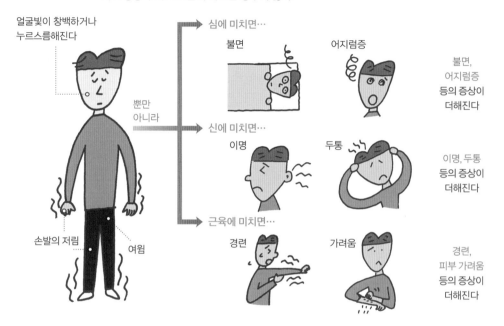

얼굴빛이 창백하거나 누르스름해진다

뿐만 아니라

손발의 저림

여윔

심에 미치면…

불면

어지럼증

불면, 어지럼증 등의 증상이 더해진다

신에 미치면…

이명

두통

이명, 두통 등의 증상이 더해진다

근육에 미치면…

경련

가려움

경련, 피부 가려움 등의 증상이 더해진다

간 기능이 항진되어 실증이 생기면…

간기울결肝氣鬱結

기의 흐름이 정체되어 간 기능이 과잉 작용하여 발생하는 병태. 우울감과 가슴과 옆구리 부위의 땅김 또는 동통, 대변의 이상 등이 나타날 때가 많다.

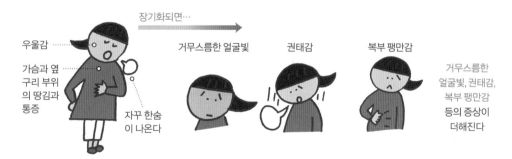

우울감

가슴과 옆구리 부위의 땅김과 통증

자꾸 한숨이 나온다

장기화되면…

거무스름한 얼굴빛

권태감

복부 팽만감

거무스름한 얼굴빛, 권태감, 복부 팽만감 등의 증상이 더해진다

소설 기능의 실조는 간 기능의 저하와 항진을 초래하여
허증과 실증의 병태가 나타난다.

폐 肺

폐는 생체와 외부 세계를 가르는 겉껍질 역할을 한다

서양의학에서 말하는 폐는 공기 중의 산소를 몸속으로 들여오고 이산화탄소를 배출하는 호흡 작용을 한다. 반면 동양의학에서는 호흡 작용 이외에도 폭넓은 기능을 한다고 본다. 그 특징을 자연계에 비유하면 구름과 같은 역할이라고 볼 수 있다.

자연계에서 구름은 물이 증발해 비가 되어 순환하는 대기의 층과 성층권의 경계면에서 만들어진다. 그리고 구름은 우주에서 내리쬐는 자외선 등 유해물질이 지상에 과도하게 도달하지 않도록 반사하여 지상의 환경을 보호한다. 즉 구름은 지상에 있는 생명체가 안전하게 생활할 수 있는 환경을 지키는 겉껍질로서의 역할을 하는 셈이다.

인체에서 폐는 이 구름처럼 생명체와 외부 세계를 가르는 겉껍질 역할을 한다. 그 역할 중 하나는 외적이 침입했을 때 우리 몸을 보호함과 동시에 기·혈·진액이 순환하다가 몸 밖으로 새어나가지 않도록 지켜주는 '장벽'으로 기능한다. 그리고 또 한 가지 역할은 중요한 것을 몸속에 받아들이고 불필요한 것은 몸 밖으로 방출하는 '필터' 기능이다.

선산·숙강 작용이 기와 진액의 순환을 조절한다

폐가 담당하는 '장벽'과 '필터' 기능은 선산 작용과 숙강 작용을 한다.

선산 작용은 몸속을 자유로이 순환하는 기와 진액 등의 흐름을 위로 향하게 이끌고 넘치는 기와 진액은 몸 밖으로 발산하는 작용이다. 한편 숙강 작용은 바깥을 향해 확산하려는 기와 진액의 순환을 체표부에서 억제하여 순환의 방향을 아래쪽, 안쪽으로 전환해 몸속으로 되돌리는 작용을 말한다. 이러한 폐의 선산 작용과 숙강 작용은 특히 진액 대사에서 중요한 역할을 한다.

또 폐는 병원체로부터 몸을 지키는 면역 기능도 한다. 이것은 기의 일종으로 면역 작용을 하는 위기衛氣가 선산 작용으로 체표 구석구석까지 뻗어 생기는 작용이다.

폐와 관련이 있는 기관은 코와 피부의 표피, 체모 등이다. 코는 단순한 외기의 통로가 아니라 복잡한 구조를 활용해 유해물질을 차단하는 기능을 수행한다. 표피는 외부에서 유해물질이 침입하지 못하게 방어 기능을 하며 체모는 외부에서 오는 충격을 완화하는 작용을 한다.

폐의 장벽·필터 기능과 선산·숙강 작용

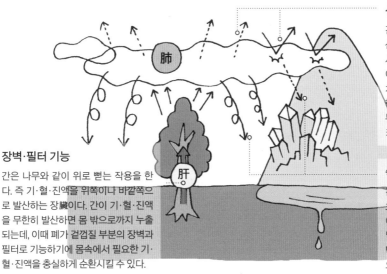

장벽·필터 기능

간은 나무와 같이 위로 뻗는 작용을 한다. 즉 기·혈·진액을 위쪽이나 바깥쪽으로 발산하는 장臟이다. 간이 기·혈·진액을 무한히 발산하면 몸 밖으로까지 누출되는데, 이때 폐가 겉껍질 부분의 장벽과 필터로 기능하기에 몸속에서 필요한 기·혈·진액을 충실하게 순환시킬 수 있다.

선산 작용

간에 의해 위쪽으로 발산이 일어나는 과정에서 폐가 필터 역할을 하여 불필요한 것 또는 넘치는 것을 외부로 방출한다. 동시에 몸의 표층부에서 몸속 환경을 지키는 장벽 기능도 한다.

숙강 작용

간에 의해 위로 향하는 흐름을 폐가 장벽이 되어 몸속으로 다시 밀어넣는 작용과 동시에 몸 밖의 청기淸氣를 몸속으로 빨아들이는 필터 역할도 한다.

폐는 선산·숙강 작용을 통해 진액의 대사를 조절한다

정精·액液·진津이 흡수되어 비에서 진액을 만든다

위에서는 정, 소장에서는 액, 대장에서는 진이 비로 흡수된다. 비에서 정, 액, 진을 원료로 진액을 만들면 간의 소설 작용으로 폐로 운반된다.

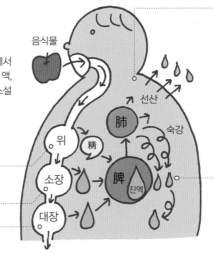

비에서 폐로 보내진 진액이 선산 작용에 의해 몸 밖으로 방출

이때 폐로 운반된 진액은 확산하고자 하는 양기의 힘을 가지고 있다. 그 진액이 선산 작용으로 필요에 맞게 몸 밖으로 방출된다.

진액이 숙강 작용에 의해 아래쪽·안쪽으로 밀려 되돌아간다

양기에 의해 확산하고자 하는 진액 중 일부는 폐에서 식어 액화된다. 그리고 여러 장기에 영양과 수분을 전달하기 위해 숙강 작용으로 그 진액을 아래쪽·안쪽으로 밀어 되돌린다.

폐는 체표부에서 장벽과 필터 역할을 하며
호흡, 수분 대사, 면역 기능 등을 담당한다.

폐의 부조 不調

주요 키워드 ▶ 폐肺 / 폐기허肺氣虛 / 폐음허肺陰虛 / 풍한속폐風寒束肺 / 풍열범폐風熱犯肺 / 선산宣散 작용

호흡 장애와 대사 이상, 알레르기 증상을 일으킨다

폐는 호흡을 비롯해 진액의 대사, 면역 등의 기능을 관장한다. 그래서 폐의 기능이 저하되면 호흡 곤란, 기침, 가래, 숨참, 천식 증상(쌕쌕거리고 목이 울리는 천명 등) 등 호흡 장애뿐 아니라 부종, 소변량의 감소, 발한 등의 수분 대사와 관련된 트러블, 감기에 잘 걸리는 등 면역과 관련된 문제가 발생하기 쉽다.

폐의 부조가 표출되기 쉬운 기관은 코, 성대, 대장이다. 증상은 비염이나 꽃가루 알레르기, 코막힘, 목소리 갈라짐, 변비나 설사 등의 배변 이상이다. 또 아토피성 피부염, 알레르기성 비염, 기관지 천식 등 알레르기 증상도 폐의 부조를 원인으로 보고 있다.

기나 음이 부족하면 폐기허나 폐음허가 된다

폐의 부조로 생기는 주요 병태는 호흡기계의 기능이 저하되는 폐기허와 진액의 대사 이상에 따른 폐음허다.

폐는 기를 보하는 중요한 역할을 담당하기에 폐의 기능이 떨어지면 그 영향을 받아 기 또한 실조 기미를 보인다. 그 결과 폐기허라는 병태가 발생한다. 주요 증상은 기침에 힘이 없고 투명한 가래가 나오며, 숨쉬기가 힘들고 쉽게 피로해지는 등 감기에 걸린 것과 비슷한 상태가 된다.

폐음허란 폐의 기능이 떨어져 진액이 부족한 병태를 말한다. 진액은 몸속의 장부나 조직을 촉촉하게 하기에 음에 속한다. 그 음이 폐의 기능 저하로 부족해진 상태가 폐음허다. 증상은 마른기침, 목마름, 수면 중 식은땀, 점액질 가래 등이다.

또 폐의 면역 기능이 떨어지면 병원체 등이 침입하기 좋은 상태가 되어 풍한속폐나 풍열범폐 등의 병태가 나타난다.

풍한속폐는 선산 작용이 저하되어 몸 밖으로 배출하지 못한 기나 진액이 기침과 콧물 등으로 나타나는 병태다. 일반적인 감기 증상이며 오한이 나타나기도 한다. 풍열범폐는 폐에 열이 차서 생기는 병태다. 인플루엔자가 대표적인데 기침과 누런 점액질 가래에 콧물이 나온다.

폐의 장벽과 필터 기능은 평소 외부 세계의 자극을 적절히 받아야 잘 작동해서 그 기능이 유지된다. 그런데 공조나 가습기 등을 써서 온도나 습도가 연중 일정하게 유지되면 폐의 장벽과 필터 기능이 약해진다. 폐의 부조를 막으려면 자연계의 온도와 습도의 변화를 제대로 느껴 그 변화에 대응하는 힘을 키워야 한다.

폐의 부조는 폐기허, 폐음허, 풍한속폐, 풍열범폐

폐기허肺氣虛

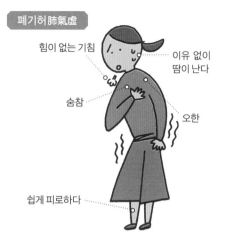

힘이 없는 기침
이유 없이 땀이 난다
숨참
오한
쉽게 피로하다

호흡기계의 기능이 떨어져 발생하는 병태. 힘이 없는 기침이나 헐떡임, 숨 막힘, 습한 기침, 투명한 가래, 잦은 피로감, 자한自汗(이유 없이 나는 땀)과 오한 등이 나타난다.

폐음허肺陰虛

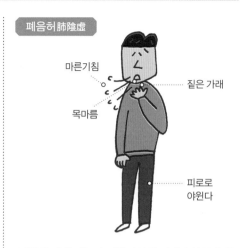

마른기침
짙은 가래
목마름
피로로 야윈다

진액의 대사 기능이 저하되면서 진액이 부족해 생기는 병태. 마른기침과 목마름, 짙은 가래, 수면 중 식은땀, 수척해짐 등의 증상이 나타난다.

풍한속폐風寒束肺

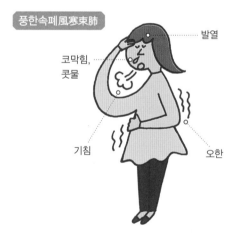

발열
코막힘, 콧물
기침
오한

선산 작용의 저하로 나타나는 병태. 기침, 묽은 가래, 콧물이나 코막힘, 오한, 발한, 발열 등의 증상이 나타난다.

풍열범폐風熱犯肺

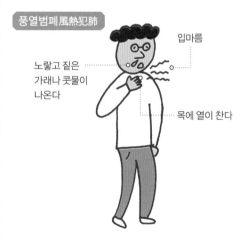

입마름
노랗고 짙은 가래나 콧물이 나온다
목에 열이 찬다

면역 기능의 저하로 폐에 열이 차서 나타나는 병태. 기침, 노랗고 짙은 가래와 콧물, 천식, 목에 열이 차고 입이 마르는 증상이 있다

폐의 부조는 호흡 기능, 진액의 순환, 면역 기능과
관련된 증상이 나타날 수 있다.

심 心

주요 키워드 ▶ 심心 / 신명神明 / 신神

자연계의 태양과 같이 생체의 사령탑으로서 기능

자연계에서 태양은 만물의 에너지원이며 그 존재 없이는 사계절도 아침·점심·저녁도 사라지며 모든 생명 활동이 정지되고 만다. 오장 가운데 심 또한 몸 전체의 최대 에너지원이라서 활동을 못하면 모든 장부의 기능이 즉각 멈춰버린다. 즉 심은 신체 기관 전체를 가장 높은 차원에서 통괄하는 사령탑이다.

오장의 작용은 신→비→간→폐→심의 형태로 연계되어 협조 관계를 유지한다. 그중 오른쪽 페이지의 위 그림과 같이 지상에 뿌리를 내리는 신과 비는 음의 장臟, 지상에서 상공에 걸쳐 위치하는 간, 폐, 심은 양의 장臟이다. 그중에서도 심은 양의 기세가 가장 강한 장으로 열, 향상向上, 승등昇騰, 즉 비등하여 솟아오를 듯한 역량 등의 속성이 있다.

서양의학은 심장을 펌프 기능을 통해 혈액을 온몸에 순환시키는 하나의 장기로 본다. 그러나 동양의학은 그 펌프 기능의 역할을 포함해 심을 몸 전체의 사령탑으로 본다. 따라서 정신 활동과 사고 활동 등의 대뇌 기능과 중추신경계의 기능도 그 역할에 포함시킨다.

대뇌 기능인 정신 활동과 언어 활동도 심의 역할이다

동양의학은 정신 활동과 사고 활동을 신명神明 또는 신神이라 부른다. 심은 이 신명을 관장하는 장기로 기억, 학습 능력, 판단력, 언어 능력, 수면, 의식 상태 등 대뇌 기능과 중추신경계 기능에 깊이 관여한다고 본다. 그래서 심의 작용에 이상이 생기면 기억 장애나 언어 장애 외에 불안감 등 정신 증상과 수면 장애를 초래한다.

간에도 심과 관련된 작용이 있는데, 구분하면 간은 정서나 감정과 관련이 있고 심은 지능을 비롯한 정신 활동 전체와 관련이 있다.

심과 관련이 있는 기관은 얼굴이다. 얼굴에는 정신과 의식 상태가 표정으로 나타나기 쉽기에 심의 상태를 확인할 수 있다고 여긴다. 또 심은 혀와도 관련이 깊다. 심은 언어 활동을 담당하는 장臟인데 말을 할 때 필요한 기관이 혀이기 때문이다. 나아가 말 속에서 마음 상태까지 추찰할 수 있다고 본다.

심은 몸에 열과 활동력을 제공한다

심은 생체 기능 전체를 고차원에서 통괄하는
사령탑이자 자연계에서의 태양과 같은 존재다.
몸에 열과 활동력을 제공하기에 심의 활동이
멎으면 모든 생명 활동이 정지된다.

나무가 햇빛을 이용해 영양분을 만드는 것처럼
간은 심이 제공하는 열과 활동력을 이용해서
기능한다.

바다와 호수가 태양열을 축적해 두었다가 기온
에 따라 그 열을 발산하듯이 심의 열은 신장에
축적되었다가 방출되어 쓰인다. 신은 비와 함
께 음의 장臟으로서 생명의 기초 기능을 담당
한다.

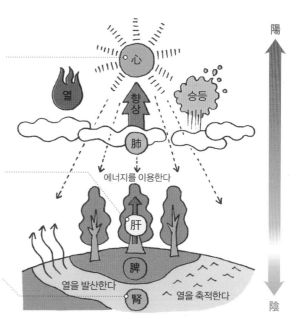

심은 혈액 순환과 정신 활동을 관장한다

심은 혈액 순환을 관장한다

심은 혈을 온몸에 순환시키는 작용을
하는데 이를 '심은 혈맥(혈이 지나는
길)을 관장한다'고 표현한다. 서양의
학이 말하는 심장의 펌프 기능 외에
혈을 혈관 속에 빈틈없이 순환시키는
작용, 그리고 각 기관에 영양분과 수
분을 전달하는 작용이 포함된다.

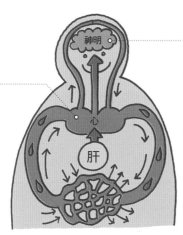

심은 정신 활동(神明)을
관장한다

심은 서양의학이 말하는 대뇌
기능에 해당하는 정신 활동도
담당하는데 이것을 '심은 신명
을 관장한다'고 표현한다.

심은 심장 역할 이외에 대뇌 기능과
중추신경계 기능에도 관여하는 우리 몸의 사령탑이다.

심의 부조 不調

주요 키워드 ▷ 심心 / 심기心氣 / 심양心陽 / 심혈心血 / 심음心陰 / 심기허心氣虛 / 심양허心陽虛 / 심혈허心血虛 / 심음허心陰虛

혈액 순환 기능과 정신 활동의 저하가 부조를 초래한다

심이 가진 혈액 순환과 정신 활동은 심기, 심양, 심혈, 심음의 네 가지 작용이 지탱하고 있다.

이 중에서 심기와 심양은 심의 혈액 순환과 관계가 있다. 심기는 혈을 온몸으로 순환시키는 선도 역할을 하는 기를 말한다. 심양은 심이 혈을 몸속에서 순환시켜 몸을 따뜻하게 하는 작용(온후 작용)을 말하는데 몸 전체의 열원이자 활동원이다.

심혈과 심음은 심의 정신 활동의 안정과 관계된 작용이다. 심혈이란 정신 활동을 하는 데 필요한 영양분이 되는 혈을 말한다. 심음이란 정신이 과도하게 흥분하지 않도록 진정시키는 작용이다. 원래 심은 양의 기세가 강한 장臟이기에, 열과 활동력이 강하게 작용하기 쉬운 경향이 있다. 그래서 심음의 진정 작용을 통해 균형을 유지하는 것이 중요하다.

심의 대표적인 부조는 심기, 심양, 심혈, 심음이 부족하면 일어난다. 이들을 각각 심기허, 심양허, 심혈허, 심음허라고 부른다.

심기, 심양, 심혈, 심음이 부족하면 다양한 병태를 초래한다

심기허는 심기가 부족해 혈의 순환이 나빠져 생기는 병태다. 쉽게 피로해지고 얼굴빛이 창백해진다. 또 두근거림과 숨참 증상도 생긴다.

심양허는 온몸의 열원이자 활동원인 '심양'이 부족해 생기는 병태다. 심기허의 증상에 더해 팔다리가 차고, 이유 없이 땀이 나며, 가슴 통증과 얼굴이 붓는 증상이 나타날 수 있다.

심혈허는 심혈이 부족해서 생기는 병태다. 두근거림 외에 정신 활동의 기능 저하가 특히 잘 나타난다. 그 밖에 불면, 꿈을 많이 꾸는 현상, 건망증, 과도한 불안감, 머리가 어찔한 증상이 나타난다.

심음허는 심음이 부족해서 생기는 병태. 심의 작용이 과도하게 항진되어 두근거림, 불안감과 잠을 깊이 못 자며, 목이 마른 증상이 나타난다.

뿐만 아니라 이러한 심의 이상은 신, 비, 간의 부조를 유발하는 일도 많아서 치료할 때는 이들 장에 미치는 영향도 충분히 고려해야 한다.

심의 부조를 개선하려면 희망에 넘치는 밝은 마음가짐이 중요하다. 부정적·절망적 사고를 하면 심의 기능이 저하되기 쉽다. 건전한 사고와 감정, 충분한 휴식과 수면이 심의 건강을 유지하는 데 꼭 필요하다.

심장의 주요 부조는 심기허, 심양허, 심혈허, 심음허

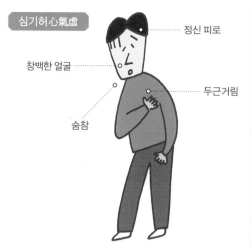

심기허 心氣虛

- 정신 피로
- 창백한 얼굴
- 두근거림
- 숨참

심기가 부족해 발생하는 병태. 두근거림, 숨참, 정신 피로, 창백한 얼굴 등의 증상이 잘 나타난다.

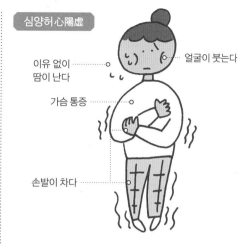

심양허 心陽虛

- 이유 없이 땀이 난다
- 얼굴이 붓는다
- 가슴 통증
- 손발이 차다

심양이 부족해 발생하는 병태. 심기허의 상태에 더해 팔다리가 차고 자한(이유 없이 땀이 남), 가슴 통증, 얼굴 부종 등의 증상이 나타나기 쉽다.

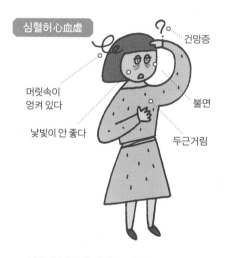

심혈허 心血虛

- 건망증
- 머릿속이 엉켜 있다
- 불면
- 낯빛이 안 좋다
- 두근거림

심혈이 부족해 생기는 병태. 두근거림, 불면, 꿈을 많이 꾸는 현상, 건망증, 과도한 불안감, 어지럼증(머릿속이 어찔하고 희미한 상태), 낯빛이 안 좋은 증상이 나타날 수 있다.

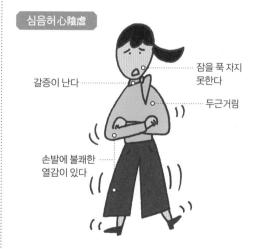

심음허 心陰虛

- 갈증이 난다
- 잠을 푹 자지 못한다
- 두근거림
- 손발에 불쾌한 열감이 있다

심음이 부족해 발생하는 병태. 두근거림, 불안감, 번조煩燥(불쾌한 열감으로 손발을 가만두지 못하는 증상), 수면 중의 과다 발한, 입과 목이 마르고 잠을 깊이 못 자는 증상이 나타날 수 있다.

심의 부조는 기·혈의 이상, 또는 정신 증상으로 나타날 수 있다.

육부六腑

주요 키워드 ▷ 육부六腑 / 위胃 / 담(쓸개) / 소장 / 대장 / 방광 / 삼초三焦 / 표리表裏

소화관·비뇨기와 관련된 여섯 기관

오장육부五臟六腑라는 표현을 많이 쓰는데, 여기서 오장이란 신, 비, 간, 폐, 심을 말하며 육부란 위, 담, 소장, 대장, 방광, 삼초를 말한다. 오장은 '기·혈·진액 등 생체에 필요한 것을 만드는 기관'이며, 육부는 '오장이 기·혈·진액 등을 만들기 위한 재료와 오장의 생성물을 통과시키는 비어 있는 기관'이다. 육부도 오장과 마찬가지로 서양의학의 장기와는 개념이 다르다. 그리고 이 오장과 육부는 각각 '표表'(▶90쪽) '이裏'(▶90쪽) 일체의 관계에 있다.

위는 오장의 비와 짝을 이루는 부腑로, 소화관의 작용을 조절한다. 위는 음식물(수곡)을 소화시키고 비는 그 소화물에서 정精을 뽑아낸다.

담(쓸개)은 오장의 간과 짝을 이루는 부로, 담즙을 저장하는 역할 이외에 간과 함께 소설 작용을 관장한다.

소장은 오장의 심과 짝을 이루기에 심의 부조는 곧 소장의 부조로 나타난다. 위에서 받아들인 소화물을 영양분(수곡의 기 등)과 불필요한 잉여물로 구분해 영양분은 비로, 잉여물은 대장과 방광으로 보낸다.

대장은 오장의 폐와 짝을 이루고 있어서 폐의 부조는 대장의 부조로 나타나기도 한다. 대장은 소장에서 받아들인 잉여물을 변의 형태로 배설한다.

방광은 오장의 신과 짝을 이루어 기능한다. 방광에 축적된 소변은 신의 조절 작용으로 배설된다.

그리고 삼초는 오장에 걸쳐 진액을 순환시키는 역할을 맡고 있는 형태 없는 부腑로, 심포(심장을 감싸는 막)와 짝을 이룬다.

오장과 연동해 부조와 소화관 내 이상이 생겨난다

이들 부의 기능이 저하되면 대응하는 오장의 기능 저하가 일어나고(▶48, 52, 56, 60, 64쪽) 소화물이 소화관 안을 통과할 때 이상이 발생하기도 한다. 예컨대 위의 기능이 떨어지면 소화 불량과 더부룩함, 위의 팽만, 메스꺼움, 트림, 변비 등이 나타난다.

그 밖에 담의 기능 저하는 식욕 부진, 설사 등

의 위장 증상이나 옆구리의 땅김·통증, 잘 놀라거나 우유부단한 정신 증상도 일으킨다.

소장의 기능이 떨어지면 소화 불량과 배뇨 이상이, 대장의 기능이 떨어지면 배변 이상이 일어난다. 방광의 기능이 떨어지면 빈뇨 등 배뇨 장애가 일어나고 삼초의 기능 저하는 부종과 발한 이상으로 이어진다.

오장과 육부는 표리 관계다

삼초三焦
오장에 걸쳐 진액을 몸 구석구석으로 전달하는 부. 상초, 중초, 하초로 구분한다.

상초上焦
혀 밑에서 위 입구까지를 말하며 흉부와 심, 폐의 작용을 종합적으로 가리킨다.

중초中焦
위 입구에서 배꼽 부근까지를 말하며 상복부와 위, 비, 소장의 일부 작용을 종합적으로 가리킨다.

하초下焦
배꼽 밑에서 음부까지를 말하며 하복부, 간, 신, 소장의 일부, 대장, 방광의 작용을 종합적으로 가리킨다.

음식물

위
소장
쓸개
방광 대장
대변
소변

위 음식물을 받아들여 숙성 소화한다. 수곡의 기는 위의 소화 작용(腐熱)으로 얻을 수 있다.

소장 음식물에서 영양분(수곡의 기 등)과 불필요한 잉여물을 선별한다. 영양분은 비장으로, 잉여물 중 액체는 방광으로, 고체는 대장으로 보낸다.

담 담즙을 저장하고 배출하는 과정을 통해 소화·흡수를 돕는다.

대장 소장에서 보낸 불필요한 고형물을 받아 몸 밖으로 배설한다.

방광 삼초를 거쳐 소장에서 보내온 수분을 저장했다가 소변의 형태로 몸 밖으로 배설한다.

오장과 육부는 표리 관계

담은 간과 표리 관계에 있으며 담즙의 저장과 배출의 조절은 간이 담당한다. 또 계획과 사고는 간, 그 결단은 담이 담당한다.

방광은 신과 표리 관계에 있다. 방광에 축적된 소변은 신의 작용으로 몸 밖으로 배설된다. 신기가 부족하면 소변의 정체나 요실금이 나타난다.

담
肝
腎
방광
木
水
火
心
소장
金
土
肺
대장
脾
위

소장은 심과 표리 관계에 있으며 소장의 소화·흡수 기능을 심이 관장한다. 또 소장에서 흡수된 정으로 마음속 정신 활동을 유지한다.

대장은 폐와 표리 관계에 있으며 진액의 대사에 함께 관여한다. 폐의 이상은 대장의 증상으로 나타나 설사나 변비 등의 병태를 초래하는 경향이 있다.

위는 비와 표리 관계에 있으며 위에서 소화된 음식물에서 비가 수곡의 기를 추출해 온몸으로 운반·배포한다.

육부는 오장과 표리일체 관계에 있기에
그 기능과 부조가 오장과 연동된다.

인생을 풍요롭게 만드는 음양의 상대성

관점을 달리하면 음과 양이 바뀐다!?

음양론의 사고로 볼 때 음과 양의 대표적인 성질로 하늘과 땅, 태양과 달, 봄·여름과 가을·겨울, 아침·점심과 저녁·밤, 동적과 정적, 밝음과 어둠, 열과 한 등을 꼽을 수 있다. 그러나 실제로 이렇게 명확한 선긋기가 가능한 것은 아니다.

그도 그럴 것이, 음과 양은 상대적인 것이라서 같은 요소라도 관점에 따라 음이 양이 되기도, 양이 음이 되기도 한다는 특징이 있기 때문이다. 몸의 부위를 예로 들면, 발은 몸의 아래에 위치하기에 음에 속하지만 기능적으로 볼 때는 체간부보다 자유롭게 움직이는 말단

부이기에 양에 속하기도 한다. 즉 발은 어떻게 보느냐에 따라 양이 되기도 음이 되기도 하는데, 이러한 사고는 모든 현상과 물질에 적용할 수 있다.

음양 상대성의 또 한 가지 특징은 음양 속에 또 다른 음양이 존재한다는 점이다. 예컨대 낮은 양에 속하는데, 같은 낮이라도 오전은 양 중의 양, 오후는 양 중의 음으로 분류되어 각각을 '양 중의 양'과 '양 중의 음'이라고 부른다. 이처럼 구분하면 한이 없기에 '열 가지, 백 가지, 천 가지로도 분류할 수 있으나 그 본질은 하나다'라고 여긴다.

우리의 삶 속에 활용하는 음양론

이처럼 음양은 서로 관계성 속에서 존재하며 관점에 따라 크게 달라진다. 따라서 동양의학은 '이 증상이기에 음', '이 체질이기에 양'이라고 정해 양생과 한방 치료를 실시하는 것이 아니라 전체 상에서 상대적으로 상태를 파악해 그에 적합한 대응을 취하는 것이 중요하다.

나아가 음양의 상대성은 삶이나 자신의 가치관 속에서도 활용할 수 있는데, 그것은 풍요로움과 기쁨을 초래하는 계기가 된다. 예컨대 만일 무언가에 실패해도 거기에서 새로운 방법을 발견하거나, 새롭게 얻은 교훈을 통해 성

장하기도 한다. 또 어떤 곤란한 문제라도 '나한테 주어진 기회'라고 관점을 바꾸면 보람을 느낄 수 있다.

현대 사회는 평균값이나 지표 등으로 가치관을 판단하기 쉽다. 그렇지만 실제로 절대적인 가치관이란 존재하지 않으며, 평가하는 사람에 따라 또는 시기에 따라서 음은 양으로, 양은 음으로 바뀔 수 있다. 어떤 사상에나 다양한 측면이 있음을 의식할 수 있다면 그것만으로도 우리 마음과 삶 속에 여유와 풍요로움이 생겨나지 않을까?

제2장

동양의학의
진찰·진단법

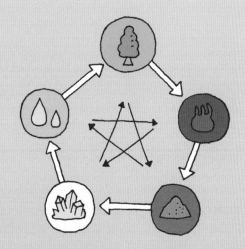

서양의학은 검사를 많이 하지만 동양의학은

겉모습을 잘 관찰하고, 손으로 몸을 누르거나 문지르며

증상과 생활 습관 등에 대해 폭넓게 질문한다.

그렇게 얻은 여러 가지 정보로 병과 부조의 원인을

도출하는 것이 동양의학의 진찰·진단법이다.

사진四診으로 진찰한다

사진四診 / 망진望診 / 절진切診 / 문진聞診 / 문진問診 / 설진舌診 / 맥진脈診 / 복진腹診 /
사진합참四診合參 / 증證 / 변증辨證

망진, 절진, 문진聞診, 문진問診 등 네 가지 진찰법

서양의학은 혈액 검사, 소변 검사, 엑스선 검사 등을 시행하여 몸의 상태를 수치화 또는 영상화한 것을 근거로 진단한다. 반면 동양의학은 그러한 검사 없이 의사가 오감을 구사해 정보를 수집하여 진찰하는데 이 방법을 사진이라고 한다.

사진은 망진(▶74쪽), 절진(▶78쪽), 문진聞診(▶84쪽), 문진問診(▶86쪽)의 네 가지를 가리킨다. 망진은 서양의학의 시진視診에 해당하는데 환자의 체격, 낯빛, 피부 윤기 등을 눈으로 관찰해 정보를 얻는 방법이다. 또 혀의 색깔과 모양을 보는 설진(▶76쪽)도 망진에 포함된다.

절진은 환자의 몸에 손을 대서 진찰하는 방법이다. 맥을 짚는 맥진(▶80쪽)과 배를 만져 진찰하는 복진(▶82쪽)도 이 절진에 포함된다. 문진聞診은 숨을 내쉴 때의 구취 등 청각과 후각으로 정보를 얻는 진찰 방법이며, 문진問診은 병의 상태나 자각 증상, 평소 몸의 상태 등을 환자에게 물어 이야기를 듣는 방법이다.

사진은 네 가지를 모두 해야 비로소 의미가 있다. 이를 사진합참이라고 하는데 이렇게 사진을 통해 얻은 모든 정보를 종합해 병태를 파악하는 것이 중요하다.

음과 양의 시점으로 분석하는 것이 사진의 대원칙

사진으로 진찰을 할 때 '얼굴이 창백하니 혈허', '초조해하니 기체'와 같은 식으로 단편적인 정보만 가지고 특정 병태라고 결론짓지는 않는다. 음과 양의 관점에서 종합적으로 판단하는 것이 대원칙이다. 사진으로 얻은 여러 정보에는 모순된 내용이 포함되어 있을 때가 많은데, 그로부터 정확한 진단을 내리려면 모순된 정보 중에서 공통점을 찾아내야 한다. 그러려면 음양의 시점을 가지고 분석하는 과정이 필요하다.

음의 상태는 양量, 형태, 크기, 수분에 반영되며, 양의 상태는 움직임, 힘, 탄력, 열, 색에 반영된다. 예컨대 소변의 양과 혀의 모양, 몸의 크기, 피부의 수분 등의 정보로 음의 강약을 판단하고, 동작과 힘의 강도, 피부의 탄력이나 얼굴빛 등의 정보로 양의 강약을 판단한다. 그렇게 수집한 정보를 종합적으로 분석하여 음양의 균형이 어떤 상태인지를 판단한다. 이렇게 사진으로 얻은 정보는 음양의 시점에서 분석한 후 팔강변증八綱辨證(▶90쪽)을 실시해 병의 위치나 원인 등을 도출하여 병태를 진단한다. 이렇게 최종적으로 도출한 병태를 증證이라고 하며, 이 증을 결정해 나가는 과정을 변증辨證이라 부른다.

동양의학에서는 망진, 절진, 문진聞診, 문진問診으로 진찰한다

망진

시각으로 정보를 수집한다. 피부색이나 몸의 형태 등을 눈으로 보고 진찰하며 설진도 망진에 포함된다.

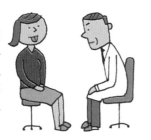

절진

손을 몸에 대어 체표부의 습한 정도나 온도, 탄력 상태, 저항 등의 정보를 수집한다. 맥진과 복진도 여기에 속한다.

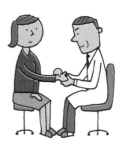

문진聞診

청각과 후각으로 정보를 수집한다. 목소리 상태나 구취, 체취 등으로 체력의 유무 등을 판단한다.

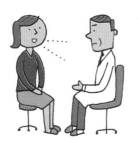

문진問診

망진, 절진, 문진으로 얻은 정보를 바탕으로 범위를 좁혀서 환자에게 질문한다.

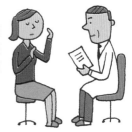

사진은 음과 양의 시점으로 정보를 분석한다

사진으로 얻은 정보를 바탕으로 양이 강하고 음이 약한 양실모음陽實耗陰, 양도 음도 강한 습열濕熱, 양이 약하고 음이 강한 습온濕溫, 양도 음도 약한 음양양허陰陽兩虛 중 어디에 해당하는지 판단한다.

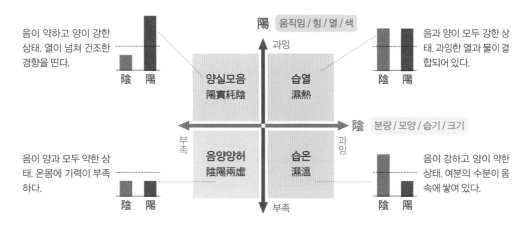

음이 약하고 양이 강한 상태. 열이 넘쳐 건조한 경향을 띤다.

음과 양이 모두 강한 상태. 과잉한 열과 물이 결합되어 있다.

음이 양과 모두 약한 상태. 온몸에 기력이 부족하다.

음이 강하고 양이 약한 상태. 여분의 수분이 몸 속에 쌓여 있다.

陽 움직임 / 힘 / 열 / 색
과잉

양실모음 陽實耗陰   습열 濕熱

陰 분량 / 모양 / 습기 / 크기
과잉

음양양허 陰陽兩虛   습온 濕溫

부족

시각, 청각, 후각, 촉각을 총동원하여
음양의 상태를 분석하는 것이 사진이다.

사진의 기술

주요 키워드 ▶ 사진四診 / 색안경 쓰기 / 증證 / 변증辨證 / 주소主訴 / 반증反證

대략적인 정보를 바탕으로 어떤 선입관을 갖고 증證을 가정한다

사진으로 수집할 수 있는 정보는 매우 다양하기에 무턱대고 실시하면 수합하기 어렵다. 특히 문진問診으로 얻을 수 있는 정보는 그 양이 방대하므로 의미 없는 진찰로 환자에게 쓸데없는 부담을 주지 않으려면 기본적인 방침을 세워 그에 따라 사진을 실시하는 것이 중요하다. 이 방법이 '색안경 쓰기'다.

색안경이란 보통 '선입관에 사로잡혀 사물을 보는 것'을 가리키는데, 그 말대로 사진은 일종의 선입관을 가지고 실시하는 것이 핵심이다. 다시 말해 망진과 문진問診으로 얻은 특징적인 정보를 바탕으로 환자의 증證(병태)에 대한 가정을 세우고, 그 증이라는 전제하에 구체적으로 사진을 실시해야 한다는 뜻이다. 이렇게 하면 '사진'으로 얻은 여러 정보가 하나의 결론으로 정리되어 변증으로 이어진다.

색안경을 쓰고 가정한 증證이 올바른지 검증한다

색안경을 쓰는 방법은 환자가 무엇이 문제인지(이것을 주소主訴라고 한다) 말하는 내용을 듣고 나서 증을 예상하는 것 외에 망진으로 얻은 직관적인 인상과 설진 또는 맥진 등으로 얻은 특징적인 정보를 바탕으로 추찰하는 방법도 있다.

색안경을 쓰면 다음으로 그 색안경이 올바른 진단인지 뒷받침할 정보를 모은다. 예컨대 주소가 '쉽게 피로해진다'면 '비허가 아닐까' 하는 색안경을 쓸 수 있다. 이때 비허로 보이는 증상인 권태감과 숨이 찬 증상, 팔다리의 풀림 등이 없는지 차근차근 확인한다.

이제까지의 단계에서 쓴 색안경이 올바른 듯하다면 이제 확실하게 결정을 내리기 위해 색안경을 역으로 확인한다. 즉 예상한 '증'에서는 잘 생기지 않는 증상(이를 반증反證이라고 한다)의 유무를 확인하는 것이다. 앞서 나온 예로 들면 비허는 감기에 잘 걸리고 식욕이 없다는 특징이 있는데, '감기에 잘 걸리지 않는다', '식욕이 있다' 등의 '반증'이 없다면 색안경은 꽤 올바르다고 판단할 수 있다. 만일 반증이 많다면 색안경을 다시 쓰는(즉 다른 증으로 가정을 바꾸는) 과정이 필요하다. 색안경은 어디까지나 가정이기에 결코 우기거나 절대시해서는 안 된다. 반드시 객관적인 눈으로 유연하게 검토해야 한다.

사진은 이렇게 색안경을 쓰고 검증하는 과정에서 초점을 좁혀 정밀도 높은 진찰이 된다.

색안경을 쓰고 사진으로 검증한다

① 색안경을 쓴다

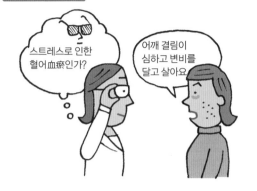

주소主訴나 망진으로 얻은 직관적인 인상과 설진과 복진 등으로 얻은 특징적인 정보를 토대로 '증'을 가정한다. 증을 가정할 만한 주요 증상이 없을 때는 정형적인 질문을 지속해 증의 이미지를 만들어낸다. 이 시점에서는 선입관을 가지고 사진을 해도 문제가 없다.

② 색안경이 올바른지 정보를 모은다

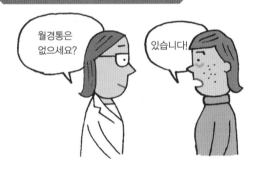

다음으로 색안경이 올바른지 근거가 될 만한 정보를 모은다. 가정한 증에 나타나는 특징과 증상의 유무를 확인해 나가는 것이다. 혈어라고 가정할 때는 어깨 결림과 색소 침착, 손발 저림, 월경 이상, 정맥류 등이 없는지 확인한다.

③ 색안경에 모순이 없는지 확인한다

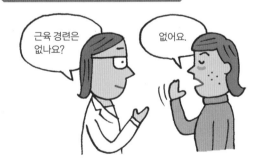

색안경으로 가정한 증이 올바른지 확인하기 위해서는 반증의 유무를 알아본다. 예컨대 혈어라고 가정했을 때 근육의 경련 등 혈어에서는 보기 드문 증상의 유무를 확인한다. 반증이 존재할 경우는 다른 시점에서 재검증하여 왜 모순이 나타났는지, 어떻게 하면 모순을 해결할 수 있을지를 검토한다. 반증이 상당수 있다면 다른 증으로 새롭게 가정한다.

사진으로 얻은 정보는 색안경을 쓰고,
검증을 통해 정리해 하나의 진찰 결과가 된다.

사진① 망진望診

주요 키워드 ▶ 망진望診 / 색안경 쓰기 / 증證

눈으로 본 정보를 토대로 전체적인 음양의 균형을 파악

동양의학에서 의사는 환자가 진찰실로 발을 들여놓는 순간부터 환자의 걷는 모습, 체격과 자세, 안색, 표정, 땀의 유무, 피부의 상태, 머리카락의 양과 윤기 등 시각으로 얻을 수 있는 정보를 수집한다. 이처럼 의사가 눈으로 보고 관찰하는 진찰법이 망진이다. 망진은 몸 전체의 음양 균형을 파악하는 것이 중요한데, 주로 움직임과 색깔로는 양의 상태를, 체형 같은 모양으로는 음의 상태를 알 수 있다.

예컨대 양이 충실하면 움직임이 힘 있고 강하며, 양이 부족하면 맥없고 연약한 움직임을 보인다. 반대로 양이 과잉하면 침착하지 못한 난폭성을 보인다. 자세 또한 등이 곧게 펴져 있으면 양이 충실하고, 앞으로 굽어 있으면 양이 부족하다고 본다.

체형과 체격 같은 모양을 봤을 때 살이 쪄 있다면 음의 과잉, 야위었다면 음의 부족으로 생각한다. 또 음은 수분에도 반영되기에 피부나 머리카락에 윤기가 없으면 음이 부족한 것으로 간주한다.

피부색을 볼 때 붉은색은 양증(▶93, 95쪽), 흰색은 음증(▶93, 95쪽)으로 본다. 얼굴빛이 붉은 것은 열과 기가 정상적인 흐름에 역류한 상태, 흰 것은 혈과 기의 부족, 검붉은 것은 혈의 정체로 생각한다. 오행색체표에도 나와 있듯이 색은 오장과도 관련(붉은색=심, 노란색=비, 흰색=폐, 검은색=신, 푸른색=간)이 있으며 색을 통해 반응하는 장臟의 상태를 추측할 수 있다. 예컨대 얼굴이 노르스름하면 비가 약하고, 얼굴이 희면 폐가 약하다고 본다.

망진은 몸 상태의 전체 상을 파악하기 위한 출발점

동작과 자세, 체격, 피부색 등을 보고 음양의 상태를 파악하고, 여기에 오장의 상태를 의식해 망진을 진행할 수 있다면 병태를 더 자세하게 파악할 수 있다.

예컨대 40~41쪽에서 소개한 여덟 가지 체질 분류나 48쪽 이후 소개한 오장 부조의 특징 등을 이해했다면 시각 정보를 토대로 오장의 병태를 추찰할 수 있다. 예컨대 희고 탄력 없는 피부라면 열이 부족한 신양허일 가능성이 있고, 얼굴이 창백하고 야위었다면 간혈허를 의심할 수 있다.

이렇게 망진으로 얻은 정보는 병태의 전체 상을 파악하는 데 큰 도움이 된다. 색안경을 쓰고 증을 가정해 결정할 때도 망진을 토대로 세운 견해가 중요한 지침이 된다.

움직임과 자세, 체형, 색 등을 토대로 음양의 상태를 추찰

움직임·자세 움직임과 자세를 통해 몸 전체의 '양'의 상태를 알 수 있다.

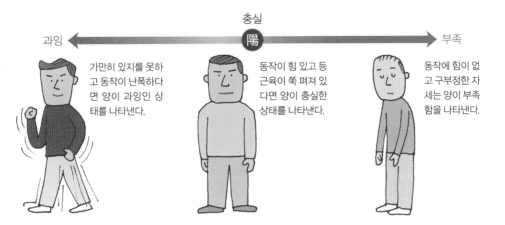

충실

과잉 ◀━━━━━━━ 陽 ━━━━━━━▶ 부족

가만히 있지를 못하고 동작이 난폭하다면 양이 과잉인 상태를 나타낸다.

동작이 힘 있고 등 근육이 쭉 펴져 있다면 양이 충실한 상태를 나타낸다.

동작에 힘이 없고 구부정한 자세는 양이 부족함을 나타낸다.

체형·체격 체형이나 체격을 통해 주로 몸 전체의 '음'의 상태를 알 수 있다.

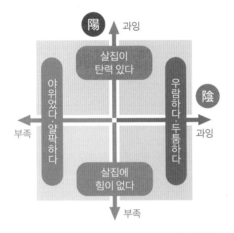

陽 과잉

살집이 탄력 있다

야위었다·얄팍하다

陰

부족 ━━━━ 과잉

우람하다·두툼하다

살집에 힘이 없다

부족

체격이 우람하고 살집이 두툼하면 음의 과잉, 체격이 마르고 근육이 얄팍하면 음의 부족으로 본다. 살집이 탄력 있는 경우 양의 충실, 힘이 없는 경우는 양의 부족을 나타낸다.

피부색 붉으면 양증, 희면 음증을 나타내는데, 색조의 미묘한 차이로 음양의 균형이 달라진다.

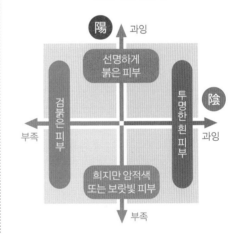

陽 과잉

선명하게 붉은 피부

검붉은 피부

陰

부족 ━━━━ 과잉

투명한 흰 피부

희지만 암적색 또는 보랏빛 피부

부족

피부가 선명한 붉은빛을 띠면 양의 과잉, 검붉은 피부는 음의 부족을 나타낸다. 또 같은 흰색이라도 새하얀 피부는 음의 과잉, 암적색 또는 보랏빛을 띤 흰 피부는 양의 부족을 나타낸다.

움직임과 자세, 체형·체격, 피부색 등을 파악해
정보를 수집하는 것이 망진이다.

망진의 하나인 설진舌診

망진望診 / 설진舌診 / 반대胖大 / 이수羸瘦 / 치흔齒痕 / 열문裂紋 / 설태舌苔 / 설하정맥舌下靜脈

사진 중 망진의 하나로서 상당히 중요한 설진

시각으로 정보를 모으는 망진 가운데 혀의 색과 모양을 보는 것을 설진이라고 한다. 혀는 몸의 내부에 있지만 밖에서 쉽게 볼 수 있는 부위이기에 설진은 몸속 상태를 파악하는 데 중요한 실마리가 된다. 그래서 사진 중에서도 특히 중요시되는 진찰이다.

모양과 색으로 음양의 상태를 판단하는 사고는 망진과 동일하다. 기본적인 흐름은, 먼저 크기를 보아 음의 상태를 파악한다. 혀의 크기는 몸의 음의 상태에 대응해 어느 정도 변화하기 때문이다. 혀가 두툼하고 큰 상태를 반대라고 하는데 이는 음의 과잉을 가리킨다. 반대로 얇고 작은 상태를 이수라고 하며 음의 부족을 나타낸다.

다음으로 혀 전체의 색을 보고 양의 상태를 파악한다. 색이 붉을수록 양의 과잉, 흰색에 가까울수록 양의 부족을 나타낸다. 암홍색일 경우 음허 상태일 것으로 본다.

또 색을 확인할 때는 부분적인 색의 차이에도 주목한다. 혀의 각 부위는 장부와 관련이 있는데, 혀끝은 심·소장·폐·대장, 혀의 양 끝은 간·담, 혀의 중앙은 비·위, 혀뿌리는 신·방광의 상태를 반영한다. 그래서 각 부위의 색을 보면 각 장부의 음양 상태를 추찰할 수 있다.

치흔과 열문, 설태, 설하정맥 등을 관찰한다

혀의 모양을 볼 때는 혀끝에 이의 흔적이 남아 우툴두툴해진 치흔이나 표면에 균열이 있는 열문 등의 유무에 착목한다. 치흔이 있을 때는 음의 과잉과 양의 부족, 열문은 음의 부족을 가리킨다. 또 혀의 탄력으로는 양기의 기세를 확인할 수 있는데, 탄력이 있을수록 양이 과잉하고, 탄력이 없는 혀는 양이 부족함을 나타낸다.

크기·색·모양·탄력을 확인했다면 다음으로 설태의 상태를 확인한다. 설태란 이끼처럼 혀의 표면을 덮고 있는 것을 가리키는데, 그 두께, 색, 부위, 촉촉한 정도 등으로 음의 상태를 알아낼 수 있다. 설태 또한 장부와 혀 부위의 관계를 적용해 진찰한다.

마지막으로 혀를 뒤집어서 혀 뒷면에 보이는 설하정맥의 상태를 살핀다. 특히 주목해야 할 것은 색깔과 부풀어 오른(노장怒張) 상태다. 혈이 정체되어 있으면 색이 거무스름하고 크게 부풀어 있다. 또 색조의 차이가 있거나 부분적으로 부풀어 있을 수도 있기에 혀의 앞면과 마찬가지로 장부에 대응시켜 관찰하는 것이 좋다.

크기와 형태, 설태의 상태를 보고 주로 陰의 상태를 진찰한다

◀ 음의 과잉　　　　　　　　　　　　　　　　　　　　　　　음의 부족 ▶

크기·두께

반대胖大
혀가 크다. 두꺼운 경우가 많지만 '반대'라도 두께는 얇을 수 있다.

이수羸瘦·별별瘪
얇고 작다는 인상을 주는 혀의 상태.

모양

치흔齒痕
혀의 가장자리에 치흔이 남아 우툴두툴한 상태다. 음의 과잉에 양의 부족도 동반한다.

열문裂紋(균열)
혀에 잔금이 있는 상태. 음의 부족에 더해 기의 부족도 감안해야 한다.

설태의 두께

후厚
설태가 두껍게 느껴지는 상태.

무태無苔·소少
설태가 없는 무태는 음의 부족 또는 양의 과잉. 설태가 표준 두께보다 얇다면 음의 부족.

설태의 습기

활滑
설태의 표면이 액상 물질로 뒤덮여 있는 상태. 경면설鏡面舌이라고도 한다.

건乾
설태의 유무와 관계없이 표면이 건조해 푸석푸석해 보이는 상태.

혀 색깔로 陽의 상태를 진찰한다

◀ 양의 과잉　　　　　　　　　　중용　　　　　　　　양의 부족 ▶

진홍
다홍보다 깊고 강한 적색. 다홍보다 양이 더 넘쳐서 열증이 강하다.

다홍
붉은빛이 강한 상태. 양의 과잉을 나타낸다.

암홍
거무칙칙한 느낌의 색. 음의 부족, 또는 상대적으로 양이 과잉인 상태.

담홍
흔히 보이는 분홍색. 음양의 균형을 잘 이루고 있는 상태.

담백
붉은 기가 약하고 허연 상태. 양의 부족 또는 혈의 부족을 나타낸다.

기혈과 열의 상태를 본다

혈의 상태

혀가 보랏빛, 어반瘀斑
혀 전체가 보랏빛이거나 보랏빛 반점이 있다면 혈의 정체를 가리킨다.

설하정맥의 노장怒張
설하정맥이 검푸르게 부풀어 있다면 혈의 정체를 가리킨다.

열의 상태

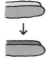

설태의 색이 노랗거나 검다
설태가 노란 것은 열의 과잉을 나타내고 열이 심해지면 검은빛을 띤다.

기의 상태

박태剝苔
설태의 두께와 관계없이 부분적으로 벗겨져 있는 상태. 기의 부족을 뜻한다.

혀는 오장의 상태를 반영한다

혀 끝은 심(소장)·폐(대장), 혀 가장자리는 간(담), 혀의 중앙은 비(위), 혀뿌리는 신(방광)의 상태를 반영한다.

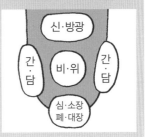

사진② 절진切診

손을 몸에 직접 대어 진찰하는 절진

의사가 환자의 몸을 직접 만져 여러 정보를 얻는 진찰법을 절진이라고 한다. '절切'은 수술할 때 쓰는 '자르다'의 의미가 아닌 '접接', 즉 '만지다'의 의미다. 망진이나 문진聞診(▶84쪽), 문진問診(▶86쪽)과 같이 시각, 청각, 후각 등의 진찰만으로는 판단하지 못하는 객관적인 정보를 이 절진으로 수집할 수 있다.

절진에는 손목을 짚어 맥박 수나 맥의 깊이 등을 진단하는 맥진(▶80쪽)과 배를 만져 진찰하는 복진(▶82쪽)이 있다. 그 밖에 증상에 맞춰 실시하는 촉진도 여기에 해당한다.

예컨대 통증이 있거나 저리면 그 부위를 만져서 차가운지 뜨거운지로 한열(▶92쪽)을 판단할 수 있다. 또 피부가 꺼칠하고 건조하다면 음의 부족 등을 생각할 수 있다. 특히 절진은 침(▶186쪽)이나 뜸(▶190쪽) 치료에 중요하다. 저항과 압통이 있는 지점을 찾아 경락(▶166쪽)과 경혈(▶176쪽)의 사고에 기초해 치료한다.

동양의학에서 중시하는 맥진과 복진

절진에서 특히 중시하는 것이 맥진과 복진이다.

서양의학도 맥을 짚는 맥진을 하는데, 주로 맥박 수, 긴장도, 부정맥의 유무 등을 확인하는 것이 목적이다. 한편 동양의학은 맥의 수와 깊이, 강약, 맥의 리듬 등 맥의 상태를 보고 병태를 종합적으로 파악한다. 맥의 박동은 몸의 여러 부위에서 느낄 수 있는데, 맥진은 손목의 노뼈 동맥에 손가락 세 개를 대어 진찰한다. 또 동양의학은 좌우 양 손목을 진찰하는 것이 특징이다. 맥진은 전통적인 동양의학에서 특히 중요시한다.

복진은 배를 만지거나 눌러서 복벽의 경도와 탄력의 정도, 눌렀을 때의 저항과 압통, 내장의 물소리 등 증상의 특징을 찾는 진단법이다. 서양의학의 복진은 내장의 상태를 확인하는 것에 주안점을 두고 해부학적 관점으로 접근한다. 반면 동양의학은 복벽 근육의 경도나 압통점 등을 발견해 몸의 상태를 파악하는 것에 주안점을 둔다.

절진은 몸에 손을 대어 표층의 온도와 습도, 탄력의 정도를 확인한다

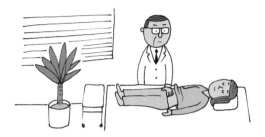

절진은 손발 등을 직접 만져서 체표부의 온도나 습도, 탄력의 정도를 확인해 열의 과부족과 진액(음)의 과부족 상태를 진찰한다.

절진의 핵심과 예상할 수 있는 증상

피부의 냉감·열감·건조함·촉촉함을 확인한다

상태	예상할 수 있는 증상
차다	전체적으로 열이 적거나 편중되어 표층에는 열이 낮은 상태.
평소보다 뜨겁다	전체적으로 열이 왕성하거나 열이 편중되어 표층에 열이 집중된 상태.
평소보다 습하다	전체적인 진액의 과잉 또는 밖을 향하는 기세가 강하거나 땀의 조절이 원활하지 않은 상태.
건조하다	진액의 부족 또는 표층의 진액 순환이 편중되어 나빠진 상태.
건조하여 피부가 단단하고 꺼칠한 상태	혈허나 혈어의 증상으로 볼 수 있다.
누르면 피부가 함몰되어 원래대로 돌아오지 않는다	진액의 운행이 원활하지 못해 표층에 정체되어 쌓인 상태.

몸 전체의 한열조윤寒熱燥潤을 종합적으로 본다

상태	예상할 수 있는 증상
손발은 차고 몸통과 얼굴은 따뜻하다	열의 전체 양이 부족한 것이 아니라 열이 편중되어 있음을 나타낸다. 기의 정체 때문에 일어나는 경우가 많다.
손바닥과 발바닥이 뜨겁고 가슴속에 열감이 있다	몸 전체에 답답함을 동반한 열감이 생긴 상태로 음허에 해당한다.

통증의 상태를 본다

상태	예상할 수 있는 증상
누르면 통증이 줄어든다	기허나 한사寒邪 때문에 통증이 생기는 상태. 희안喜按이라고 한다.
누르면 통증이 심해진다	실사實邪나 열사熱邪 때문에 통증이 생기는 상태. 거안拒按이라고 한다.

손발 등을 직접 만져서
열과 진액의 과부족을 진찰하는 것이 절진이다.

절진의 하나인 맥진 脈診

주요 키워드 > 맥진脈診 / 촌寸 / 관關 / 척尺 / 부취浮取 / 중취中取 / 심취沈取 / 맥위脈位 / 맥률脈律 / 맥형脈形 /
평맥平脈 / 병맥病脈

맥의 속도와 강도를 토대로 몸의 상태를 진찰하는 것이 맥진

몸에 손을 대어 진찰하는 절진 중 하나가 맥진
이다. 양 손목의 맥의 상태로 병의 위치와 성질,
음양과 허실 등의 체질, 기·혈·진액의 균형 등
을 파악할 수 있다.

맥진은 양 손목의 촌·관·척, 도합 여섯 군데
의 맥을 짚는다. 의사는 환자의 노뼈 붓돌기(손
목의 엄지 쪽에 있는 뼈의 돌기)의 안쪽에서 맥에
닿는 부분(관)에 가운뎃손가락을 댄다. 그것을
따라 집게손가락으로 맥에 닿는 부분(촌), 약손
가락으로 맥에 닿는 부분(척)을 확인한다.

맥진에서 맥을 짚는 방법은 세 가지로 나뉜
다. 부취, 중취, 침취다. 손가락이 피부에 닿을

듯 말 듯 살짝 대는 것을 부취, 약한 압력을 주
어 짚는 것을 중취, 더 꾹 누르는 것을 심취라고
한다. 또 좌우 각 손목의 촌·관·척은 오장과 대
응하는데, 왼손의 촌맥은 심, 관맥은 간, 척맥은
신음腎陰, 오른손의 촌맥은 폐, 관맥은 비, 척맥
은 신양腎陽과 관계가 있다. 어떤 장부에 이상이
생기면 그것에 대응하는 부분의 맥이 불규칙해
져 몸속의 상태를 알 수 있는 원리다.

맥진은 맥이 가장 잘 잡히는 위치(맥위), 맥의
속도(맥률), 맥의 강도와 기세(맥형) 등 좌우 촌·
관·척, 도합 여섯 군데 맥의 특징을 확인해 몸
의 상태를 파악한다.

맥으로 몸의 상태를 읽어낸다

맥위, 맥률, 맥형에 특징이 없고 정상적인 몸 상
태를 반영하고 있는 것으로 보이는 맥을 평맥이
라고 한다. 한편 몸이 좋지 않을 때나 병이 있을
때 보이는 맥을 병맥이라고 한다. 병맥은 맥의
속도와 강도, 맥의 기세, 흐름과 리듬의 성질 등
에 따라 부맥, 침맥, 삭맥, 지맥, 대맥, 결맥, 촉맥,
약맥, 현맥, 세맥, 활맥, 삽맥 등으로 분류한다.

예컨대 부맥은 손가락을 가볍게 대기만 해도
확실히 잡히는 맥으로 병의 원인이 표表에 있을

때가 많고(표증 ▶90쪽), 감모感冒[감기]일 때 잘
나타난다. 심맥은 그 반대로 손을 강하게 깊이
눌러야 짚이는 맥을 말한다. 이것은 병의 원인
이 몸 깊은 부위에 있음을 뜻한다.(이증 ▶90쪽)

보통 이러한 병맥은 복합적으로 나타나는데,
침현沈弦, 세삭細數, 부삭浮數, 침세활沈細滑, 침현
세沈弦細 등으로 표현한다. 예컨대 부삭은 부맥
에 박동 수가 많은 맥을 뜻하며 상반신의 기능
이 항진되어 있음을 뜻한다.

맥진은 좌우 촌, 관, 척, 여섯 군데의 맥을 짚는다

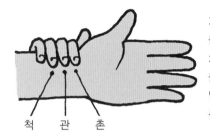

척   관   촌

가운뎃손가락을 반대쪽 손목의 엄지손가락 쪽에 있는 뼈의 돌기를 따라 팔 안쪽으로 감아 맥에 대고, 가운뎃손가락 끝과 나란한 위치에 집게손가락과 약손가락의 끝을 내려 맥에 댄다. 집게손가락을 댄 자리의 맥이 '촌', 가운뎃손가락이 닿은 맥이 '관', 약손가락이 닿은 맥이 '척'이다. 먼저 좌우 여섯 군데의 맥을 동시에 보고 차이를 비교한다. 이때 차이가 있으면 다시 한 군데씩 맥을 짚는다.

맥위, 맥률, 맥형을 토대로 기·혈·진액의 상태를 진단

맥위(맥을 느끼는 위치의 깊이)

맥	상태
부맥浮脈	가볍게 대기만 해도 확실하게 잡히는 맥. 기와 혈의 흐름이 몸의 표면에 집중되어 있음을 시사한다. 몸의 표면에서 병의 원인이 되는 외사(▶104쪽)와 싸우고 있을 때나 더울 때 나타난다.
침맥沈脈	세게 눌러야 확실하게 잡히는 맥. 기와 혈의 흐름이 몸 깊숙한 곳에 집중되어 있음을 시사한다. 몸의 안쪽에서 병과 싸우고 있을 때나 임신 중 또는 월경 전, 식후, 수면 중 등에 나타난다.

맥률(맥의 빠르기, 맥박 수)

맥		상태
삭맥數脈		맥박이 1분에 약 90회 이상으로 빠르다. 원칙적으로 양의 과잉을 시사한다.
지맥遲脈		맥박이 1분에 약 50회 이하로 느리다. 원칙적으로 양의 부족을 시사한다.
맥의 부정	대맥代脈	맥이 느리면서 규칙적으로 한 번씩 멎었다가 뛰는 것. '기허' 외에 종합적인 판단으로 의의를 파악한다.
	결맥結脈	맥이 불규칙하게 뛰며 지맥인 것.
	촉맥促脈	맥이 불규칙하게 뛰며 삭맥인 것.

맥형(맥의 강도나 기세)

맥		상태
맥의 강도	약맥弱脈	맥력이 약한 것. 양의 부족을 시사한다.
	현맥弦脈	맥력이 강하고 긴장되어 있는 것. 기의 정체를 시사한다.
맥의 크기	세맥細脈	맥의 크기가 작게 느껴지는 것(힘이 약한 것은 아님). 진액의 부족을 시사한다.
맥의 흐름	활맥滑脈	맥이 원활하게 흐르는 것. 음이 충실한 상태.
	삽맥澁脈	맥의 흐름이 원활하지 못하거나 미세한 진동이 느껴지는 것. 혈의 흐름이 좋지 않음을 시사한다.

절진의 하나인 복진腹診

주요 키워드 ▶ 복진腹診 / 심하부心下部 / 흉협부胸脇部 / 제상부臍上部 / 제방부臍傍部 / 제하부臍下部 / 격膈

복부의 저항과 압통 등으로 몸의 상태를 파악한다

배를 만져 복벽의 경도와 탄력의 정도, 눌렀을 때 저항과 압통, 내장의 물소리 등 특징을 찾아 몸의 상태를 조사하는 진찰법을 복진이라고 한다.

서양의학의 복진은 복벽 위에서 복부의 내장 상태를 살피는 것이 주요 목적이다. 그러나 동양의학의 '복진'은 내장의 상태 외에 복부의 피부와 복근의 긴장 상태, 경도, 응어리의 유무 등을 파악해 병에 대한 저항력이 있는 정기正氣(▶102쪽)가 충실한지, 기·혈·진액의 상태는 어떠한지 파악하는 것에 주안점을 둔다. 특유한 상태가 있는지 살펴보고 신의 기의 약함, 간의 기의 정체, 혈의 정체 등을 판단하기도 한다.

중의학에서 '복진'은 거의 쓰이지 않지만 일본에서는 처방을 내리기 위한 지침 중 하나로 중시된다. 복부는 심하부, 흉협부, 제상부, 제방부, 제하부, 협하부, 하복부, 복직근 등으로 구분한다. 이 부위에 나타나는 저항과 통증, 경결(응어리), 두근거림, 힘빠짐 등의 특징을 파악하여 기·혈·진액의 정체와 오장의 부조를 추찰할 수 있다.

복진의 방법과 자주 나타나는 특유 소견

서양의학은 내장의 상태를 제대로 확인하고자 복진을 할 때 복벽의 긴장을 풀기 위해 똑바로 누운 상태에서 무릎을 세우고 실시한다. 반면 동양의학은 복진을 할 때 복벽의 긴장도를 잘 파악할 수 있도록 누워서 다리를 쭉 편다. 그리고 복부에 가볍게 손을 대고 자연스러운 상태에서 복부의 긴장도와 피부의 촉촉함 등을 살펴나간다.

그다음 복부의 국소를 가볍게 압박해 피부 밑이나 심부深部에 응어리나 뭉침이 없는지, 심부 동맥의 박동 정도 등은 어떠한지 확인하고, 외부의 자극에 대한 몸의 저항 정도도 확인한다. 특히 좌우 옆구리, 제하부, 제상부, 심하부, 흉협부를 세게 누르거나 손가락을 세워 비스듬하게 눌러보아 특유의 반응을 확인한다.

가로막의 위치에 상당하는 심하부에서 흉협부에 이르는 부위를 격이라고 부르는데, 몸의 기의 흐름이 위아래로 교차하는 요소要所로 알려져 있다. 이곳이 팽팽하거나 응어리가 있다면 기의 흐름이 나쁘다는 것을 뜻한다.

복부 특유의 반응에는 흉협부를 압박했을 때 당기고 괴로운 흉협고만胸脇苦滿, 명치를 눌렀을 때 괴로운 심하비경心下痞鞕, 위 부근을 가볍게 두드리거나 흔들었을 때 위 속에서 꿀렁꿀렁 소리가 나는 위내정수胃內停水 등이 있다.

복진을 통해 복부의 다양한 부위의 반응을 살펴본다

복부의 명칭

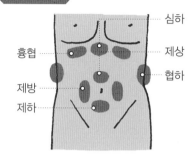

심하

흉협

제상

제방

협하

제하

복부를 눌렀을 때 복벽의 상태가 나타내는 것

과도한 긴장과 응어리가 있다

병적인 활동의 항진 상태 또는 기·혈·진액의 순환의 정체를 나타낸다.

적절히 긴장된 상태

정기가 건전하고 충실한 상태를 나타낸다.

탄력과 저항이 없다

정기가 약함을 나타낸다.

대표적인 반응

흉협고만
胸脇苦滿

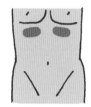

가슴과 옆구리 부분을 압박하면 팽팽해져 답답함을 느끼는 상태. 위아래 기의 통행이 복부와 흉부 사이에서 끊겨 정체되고 있다. 간울기체肝鬱氣滯(간의 소설 작용이 저하되어 기의 순환이 나빠지는 상태)를 시사.

심하비경
心下痞鞕

명치를 압박하면 답답함을 느끼는 상태. 딱딱하고 꽉 차 있는 느낌이 들 때도 있다. 기체위열氣滯胃熱(기가 정체하여 위에 부조가 있는 상태)을 시사.

위내정수
胃內停水

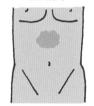

위 부근을 가볍게 두드리거나 흔들었을 때 위 속에서 꿀렁꿀렁 소리가 나는 상태. 위장 기능의 저하, 여분의 수분(濕邪)이 있음을 시사.

복직근연급
腹直筋攣急

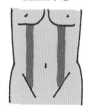

배꼽 주위의 복직근이 단단하게 긴장되어서 막대기처럼 느껴지는 상태. 기의 정체를 시사.

제상계
臍上悸

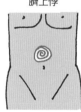

배꼽 위를 만졌을 때 복부 대동맥의 강한 박동이 느껴지는 상태. 간의 기가 왕성하다는 것을 시사. 박동이 약한 경우 기허 등으로 복벽의 긴장도가 저하되어 동맥이 잡히기도 한다.

제하불인
臍下不仁

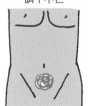

배꼽 밑의 복직근을 압박할 때 저항 없이 쑥 들어가는 상태. 복직근 하부의 장력이 저하되었음을 뜻하며 지각 마비를 동반하기도 한다. 신양허를 시사.

좌측 복부의 결절
(혹)

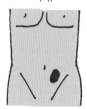

좌측 복부를 눌렀을 때 단단한 응어리 같은 결절(혹)이 만져지는 상태. 실제로 무언가가 있는 것이 아니라 정맥의 울혈로 판단된다. 혈어를 시사.

사진③ 문진 聞診

주요 키워드 ▶ 문진聞診 / 허증虛證 / 실증實證 / 허실虛失 / 열증熱證 / 한증寒證 /한열寒熱

말투나 목소리, 숨 등으로 주요 허실을 판단한다

환자가 이야기하는 목소리의 상태나 말투, 호흡 방식, 기침하는 양상이나 가래의 상태, 호흡 시의 냄새나 체취 등 눈을 감고 느낄 수 있는 것에서도 많은 정보를 얻을 수 있다. 이렇게 청각과 후각으로 진찰하는 방법을 문진이라고 한다. 문진은 주로 무언가가 부족한 상태인 허증(▶90쪽)인가, 무언가가 넘치는 상태인 실증(▶90쪽)인가를 판단하는 허실(▶92쪽)을 진단한다.

문진은 먼저 환자의 목소리를 듣는다. 목소리가 큰지 작은지, 강한지 가냘픈지, 톤이 높은지 낮은지, 말하는 단어가 명료한지 불명료한지 등이 허실을 판단하는 근거다. 예컨대 말이 명료하고 목소리에 힘이 있으면 정기(▶102쪽)가 충실하다는 증거이며, 목소리가 작아 잘 알아듣기

힘들다면 폐기허나 신허로 판단한다.

호흡음도 허실을 판단하는 데 도움이 된다. 호흡이 거칠면 몸에 열이 차는 폐열인 경우가 많다. 거꾸로 호흡이 약하고 들숨보다 날숨이 많으면 폐와 신의 기허를 시사한다. 숨을 쉴 때 쌕쌕거리는 천식도, 숨을 거칠게 쉬고 숨소리가 크거나 숨을 내쉴 때 편안해진다면 폐에 이상이 있음을 뜻한다. 호흡음이 약하고 기침을 한다면 가래가 차 있지 않은지, 또 마른기침인지 습한 기침인지 등을 진단한다.

예컨대 마른기침은 몸에 열이 차 있거나 건조해서 진액이 부족한 상태를 나타낸다. 또 딸꾹질과 트림은 위胃의 기가 위쪽으로 역류한 상태로 볼 수 있다.

구취와 체취, 배설물의 냄새로 알 수 있는 것

냄새는 구취와 체취로 확인한다. 보통 냄새가 강한 것은 열증(▶90쪽)과 실증, 그 반대는 한증(▶90쪽)과 허증을 나타낸다고 본다. 구취는 주로 위의 열이라고 생각한다. 예컨대 쉰내가 나는 구취는 소화 불량으로 위에 음식물이 정체되어 있음을 뜻한다. 썩은 내가 나는 구취는 치주염이나 구내염, 충치 등 입 안의 이상을 원인으로 본다. 그리고 체취는 위의 작용과 여러 가지

대사의 이상, 피부의 청결 상태 등을 반영한다.

그 자리에서 직접 확인할 수는 없지만, 대변이나 소변의 냄새가 어떤지 물어 한열(▶92쪽)의 정보를 얻을 수 있다. 보통 대변의 냄새가 강하면 열증, 냄새가 약하면 한증으로 생각한다. 소변의 양이 적고 짙은 노란빛에 냄새가 강하면 열증, 소변량이 많고 무색에 냄새가 약하면 한증으로 판단한다.

문진은 목소리와 호흡의 상태, 냄새 등으로 허실을 판단한다

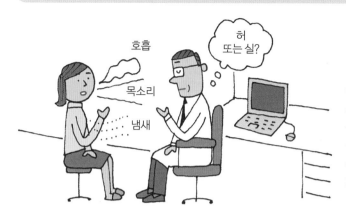

문진은 목소리의 상태와 말투, 호흡의 상태, 구취나 체취와 같은 냄새 등 눈을 감은 상태에서 느낄 수 있는 것을 진찰한다. 이를 통해 무언가가 부족한 허증인지, 혹은 넘치는 실증인지를 파악한다.

문진의 내용과 예상할 수 있는 증상의 예

	상태	예상할 수 있는 증상
목소리	목소리가 작고 끊어진다	기허, 폐기허
	목소리가 갈라지고 가래가 낀 듯한 목소리	폐의 기가 발산되지 못하거나 진액이 부분적으로 넘쳐서 정체된 담음痰飮이 존재하는 상태
	신음소리가 난다	기가 가득 찬 상태
	크고 힘 있는 목소리로 잠꼬대를 한다	실증으로 열이 넘칠 때가 많다.
호흡	거친 호흡	실증으로 폐에 이상이 있다.
	미약하고 짧은 빠른 호흡	폐기허, 기허
	1회 뱉는 숨이 길고 답답하다	천식일 때 보이는 '실증'의 숨찬 증상, 호흡 곤란
	1회 뱉는 숨이 짧고 답답하다	폐기종이나 심장 기능 상실일 때 보이는 '허증'의 숨찬 증상, 호흡 곤란
기침과 가래	마른기침	폐음허
	가래가 찬 소리가 나는 습한 기침	폐가 담탁痰濁(병리적 수분)으로 막힌 상태
	가냘픈 기침	폐기허
냄새	쉰내와 같은 구취	위胃의 소화 기능이 저하되어 음식물이 위에 정체되어 있다.
	썩은 내와 같은 구취	치주염, 구내염, 충치 등 입 안에 이상이 있다.
	분비물 등의 짙은 악취	습열, 열의 과잉에 따른 종기나 곪음, 발열 등

문진聞診은 목소리의 상태나 입·몸의 냄새를 통해
몸 전체의 허실을 진단한다.

사진④ 문진問診

망진과 절진, 문진聞診의 결과를 토대로 질문하는 것이 문진問診

문진이란 의사가 환자에게 질문하여 현재의 증상과 병력, 생활 습관, 체질 등의 정보를 수집하는 방법이다. 망진이나 절진 등 다른 사진과 달리 문진은 의사가 온갖 질문을 던져볼 수 있기에 그로부터 얻을 수 있는 정보가 많다. 그러나 바꿔 말하면, 문진이 일정한 지침 아래 진행되지 않으면 유용하지 않은 정보까지 다량 수집되기에 변증의 실마리가 될 정보를 뽑아내지 못할 수도 있다.

쓸데없이 양만 많고 부정확한 문진을 피하려면 망진과 절진, 문진聞診으로 얻은 정보를 바탕으로 색안경 쓰기 과정이 필요하다. 색안경 쓰기는 사진의 모든 과정에서 중요한 기술인데, 특히 이 문진을 할 때 충분히 의식하고 있어야 한다.

문진으로 병의 원인과 발병 조건을 알 수 있다

문진은 먼저 지금 환자의 증상이 어떻고 어디가 불편한지 질문한다. 이것은 환자가 의사에게 가장 어필하고 싶은 것, 즉 주소를 알아보기 위해서다. 주소는 가급적 환자 본인이 직접 표현하고 설명하도록 하는 것이 바람직하다.

다음으로 환자 본인이 평소 신경 쓰였던 점이나 염려되는 몸 상태의 변화 등을 생각나는 대로 이야기하게 한다. 이때 의사가 이야기를 유도하지 말고, 환자가 이야기하고 싶은 것을 말할 수 있도록 해주는 것이 중요하다. 특별히 없더라도 별문제는 없다.

주소와 평소 염려하던 것에 대해 다 듣고 나면, 이번에는 주소의 증상이 어떤 조건일 때 악화 또는 경감되었는지 묻는다. 증상의 악화 또는 경감과 관련된 조건에는 주로 계절, 기후, 기온, 습도, 하루 중 시간대의 차이, 식사의 전후, 수면의 전후, 월경 등을 꼽을 수 있다. 이때 색안경을 쓰고 어느 정도 범위를 좁혀 질문하는 것이 효과적이다. 주소와 증상을 악화·경감시키는 조건을 찾았다면 인과관계가 어떻게 생겼는지 검토한다.

여기까지 실시한 문진의 내용만으로도 환자의 병태를 어느 정도 좁힐 수 있다. 그러나 주소만으로는 문제점을 잡아내지 못할 수 있기에 마지막으로 건강 상태 전반을 확인한다. 예컨대 식욕이나 배변과 배뇨의 상태, 수면의 시간과 깊이, 어깨 결림과 냉감의 유무, 월경 주기와 월경혈의 양 등에 대해서 질문한다. 이러한 정보는 기·혈·진액과 오장의 상태를 파악하는 데 유용한 기초 정보다.

문진은 몇 단계를 의식해서 하는 것이 중요

STEP 1
환자에게서 문제,
즉 주요 증상을 듣는다

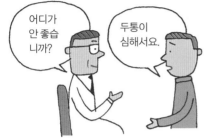

먼저 환자의 '주요 증상'을 환자 스스로 표현하게 한다. 문진의 과정 전체에서 의사의 유도 없이 환자가 직접 진술하는 내용은 중요한 정보다.

STEP 2
평소 신경 쓰이던 점이나
최근의 몸 상태의 변화를 확인한다

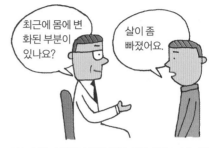

주요 증상과 관련이 있든 없든 최근 신경 쓰이는 몸 상태에 대해 말하게 한다. 되도록이면 의사가 유도하지 말고 환자가 스스로 생각해서 이야기하게 한다.

STEP 3
어떤 조건이 주요 증상의 내용을
악화·경감시켰는지 확인한다

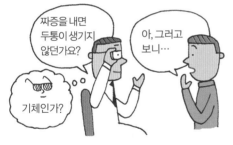

여기서부터는 의사가 색안경을 쓰고 질문을 이끌어 나간다. 지금까지 환자 스스로 이야기한 '주소'나 몸 상태에 관한 정보를 바탕으로 인과관계가 있을 법한 조건을 몇 가지 제시하여 정보를 이끌어낸다.

(▶88쪽 '증상의 변화를 일으키는 조건과 변화의 경향'을 참고)

STEP 4
주요 증상의 배경이 되는 건강 상태나
생활 습관에 대해 질문한다

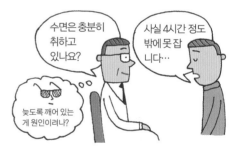

주요 증상에만 집중하면 다른 문제를 놓칠 수 있기에 평소 건강 상태나 생활 습관에 대해서도 질문한다. 이것저것 다 물을 것이 아니라 환자의 기·혈·진액과 오장의 상태를 파악하는 데 유용하다고 생각되는 질문으로 범위를 좁혀야 한다.

(▶89쪽 '몸의 상태 또는 생활 습관과 증상의 인과관계'를 참고)

주소를 바탕으로 증상이 악화하는 조건과
증상을 일으키는 생활 습관 등을 문진問診으로 알아낸다.

증상의 변화를 일으키는 조건과 변화의 경향

87쪽의 STEP 3에서는 다음과 같은 조건 중 무엇이 환자의 증상을 악화·경감시키는 데 관계가 있는지를 문진으로 찾아낸다.

조건	변화의 경향
계절	봄과 여름은 밖으로 향하는 기의 세력이 강해지고, 가을과 겨울은 기의 분배가 몸의 안쪽에 집중되는 경향이 있다. 이러한 변화에 맞춰 각 허실(▶92쪽)의 상태가 표면화한다.
기후	흐리거나 비가 올 때는 기후가 음의 상태이기에 몸의 양기가 압박되어 기·혈·진액의 운행이 저하된다. 맑은 날은 기후가 양의 상태이기에 몸의 양기가 강해지는데, 기·혈·진액의 정체가 있을 때는 증상이 악화되기 쉽다.
기온	저온일 때는 몸의 양기를 압박해 기·혈·진액의 순환을 정체시킨다. 특히 음의 과잉에 따른 부조가 잘 나타난다. 고온일 때는 몸의 양기의 기세가 세어지기에 양이 과잉해져 음의 소모에 따른 부조가 나타나기 쉽다.
습도	습도는 음의 상태를 좌우한다. 습도가 높으면 몸의 양기가 저하되어 몸이 무거워짐을 느낀다. 습도가 낮고 건조한 상태에서는 답답한 증상을 동반한 열감이 강해질 수 있다.
하루 중 시간대의 차이	오전 중에는 기·혈·진액이 아직 충분히 순환하지 못해 기체나 혈어와 같이 순환의 문제에서 비롯된 증상이 강해진다. 단, 증상은 오후나 야간이 되면 경감한다. 오후부터 저녁 시간대에 걸쳐서는 기·혈·진액이 부족하면 증상이 악화되기 쉽다. 특히 야간에는 음이 부족하여 발열이 일어나기 쉽다.
식전·식후	보통 식전 공복일 때는 비위의 음이 줄어들기에 공복 시에 악화된다면 위의 열이 과잉해진 것으로 판단한다. 식후에는 보통 비위의 소화 활동이 활발해지기에 식후에 증상이 악화된다면 비의 기능이 저하되었기 때문으로 본다.
수면	보통 잘 때는 음이 보충되는데, 수면이 부족하면 음이 충분하게 보충되지 못해 음의 부족을 초래하고 '신음허'의 증상이 강화된다. 여기에 기의 부족까지 초래해 기허의 증상을 강화하기도 한다.

몸의 상태 또는 생활 습관과 증상의 인과관계

87쪽의 STEP 4에서는 환자의 체질과 상정한 병태의 관계성을 고려해 다음과 같은 항목을 확인하는 문진을 실시한다.

몸의 상태 또는 생활 습관	증상과의 인과관계
식욕에 대해	공복감이 있으면 비의 작용이 정상이라고 볼 수 있다. 비정상적인 공복감을 느낄 때는 위에 열이 과잉으로 차 있을 가능성이 있다. 공복감이 없을 때는 비의 기능이 저하된 상태로 보고, 그 영향으로 기·혈·진액이 충분히 생성되지 않았을 가능성이 높다. 비의 기능이 떨어지는 배경에는 간과 신의 이상이 있을 때도 많다.
식사량에 대해	식사량이 적을 때는 비허일 가능성이 있다. 또 신양허나 기허라면 쉽게 지치는 탓에 활동량이 적어 소비 에너지가 줄어든다. 이에 식사의 양도 줄어든다고 볼 수 있다.
식후 상태에 대해	식후 더부룩한 증상이 있다면 비의 승청 작용이 저하된 상태인 비기하함일 가능성이 있다. 식후 배가 팽팽하고 트림이 나면 간의 소설 작용이 저하된 상태인 간울기체일 가능성이 있다.
입의 마름에 대해	입이 마르는 것을 의식하지 못할 때는 수분을 과잉 섭취한 것이기에 생활 지도가 필요하다. 비정상적으로 입 마름을 느낀다면 몸 전체가 음허 상태이거나 몸의 열이 부분적으로 넘친 상태라고 볼 수 있다. 입 마름을 느끼지만 물을 마시고 싶지 않다거나 마시고 싶은 느낌 이상으로 입의 건조를 강하게 느낀다면 혈이 정체되어 있기 때문으로 판단한다.
변통에 대해	변의가 없는 변비가 생겼다면, 위나 폐의 기가 정체되어 있다고 볼 수 있다. 배변의 빈도가 높을 때(하루 4회 이상)는 과식을 했거나 비허로 영양분이 충분히 흡수되지 못해 위나 폐의 기가 정상적으로 순환되지 못하는 상태라고 볼 수 있다.
수면에 대해	일상적으로 수면 시간이 부족할 때, 몸의 수분의 원천인 신음이 압박되어 있을 가능성이 있다. 잠이 잘 안 오는 것은 심혈이 부족하거나 간기肝氣의 과잉일 가능성이 있다. 자다가 눈이 떠지는 것은 신음허 또는 간기의 정체로 판단한다.

팔강변증八綱辨證으로 진찰한다

팔강변증八綱辨證 / 팔강八綱 / 표리表裏 / 한열寒熱 / 허실虛實 / 음양陰陽 / 표증表證 / 이증裏證 /
한증寒證 / 열증熱證 / 허증虛證 / 실증實證

사진의 진찰 결과를 치료로 연결하기 위한 진단법

사진으로 얻은 진찰 결과를 치료로 연결하려면 거기에서 병의 원인과 병이 발증한 장소, 병의 발증 메커니즘 등을 구체적으로 분석하여 병태[證]를 진단해야 한다. 이를 변증이라고 한다. 여기에는 다양한 수법이 있는데 가장 기본적인 방법이 팔강변증이다.

팔강변증이란 표表, 이裏, 한寒, 열熱, 허虛, 실實, 음陰, 양陽 등 여덟 가지 지표(이것을 팔강이라고 한다)를 이용해 몸의 특징과 증상을 파악하는 방법이다. 보통 팔강은 표리(▶92쪽), 한열(▶92쪽), 허실(▶92쪽), 음양(▶92쪽)의 조합으로 생각한다. 이 중 표리, 한열, 허실이 분석의 기본이다. 이들은 각각 음과 양의 성질을 띠는데 그중에서도 장소를 음양으로 나타내는 것을 표리, 온도를 음양으로 나타내는 것을 한열, 무언가의 과잉 또는 부족을 음양으로 나타내는 것을 허실이라고 한다. 즉 이, 한, 허는 음에 속하고, 표, 열, 실은 양에 속한다.

표리, 한열, 허실로 분석하여 음양으로 종합적으로 파악한다

팔강변증의 기본적인 수순은, 먼저 표리로 병위病位(병의 위치)를 찾는다. 병위가 체표면에 있다고 진단하면 표증, 내장 등 심부에 있다고 진단하면 이증이라고 부른다.

다음은 한열로 병상病狀(어떤 병인가)을 찾는다. 사진의 결과 열이 부족하다고 진단하면 한증, 열이 과잉하면 열증이라고 한다.

그리고 병인病因(병의 원인)과 병기病機(발병 메커니즘)는 허실로 진단한다. 무언가 부족한 상태를 허증, 과잉한 상태를 실증이라고 한다. 무엇이 넘치고 무엇이 부족한지 그 주체는 표리와 한열로 파악한 상태가 왜 일어났는가를 생각해 도출한다.

이렇게 판단한 표증, 이증, 한증, 열증, 허증, 실증 등을 조합해 여덟 가지 증을 세울 수 있다. 예컨대 표한허증表寒虛證, 이열실증裏熱實證 등이다. 여덟 가지 증에는 각각 어디에서(표리), 무엇이, 왜(허실), 어떤 상태인가(한열)가 나타나 있다.

표리를 판단할 수 없는 병위나 한열을 판단할 수 없는 병상, 허실을 판단할 수 없는 병인과 병기는 음양의 시점에서 분석한다. 음양론에서도 나왔듯이 만물은 음과 양으로 분류할 수 있기에 표리, 한열, 허실의 세 가지 시점으로 파악하지 못한 현상(증상)은 음양의 시점으로 보충할 수 있다.

표리, 한열, 허실로부터 여덟 가지 증을 도출하고 음양으로 보충

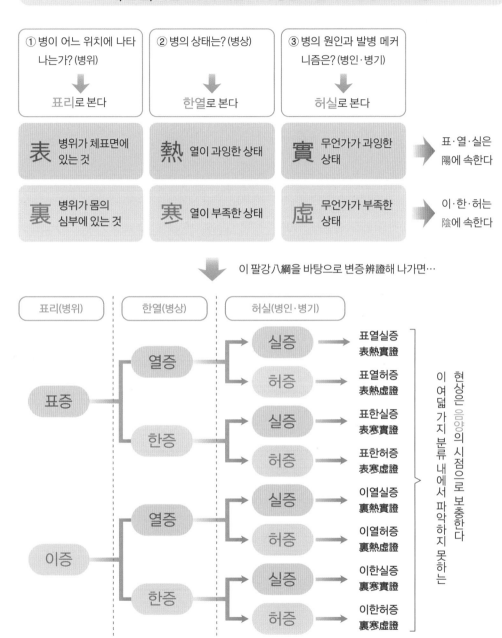

① 병이 어느 위치에 나타나는가? (병위)
↓
표리로 본다

② 병의 상태는? (병상)
↓
한열로 본다

③ 병의 원인과 발병 메커니즘은? (병인·병기)
↓
허실로 본다

表 병위가 체표면에 있는 것

熱 열이 과잉한 상태

實 무언가가 과잉한 상태

→ 표·열·실은 陽에 속한다

裏 병위가 몸의 심부에 있는 것

寒 열이 부족한 상태

虛 무언가가 부족한 상태

→ 이·한·허는 陰에 속한다

↓ 이 팔강八綱을 바탕으로 변증辨證해 나가면…

표리(병위)	한열(병상)	허실(병인·병기)	
표증	열증	실증	표열실증 表熱實證
		허증	표열허증 表熱虛證
	한증	실증	표한실증 表寒實證
		허증	표한허증 表寒虛證
이증	열증	실증	이열실증 裏熱實證
		허증	이열허증 裏熱虛證
	한증	실증	이한실증 裏寒實證
		허증	이한허증 裏寒虛證

이 여덟 가지 분류 내에서 파악하지 못하는 현상은 음양의 시점으로 보충한다

팔강변증은 표리, 한열, 허실의
세 가지 시점을 중심으로 '증'을 결정하는 진단법이다.

표리·한열·허실·음양

주요 키워드 ▶ 표리表裏 / 한열寒熱 / 허실虛實 / 음양陰陽 / 상하上下 / 내외內外 / 반표반리半表半裏 / 조습燥濕

표리는 상하와 내외, 한열은 조습의 시점을 부가해서 생각한다

표리·한열·허실·음양은 다음과 같은 사고를 통해 변증으로 이어진다.

병위를 나타내는 표리는 몸의 세로축을 상하上下, 가로축을 내외內外로 생각한다. 상하는 43쪽의 장상학설에서 다루고 있는 '신→비→간→폐→심'의 순서에 준해 신→비→간→심(심장으로서의 심)→폐→심(대뇌로서의 심)의 순으로 아래(裏證)에서 위(表證)로 병위가 바뀐다. 위쪽에 가까운 대뇌로서의 심과 폐와 관련된 병은 표증, 아래에 가까운 신과 비와 관련된 병은 이증이며, 간과 심장으로서의 심과 관련된 병은 그 중간(반표반리증)이라 부른다.

내외도 이 순서와 거의 같다. 안에서 밖을 향해 신→비→간→심(심장으로서의 심)→폐가 된

다. 폐와 심의 병은 표증, 신과 비의 병은 이증, 간의 병은 중간인 반표반리증에 해당한다. 이처럼 표리에서 상하와 내외의 관점을 가지면 오장의 병태를 포함해서 진단을 내리기가 쉽다.

병상을 나타내는 한열은 열의 과부족을 나타내는 척도다. 열의 상태는 양의 본질적 성질을 나타내기도 하므로 한열은 양의 상황을 나타내는 기준이기도 하다. 여기에 음의 상황을 나타내는 기준도 추가해 보자. 음의 본질적인 성질은 수분과 습기다. 따라서 음의 척도는 수분의 과부족을 가리키는 조습(건조와 습윤)이 된다. 열 = 양 = 기이자 음 = 수분 = 혈·진액이기에 '한열·조습'의 시점을 가지면 기·혈·진액의 상태를 가지고도 병태를 파악할 수 있다.

허실은 무엇이 과부족인가를 생각하며 병인을 파헤친다

병인과 병기를 나타내는 허실은 일반적으로 정기가 많은가 적은가를 나타내는 기준으로 판단할 때가 많은데, 꼭 그렇지만은 않다. 무엇인가가 넘치는 것이 실, 부족한 것이 허이며, 무엇이 넘치고 무엇이 부족한지 검토하는 것이 곧 병인과 병기를 찾는 일이다.

예컨대 한열의 기준으로 열증이라 진단하면, 그것은 수분이 적기 때문에 열이 넘쳐서 일어났

다고 생각할 수 있다. 다시 말해 음(수분)이 부족한 음허라고 파악할 수 있다.

표리, 한열, 허실에 따른 분석 결과가 잘 정리되지 않을 때는 음양의 시점으로 한데 묶어 생각하자. 반대로 표리, 한열, 허실의 시점에서 다 파악하지 못한 세세한 현상(증상) 또한 음양의 시점에서 생각하면 보충할 수가 있다.

오장과 기·혈·진액의 개념을 적용해 병태를 파악

표리(병위)의 사고

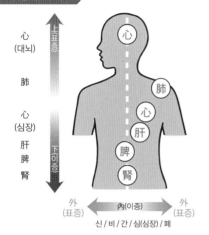

두근거림 등 심의 부조나 여윔 등 폐의 부조는 체표부에 증상이 나타나는 표증이다.
냉증 등 신의 부조나 복통 등 비의 부조는 몸 심부에 증상이 나타나는 이증이다.
우울감 등 간의 부조는 몸의 중간부에 증상이 나타나는 반표반리증이 된다.

한열(병상)의 사고

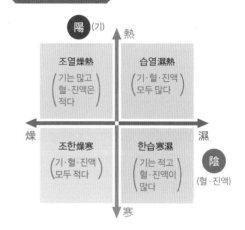

한열은 기의 상태를 나타내며 여기에 조습의 시점을 더해 기·혈·진액의 상태를 파악할 수 있다.
발열과 달아오름 등은 열증, 오한과 냉감 등은 한증, 피부의 건조는 조증, 부종은 습증이다.

허실(병인·병기)의 사고

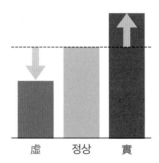

허실로는 무엇이 부족한가 또는 무엇이 넘치는가를 생각해 병인 또는 병기를 도출한다.
열의 과잉은 열실, 부족은 열허이며, 수분(음)의 과잉은 음실, 부족은 음허가 된다.

음양의 사고

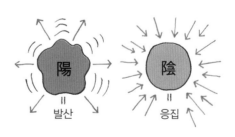

표리, 한열, 허실로 파악하지 못한 현상은 음양의 시점으로 본다.
응집·강하·진정·무거움·차가움·물을 생성하는 성질은 음증, 확산·상승·약동·가벼움·열을 생성하는 성질은 양증이라고 생각할 수 있다.

팔강변증에 음양론, 오장, 기·혈·진액의 개념을 끌어오면
복잡한 병태도 파악할 수 있다.

표리表裏

표증 증상이 피부나 근육, 관절, 신경 등 체표부에 나타날 때 병위는 표증으로 진단한다.

발열
대표부의 면역 기능이 병인 물질과 싸우는 과정에서 생긴다

머리의 증상
두통, 머리가 멍하거나 어찔한 증상

오한·오풍이 있다
오한은 따뜻한 방 안에서도 비정상적인 추위를 느끼는 상태. 오풍은 바람을 맞았을 때 비정상적인 추위를 느끼는 상태

이증 증상이 내장 등 몸의 심부에 보일 때 병위는 이증으로 진단한다.

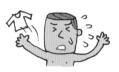

오열이 있다
옷을 입고 있을 수 없을 만큼 몸이 뜨거운 상태

변통 이상
변비나 설사, 묽은 변 등 변통과 관련된 증상

복부의 부조
복통과 복부 팽만감 등 복부와 관련된 증상

한열寒熱

열증 열이 넘치거나 수분이 부족해 나타나는 증상은 열증으로 진단한다. 몸의 상태가 양으로 기울어 있다.

홍조·달아오름·눈의 충혈
얼굴과 머리 쪽에 열이 넘쳐서 생기는 증상

소변의 색이 짙고 양이 적다
열의 과잉으로 수분이 소모되어 나타나는 증상

목이 마르다
열의 과잉으로 수분이 소모되어 목이 마른 상태

한증 열의 부족하거나 수분이 넘쳐서 생기는 증상은 '한증'으로 진단한다. 몸의 상태가 음으로 기울어 있다.

오한·냉감
열의 부족 또는 수분의 과잉으로 생기는 증상

얼굴이 창백하다
열을 공급하는 혈이 부족해서 발생하는 증상

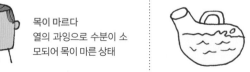

소변의 색이 옅고 양이 많다
수분의 과잉을 나타내는 증상으로 몸이 냉함을 시사한다

허실 虛實

실증 정기(생명력)의 허실에 대해 생각할 때 다음과 같은 증상은 실증으로 진단한다.

얼굴에 홍조가 있다
양이 지나치게 강해서 열이 과잉하게 머무르고 있음을 나타내는 증상

땀이 나지 않는다(無汗)
열이 넘쳐서 수분이 소모되어 나타나는 증상. 그 밖에 음이 지나치게 강한 음실일 때도 나타난다

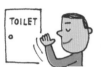

변비·소변의 횟수가 적다
열의 과잉으로 수분을 소모해 나타나는 증상

허증 정기(생명력)의 허실에 대해 생각할 때 다음과 같은 증상은 '허증'으로 진단한다.

 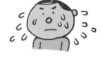

얼굴이 창백하며 노란빛을 띤다
수분 또는 혈의 부족을 나타내는 증상

이유 없이 땀이 난다(自汗)
폐의 기능이 떨어진 '폐기허'일 때 많이 나타난다

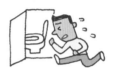

설사·소변이 빈번
신의 열이 부족한 신양허나 기허, 또는 수분 과잉일 때 나타난다

음양 陰陽

양증 표증, 열증, 실증은 양증으로 분류된다. 차갑게 하는 치료가 필요한 증상이 많다.

얼굴에 홍조가 있다
열의 과잉 등으로 일어나는 증상

염증이 있다
열의 과잉으로 일어나는 증상

눈의 충혈
열이 많은 열증이나 혈이 많은 혈실血實일 때 생긴다

음증 이증, 한증, 허증은 음증으로 분류된다. 따뜻하게 하는 치료가 필요한 증상이 많다.

얼굴이 창백하다
양이 부족한 양허일 때 생기기 쉬운 증상

오한·냉증
열이 적은 한증, 양이 적은 양허일 때 잘 나타난다

침울
기가 부족한 기허일 때 잘 나타나는 증상

팔강변증으로 증證을 분석한다

'어디에서', '무엇이 왜', '어떤 상태인가'를 분석

실제로 팔강변증을 할 때 '어디에서(표리)', '무엇이 왜(허실)', '어떤 상태인가(한열)'를 하나하나 밝혀나간다. 얼굴 피부가 건조한 환자를 예로 들어보자.

먼저 표리를 보고 병위를 찾는다. 피부 질환이기에 표증임을 알 수 있다. 또 표가 건조한 상태라면 이의 상태도 건조한지 함께 분석해야 한다. 이의 상태를 보기 위해서는 대변과 소변 등 몸 심부의 진액 상태를 문진問診으로 확인하는 것이 하나의 방법이다. 또 상하의 관점에서 같은 피부라도 하반신 피부는 어떤 상태인지 파악한다.

다음으로 허실을 보아 병인을 찾는다. 피부의 건조는 몸속에 수분이 부족하다는 상태가 표에 드러난 것이다. 바꿔 말하면 진액의 공급력이 떨어진 상태라고 할 수 있다. 진액의 공급력 저하는 진액이 몸속에서 충분히 순환하지 못하고 있거나 진액의 양 자체가 부족한 음허, 또는 몸속에 열이 과도하게 쌓여 있기에 진액이 소모되는 실열實熱 등이 병인이라고 생각할 수 있다.

추가로 병기病機도 검토한다. 음허를 초래하는 메커니즘에는 진액을 순환시킬 양이 부족한 양허나, 진액을 생성하는 비나 진액을 순환시키는 폐의 기능 저하 등을 꼽을 수 있다. 한편, 실열을 초래하는 메커니즘은 기체氣滯이기에 정체된 기가 열을 띠고 있는 상황을 생각할 수 있다.

표리와 허실을 토대로 한열을 확인한다

이렇게 병인과 병기를 몇 가지로 좁히기 위해서 한열을 보아 병상을 확인한다. 수족 냉증이 있다면 한증이며 음이 강하고 양이 약한 상태라고 판단할 수 있고, 양허가 초래한 음허라고 볼 수 있다. 반대로 얼굴이 달아오르거나 눈이 충혈된다면 열증이다. 이것은 기체가 초래한 실열이 병인·병기라고 볼 수 있다.

양허가 초래한 음허라면 따뜻하게 하여 진액의 순환을 돕는 치료가 적절하다. 그러나 기체가 초래한 실열이라면 기를 순환시켜 열을 식히고 진액을 보충하는 치료가 적절하다. 이처럼 같은 얼굴 피부의 건조라도 병위, 병상, 병인·병기가 다르면 치료법도 달라진다.

이것을 단순히 피부의 건조로 보고 진액을 보충하는 치료를 하면 오히려 증상을 악화시킬 수 있다. 팔강변증을 바탕으로 기·혈·진액과 오장이 증상과 어떻게 관계되어 있는지를 전체적인 관점에서 분석하는 과정이 반드시 필요하다.

표리, 허실, 한열을 분석

예) 얼굴에 종기가 난 피부 질환자를 진찰할 때…

어디에(병위) …표리를 본다

● 피부가 건조 = 표表에 있다.
  ∨
● 그렇다면 이裏는 어떤 상태인가?
  ∨
● 입이 말라 있는지, 또 대변과 소변의 상태는 어떤지 등 문진으로 몸 안쪽의 진액 상태를 파악한다.

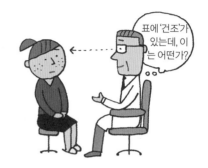

무엇이 왜(병인·병기) …허실을 본다

● 피부의 건조는 진액의 부족으로 생긴다.
  ∨
● 왜 진액이 부족한가?
  ∨
● 진액의 공급이 적은가(=음허증), 열이 넘쳐 진액이 소모되고 있는가(=실열증), 어느 쪽인지 판단한다.

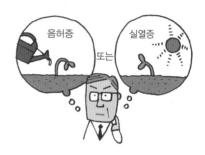

어떤 상태인가(병상) … 한열을 본다

손발이 차다면 …
➡ '한증'으로 판단

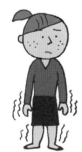

● 양기가 부족하다.
  ∨
● 진액을 순환시킬 힘이 부족해 진액이 하반신에 쌓인다.
  ∨
● 진액이 표층의 피부까지 도달하지 못한다.
  ∨
● 몸 위쪽의 건조가 심하고, 아래쪽은 진액의 과잉 탓에 냉해진다.

➡ 따뜻하게 하여 진액이 잘 순환되도록 치료해 피부의 건조를 해소한다.

얼굴이 달아오르거나 눈이 충혈되었다면 …
➡ '열증'으로 판단

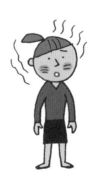

● 기의 정체로 상반신에 열을 띤다.
  ∨
● 기체로 인해 진액이 표층의 피부까지 도달하지 못한다. 나아가 열을 가두어 표층의 진액을 소모한다.
  ∨
● 피부가 건조하다.

➡ 기를 순환시켜 열을 식히고, 진액을 보충하는 치료를 통해 피부의 건조를 해소한다.

팔강변증을 통해 세밀하게 '증'을 분석해 적절한 치료법을 도출한다.

본증本證과 표증標證

병은 본증과 표증의 인과관계로 발생한다

증을 결정할 때 반드시 파악해야 할 것이 있다. 병의 본질과 결과로서 표면에 나타난 증상의 차이를 구별하는 것이다.

동양의학은 병의 본질을 본증, 결과로서 나타난 증상을 표증이라고 한다. 본증은 근본적인 원인이 되는 것으로, 병위는 장부 등 이裏에 있을 때가 많다. 한편 표증은 후발적인 병상을 말하며 병위는 피부나 근육 등 표에 있을 때가 많다.

본증(즉 병인)은 하나라도, 그것에서 생겨나는 표증(즉 병상)이 하나라는 법은 없다. 표증이 다양하게 나타날 때도 많다. 심지어 복수의 표증이 각각 다시 새로운 병인이 되어 또 다른 표증을 만들어내기도 한다. 이처럼 병이란 병인과 병상의 인과관계가 단계적으로 또는 복수 중첩되어 성립될 때가 많다. 그래서 어느 단계에 치료를 할 것인지에 따라 그 효과가 크게 달라진다.

본증과 표증을 동시에 치료하는 표본동치標本同治

오른쪽 페이지의 아래 그림은 기체(기가 정체된 병태)가 본증인 사람에게 하반신의 부종과 냉증 등의 표증이 나타났을 때 병인·병상의 인과관계를 차트로 나타낸 것이다. 기체는 상반신에 기가 정체되기 쉽고 열도 그쪽에 발생한다. 그래서 상반신, 특히 머리 부분에 열이 차서 불면과 짜증이 생긴다.

한편, 기는 진액의 순환을 선도하는 작용을 하기에 기체는 진액의 정체도 초래한다. 진액은 무거워서 하반신에 잘 쌓이는데, 그 결과 하반신이 붓고 냉해진다.

이때 환자가 자각하는 증상은 차트에서 맨 아래 단계에 있는 네 가지 표증이다. 이들 표증을 치료하는 것을 표치라고 한다. 표치는 자각 증상을 바로 완화시키고 싶을 때 쓰는 치료법인데, 대증요법이라 근본적인 병인은 치료되지 않는다. 그래서 증상이 재발할 가능성이 높다. 반대로 본증인 기체를 치료하는 것을 본치라고 한다. 본치를 실시하면 상반신 열의 과잉과 하반신 진액의 정체가 모두 사라져 결과적으로 네 가지 표증도 해소된다. 단, 장부에 작용하는 치료이기에 자각 증상이 없어지기까지 시간이 걸릴 때가 많다.

동양의학은 본치를 중시하는데, 실제로 치료 현장에는 표치와 본치를 조합해서 치료하는 표본동치를 많이 시행한다.

본증은 병의 본질, 표증은 병이 일으키는 표면적 증상

병은 본증과 표증의 인과관계로 성립된다. 본증이란 그 병의 본질적 병태를 가리키고, 본증이 원인이 되어 나타난 증상이 표증이다. 표증은 또 다른 표증을 낳는 원인이기도 하다.

병의 본질

본증本證
- 병인이 되는 것
- 근본적이며 오래전부터 있는 병태
- 병위는 이裏(장부 등)

표면적인 증상

표증標證
- 증상으로서 나타나는 것
- 후발적이며 새로이 생긴 병태
- 병위는 표表(피부와 근육 등)

표증이 또 다른 표증을 낳는다

동양의학은 본치를 중시한다

예) 본증은 기체, 표증은 하반신에 부기가 있을 때…

본증

기氣
기를 온몸으로 순환하는 간의 소설 작용이 어떤 원인으로 저하되면 기가 정체되는 기체가 되기 쉽다. 기는 생명 에너지이기에 한 군데가 정체되면 그 부위에 열을 지니게 된다.

하반신에 진액이 쌓인다
기는 진액의 순환을 이끌고 있어서 기가 정체되면 진액도 정체한다. 진액은 무거워서 아래쪽으로 흐르기에 하반신에 쌓이기 쉽다.

머리 쪽에 열이 쌓인다
기는 가벼워서 상승하는 성질이 있다. 그래서 순환이 정체되면 기는 머리 쪽에 집중된다. 머리 쪽에 쌓인 기는 차츰 열을 띤다.

하반신의 부종
하반신에 진액이 쌓이기 때문에 부종을 느낀다.

하반신의 냉증
진액은 차가운 성질을 띠고 있어서 정체된 부위를 냉하게 만든다.

불면
머리 쪽에 열이 쌓이면 뇌가 쉬지 못해 잠을 이루지 못한다.

초조감
머리 쪽에 열이 차면 초조함과 짜증을 일으킨다.

표증

치료
간의 소설 작용이 작동하도록 치료하면 기체가 풀리고 이하의 표증도 모두 해소된다.

본치本治

치료
진액의 순환을 개선하면 하반신의 부종과 냉증을, 머리의 열을 식히면 불면과 초조감을 해소할 수 있다.

본치에 가까운 표치

치료
표증을 억제하는 치료는 일시적인 자각 증상의 완화를 기대할 수 있다.

표치標治

원인인 본증을 찾아 본치를 실시하면
여러 표증을 한번에 개선할 수 있다.

병인병기病因病機에 따라 치료법을 결정

주요 키워드 ▶ 치법治法 / 보법補法 / 사법瀉法 / 표치標治 / 본치本治 / 보기補氣 / 이기理氣 / 보음補陰 / 양혈養血 / 소간疏肝 / 양심養心

표치와 본치를 병행할 수 있는 치료법을 선택한다

변증을 거쳐 증을 결정했다면 그에 맞는 치료법이 나온다. 동양의학은 치료 원칙을 치칙이라고 하는데, 치료법은 이 치칙에 근거해 결정된다.

치법 중 하나로 한열과 허실 등 증의 과부족을 보하는 치료법이 있다. 그 대표적인 예가 허실에 대한 보법과 사법이다. 보법은 무언가가 부족한 상태인 허증에 쓴다. 즉 부족한 것을 보충하는 치료다. 사법은 무언가가 과잉한 실증에 쓴다. 즉 과잉한 것을 제거하는 치료다. 마찬가지로 열이 부족한 한증에는 열을 보충해 따뜻하게 하는 온양溫陽이라는 치료법을, 열이 과잉한 열증에는 열을 식히는 청열淸熱이라는 치료법을 쓴다. 단, 이들 치료법은 표증, 다시 말해 증상을 다스리는 치료이기에 표치의 일환으로 보아야 한다.

본치를 실시하려면 병인과 병기를 정확하게 분석해 그에 따라 치료해야 한다. 그러기 위해서는 기·혈·진액과 오장을 다스리는 치료법을 선택해야 한다. 기·혈·진액을 다스리는 치료법은 기를 보충하는 보기와 기의 순환을 정돈하는 이기, 혈의 부족을 보하는 양혈, 진액의 부족을 보충하는 보음, 그 밖에 101쪽 위의 표와 같은 것이 있다.

오장을 다스리는 치료법은 간의 소설 작용을 높이는 소간과 심이 담당하는 정신 활동이 과다하게 흥분하지 않도록 진정시키는 양심, 그 밖에 101쪽 아래의 표와 같은 것이 있다.

허실과 한열의 과부족을 보하는 표치를 실시한다

허증에는 …보법	실증에는 …사법	한증에는 …온양	열증에는 …청열
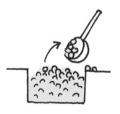		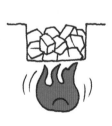	
허증에 대해 부족한 것을 보충하는 치료	실증에 대해 과잉한 것을 덜어내는 치료	한증에 대해 부족한 열을 보충해 따뜻하게 하는 치료	열증에 대해 과잉한 열을 제거하여 식히는 치료

기·혈·진액을 다스리는 치료법

氣	보기補氣	기가 부족한 기허의 병태에 기를 보충하는 치료법. 기의 생성과 관련된 비와 폐 등의 기능을 높여 기의 양을 늘린다.
	행기行氣(理氣)	기의 순환이 정체되어 있는 기체의 병태에 대해 기의 순환을 원활하게 해주는 치료법. 주로 기의 순환과 관련된 간의 소설 작용을 높이는 방법으로 접근한다.
	익기승제益氣昇提	기가 지나치게 하강하거나 상승할 힘이 부족한 기함의 병태에 쓰는 치료법. 기를 보충하면서 비의 승청 작용과 간의 소설 작용을 높이는 방향으로 접근한다.
	강기降氣	기가 지나치게 상승하거나 하강할 힘이 부족한 기역의 병태에 쓰는 치료법. 폐의 숙강 작용을 통해 올라온 기를 떨어뜨린다.
血	양혈養血	혈이 부족한 혈허의 병태에 혈을 보충하는 치료법. 혈의 생성과 관련된 신, 비, 폐 등의 기능을 활성화하는 쪽으로 작용하게 한다.
	활혈活血	혈의 순환이 정체된 혈어의 병태에 혈의 순환을 개선하는 치료법. 혈의 순환을 선도하는 기의 정체나 부족, 열의 과잉, 진액의 부족 등을 개선한다.
	청열양혈淸熱凉血	혈에 열이 차 있는 혈열의 병태에 대해 혈이 가진 과잉한 열을 식히는 치료법. 간의 장혈 작용과 심의 혈액순환 작용을 강화하는 치료를 병행하기도 한다.
津液	보음補陰(滋陰)	진액이 부족한 음허의 병태에 대해 진액을 보충하는 치료법. 진액의 생성과 관계된 신과 비의 기능을 활성화한다.
	이습利濕	진액이 과잉하게 쌓여 정체된 습이나 습담, 습열 등의 병태에 대해 여분의 진액을 제거하는 치료법. 주로 진액의 순환과 관계된 신, 비, 폐의 기능을 활성화한다.

오장을 다스리는 치료법

肝	소간疏肝	간이 가진 소설 작용을 강화해 기·혈·진액을 정체 없이 순환시키는 치료법.
心	양심養心	심이 가진 양의 기세가 넘치지 않도록 심의 작용을 지탱하는 심기, 심양, 심혈, 심음의 균형을 조절하는 치료법.
脾	건비健脾	비가 가진 화생 작용과 승청 작용, 운화 작용을 활성화해 기·혈·진액의 생성을 높이는 치료법.
肺	보폐補肺	폐가 가진 선산 작용과 숙강 작용을 활성화해 면역 기능을 높이고 진액의 대사를 바로잡는 치료법.
腎	보신補腎	신에 축적되어 몸 전체의 수분원이 되는 신음과 몸 전체의 열원이 되는 신양을 보충해 생명력을 높이는 치료법.

보법과 사법으로 표치를,
기·혈·진액과 오장을 다스리는 치료로 본치를 실시한다.

병인病因···유인誘因과 소인素因에 의한 복합적인 현상

주요 키워드 ▶ 병인病因 / 유인誘因 / 소인素因 / 정기正氣 / 사기邪氣 / 정사투쟁正邪鬪爭

병은 유인과 소인의 상호 관계에서 발생한다

서양의학은 보통 하나의 병에 하나의 원인(병인)이 있으며, 그 원인을 제거하거나 교정하는 방식으로 치료를 한다. 예컨대 감염증의 원인은 세균이 몸속에 침입한 것이고 치료로는 세균의 증식을 억제하는 항생물질을 투여한다.

반면 동양의학은 원인이 한 가지가 아니라 직접적인 원인과 간접적인 원인이 복합적으로 관여하여 병을 일으킨다고 생각한다. 즉 몸의 기능에 해를 입히는 외적 요인뿐 아니라 그 영향을 받는 몸의 내적 요인도 병인 중 하나로 간주한다. 그 외적 요인을 유인, 내적 요인을 소인이라고 한다.

같은 환경 아래서 같은 유인에 노출되어도 소인의 차이에 따라 병이 되는 사람과 그렇지 않은 사람이 생긴다. 예컨대 꽃가루가 날아다녀도 꽃가루 알레르기를 일으키지 않는 사람이 있는데 바로 그 때문이다. 이처럼 병인은 한 가지가 아니라 소인과 유인이 서로 복합적으로 얽혀 있기에 병의 발증에 개인차가 발생한다고 보는 것이 동양의학적 사고다.

그래서 병을 치료할 때 외적 요인인 유인의 제거뿐 아니라 내적 요인인 소인의 문제를 해소하는 것도 중시한다. 생활 습관 고치기나 양생법養生法에 따른 체질 개선 등 소인을 적극적으로 변화시키는 것도 치료의 일환으로 중요시되고 있다.

병인의 발생으로 정기와 사기의 싸움이 일어난다

동양의학은 우리 몸이 가지고 있는 병에 저항하는 힘을 정기, 몸의 생명 활동을 방해하는 요인을 사기(또는 사邪)라고 부른다. 정기는 생명 활동을 지탱하는 기·혈·진액과 오장의 작용, 그밖에 몸의 다양한 기능이 정상적일 때 강해진다. 그래서 이러한 몸의 기능이 떨어지면 정기는 약해진다.

사기에는 몸에 해로운 음식물과 세균, 바이러스, 오염물질 외에 몸에 부담을 주는 온도와 습도까지도 포함된다. 또 신체 기능의 저하나 실조, 항진, 신체 기능에 폐해를 초래하는 심리적 요인 등 몸속에서 일어나는 현상도 사기로 간주한다. 예컨대 몸이 병인의 영향을 받아도 정기가 사기보다 강하면 병은 걸리지 않는다. 그러나 정기와 사기의 힘이 길항하고 있을 때는 발열 등 투병 반응이 나타나고, 사기가 정기의 힘을 넘어서면 병이 된다. 이처럼 몸속에서는 정기와 사기의 정사투쟁이 일어나고 있다.

유인뿐 아니라 소인도 해결해 병의 발증을 막는다

예) 꽃가루 알레르기

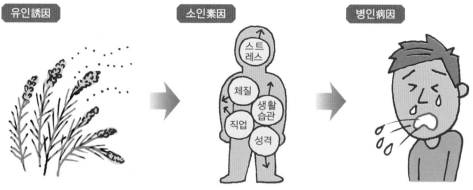

유인誘因	소인素因	병인病因

꽃가루 알레르기는 특정 꽃가루에 대해 알레르기 반응을 보이는 병이다. 바람에 실려 날아가 퍼진 꽃가루는 몸 밖에서 찾아오는 병인이다. 이렇게 몸 밖에서 영향을 미치는 요인을 유인이라고 한다.

식사나 수면 등 생활 습관과 생활환경, 스트레스 등의 영향으로 진액의 순환이 나빠지면, 꽃가루의 자극에 대한 방어력이 떨어진다. 이러한 몸속 요인을 소인이라고 한다.

꽃가루에 대한 방어력의 저하라는 소인을 가진 사람이 꽃가루라는 유인의 자극을 받으면 꽃가루 알레르기가 발병한다. 그러나 소인이 없으면 꽃가루 자극을 받아도 알레르기가 발증하지 않는다.

사기가 이기면 병이 되고, 정기가 이기면 병이 되지 않는다

정기와 사기의 싸움을 씨름에 비유하면…

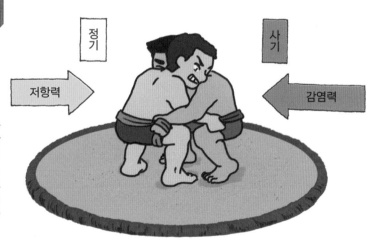

정기가 사기보다 강하면 사기를 이길 수 있어서 병에 걸리지 않는다. 사기가 정기보다 강하면 병에 걸리고 만다. 정기와 사기의 힘이 비슷하면 양자는 서로 밀고 밀리는 힘겨루기 상태가 된다. 이때 발열과 같은 투병 반응이 나타난다.

유인과 소인 모두 병인이 되며
사기의 기세가 정기를 넘어설 때 병이 된다.

병인① 외사外邪

주요 키워드 ▶ 사기邪氣 / 외사外邪 / 육음六淫 / 풍사風邪 / 습사濕邪 / 서사暑邪 / 조사燥邪 / 한사寒邪 / 열사熱邪 / 정기正氣

자연 현상도 지나치게 강하면 외사가 된다

몸의 생명 활동을 방해하는 사기는 몸 밖에서 인체 기능에 악영향을 미치는 것도 있고, 몸속에서 악영향을 주는 것도 있다. 이 중 몸 밖에서 악영향을 미치는 사기를 외사라고 한다.

세균과 바이러스 등 유해물질이나 이물이 몸속에 들어오는 것도 외사 중 하나이지만, 인체를 둘러싼 자연계의 기후도 때로는 외사가 된다. 이를 육음이라 부른다. 육음은 그 성질에 따라 풍사·습사·서사·조사·한사·열사로 분류된다.

이들은 자연 현상으로 대개 우리 몸에 해롭지 않다. 그러나 더위나 추위가 심하면 몸이 대응하지 못해 병이 날 수 있다. 또 병에 저항하는 힘인 정기가 약할 때는 계절의 특성상 지극히 일반적인 기후임에도 외사로 작용해 병이 날 수 있다.

여섯 가지 외사가 다양한 증상을 일으킨다

풍사는 봄에 많은 외사로, 두통과 콧물 등이 갑자기 발병한다. 병상의 변화가 빠르고 심해서 증상이 갑자기 종식될 때가 많다. 증상이 나타나는 부위가 계속 바뀌는 성질도 있다. 체표부나 상반신에 증상이 잘 나타나며 가려움과도 관련이 있다. 간의 부조도 나타날 수 있다.

습사는 우기부터 초여름까지 많은 외사로, 몸속의 수분이 높은 습도에 반응하여 증상이 나타난다. 특히 수분이 쌓이기 쉬운 하반신에 냉감과 무거움을 느끼며, 종창(부종) 등의 증상이 잘 나타난다. 습사를 싫어하는 비에 이상이 생겼을 가능성도 크다. 그 밖에 호흡의 진입로인 폐나 배뇨 출구인 신의 부조도 나타날 수 있다.

서사는 하지부터 초가을까지 많으며 열사와 습사 두 가지 성질을 띤다. 몸속에 과다하게 쌓인 진액이 열과 결합된 습열 체질에 발증하기 쉬우며, 얼굴이 빨개지고 땀을 지나치게 흘리는 열중증이 많다. 습사와 마찬가지로 비와 폐, 신에 부조가 나타날 수 있다.

조사는 가을에 많은 외사로 기침이 지속되고 피부가 거칠어지는 증상이 나타난다. 폐의 이상과 관련이 깊다.

한사는 겨울에 많으며 기·혈·진액의 운행을 방해하여 수렴·응축시키는 성질이 있다. 따라서 한기와 수족 냉증, 설사, 경련 등의 증상이 보이고 신과 관련된 부조가 잘 나타난다.

그리고 이들 다섯 가지 외사가 몸에 더 강하게 영향을 주면 열사가 된다. 열사는 특정 계절이나 장부와 관련성이 깊지 않다. 몸이 타는 듯 열이 나고, 발열과 염증, 건조 등의 증상을 보인다.

봄
풍사

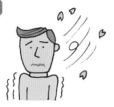

봄바람 찾아오듯 갑자기 발병하여 꽃잎을 흩뜨리는 듯한 기세로 병상이 급격히 변화한다. 간의 부조를 초래하기 쉽다.

장마 ~ 초여름
습사

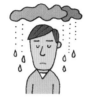

축축한 장마철과 같이 과잉 습기로, 둔중한 무거움과 차가움, 종창 등을 초래한다. 비·폐·신에 영향을 줄 수 있다.

하지 ~ 초가을
서사

무덥고 습한 한여름처럼 열과 습기가 뒤섞인 상태의 외사. 얼굴이 붉어지고, 땀을 과도하게 흘리는 증상이 생긴다. 비·폐·신의 부조가 나타날 수 있다.

가을
조사

바스러질 듯 마른 고엽처럼 건조한 상태의 외사. 폐에 영향을 주어 호흡기나 표피의 트러블을 발생시킨다.

겨울
한사

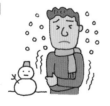

끝없이 내리는 눈이 몸의 열을 점점 빼앗듯 몸속을 차게 하여 기·혈·진액의 순환을 악화시키는 외사. 신의 부조가 나타나기 쉽다.

뿐만 아니라
각종 사邪가 변화하면…
열사가 된다

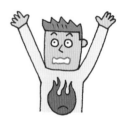

외사의 영향이 더 강해지면 몸은 타는 듯한 열을 띤다. 발열과 염증, 진액의 소모에 따른 건조 증상 등이 생긴다.

별반 해로울 것 없는 자연 현상도
그 영향력이 치솟으면 외사가 되어 병을 일으킨다.

병인② 내사內邪

내사內邪 / 칠정七情 / 희喜 / 노怒 / 우憂 / 비悲 / 사思 / 공恐 / 경驚 / 음식부절飮食不節 /
노일과도勞逸過度

감정과 장부는 밀접한 관계. 감정이 병인이 되기도 한다

몸의 생명 활동을 방해하는 사기 가운데 몸의
내부에서 발생해 몸의 기능에 악영향을 미치는
것을 총칭하여 내사라고 한다. 그중에서 몸에
악영향을 미치는 감정을 칠정이라고 한다. 칠정
이란 희喜(기쁨), 노怒(분노), 우憂(우울함), 비悲(슬
픔), 사思(고민), 공恐(두려움), 경驚(놀람) 등 일곱
가지 감정을 말하는데, 이에 동요되면 신체 기
능의 균형이 깨질 수 있다. 또 희 = 심, 노 = 간,
우·비 = 폐, 사 = 비, 공·경 = 신과 같이 칠정은 각
각 특정 장부와 연관되어 있다. 이들 감정이 곧
바로 사기가 되는 것이 아니라 갑작스러운 격한
감정을 느끼거나 감정이 장기적으로 지속되면
병을 일으키는 것이다. 예컨대 강한 공포는 신

을 손상시키고, 강한 분노를 느끼면 간이 손상
되는 식으로 관련된 오장의 균형이 깨진다. 또
어떤 감정이든 지나치면 간에 이상이 생긴다.

칠정은 기의 상태에도 영향을 준다. 기쁨은
기의 완화(집중력을 떨어뜨린다), 분노는 기의 상
승(기가 머리 쪽으로 상승한다), 우울함은 기의 집
중(기가 한곳에 모인다), 고민은 기를 가두고(기를
정체시킨다), 슬픔은 기를 소멸(기를 소모)시킨다.
또 공포는 기의 하강으로, 놀람은 기의 어지럽
힘(기의 흐름이 균형을 잃는다)으로 이어진다고 여
긴다. 칠정에 따른 기의 변화는 '화가 나서 기가
거꾸로 솟는다', '충격으로 기가 막힌다'와 같이
현대어로도 남아 있다.

식사의 질과 양, 노동과 휴식의 과부족도 내사로 이어진다

내사는 음식부절(음식을 적당히 조절해 먹지 못하는
것), 노일과도(노동이나 휴식의 과부족) 등을 포함
한다.

음식부절은 음식물의 질적인 문제뿐 아니라
질적으로 유익하더라도 섭취에 과부족이 있으
면 건강에 해롭다는 사고다.

노일과도는 활동과 노동의 과잉, 휴식과 안정
의 과잉이 모두 내사가 될 수 있음을 나타낸다.

활동 또는 노동과 관련해서 눈의 혹사는 혈의
손상(혈의 소모)을, 오래 누워 있으면 기의 손상
(기의 소모)을, 오래 앉아 있으면 근육의 손상(근
육이 약해짐)을, 오래 서 있으면 뼈의 손상(뼈가 약
해짐)을, 오래 걸으면 근육의 손상(힘줄과 인대 등
이 약해진다)을 초래한다고 한다. 반대로 휴식만
취하면 기혈이 정체되어 정신이 제 기능을 못하
고 지체는 유약해져서 생리 기능이 저하된다.

칠정은 오장에 영향을 주는 병의 원인이다

칠정		관련 오장	미치는 영향
喜 (기쁨)		心	기쁨의 감정이 지나치면 심의 부조가 나타날 수 있다. 심은 정신 활동과 사고 활동을 관장하므로 심의 부조가 나타나면 기가 느슨해지고 집중력이 저하된다.
怒 (분노)		肝	분노의 감정이 지나치면 간에 악영향을 준다. 간에는 기·혈·진액을 정체 없이 순환시키는 소설 작용이 있는데, 간의 부조가 나타나면 그것들이 정체한다.
憂·悲 (우울함·슬픔)		肺	슬픔과 우울함이 지나치면 폐의 변조로 이어지는 경향이 있다. 폐는 호흡과 면역 기능 등을 담당하고 있어서 폐에 악영향을 미치면 호흡기의 문제나 감기를 유발할 수 있다.
思 (고민)		脾	생각이 지나치게 많아 계속해서 고민하면 비에 악영향을 미친다. 비는 소화·흡수 작용을 담당하므로 비의 부조가 나타나면 식욕 부진과 복통, 설사 등을 일으킬 수 있다.
恐·驚 (두려움·놀람)		腎	극단적인 공포심이나 많이 놀라면 신의 부조가 나타날 수 있다. 신은 진액의 대사 조절을 담당하므로 수분의 대사가 악화되기 쉽다.

식사와 노동, 휴식의 균형이 무너지면 내사가 된다

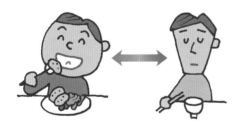

음식부절飲食不節

과식 ↔ 먹는 양이 매우 부족

과식은 비와 위에 부담을 주어 소화기계의 문제를 일으킨다. 반대로 먹는 양이 너무 적으면 기·혈·진액이 부족해 면역력이 떨어지므로 병에 걸리기 쉽다.

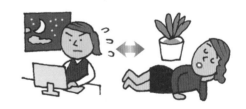

노일과도勞逸過度

일벌레·활동 과다 ↔ 휴식 과다

노동과 휴식 중 어느 한쪽이 지나치게 많아지면 내사가 된다. 과로는 기를 소모시켜 활기를 사라지게 하고, 지나친 휴식은 기혈의 정체로 이어져 생리 기능이 저하된다.

> 감정과 식사, 노동과 휴식의 과부족은
> '내사'가 되어 병을 일으킨다.

외사의 영향을 받는 내사

주요 키워드 풍風 / 습습濕 / 습열濕熱 / 조燥 / 한寒 / 열熱 / 외사外邪 / 내사內邪 / 외사外邪가 내사內邪를 흔든다 /
문진問診

외사가 내사를 흔들어 병이 생긴다

풍사·습사·서사·조사·한사·열사 등 강한 기후에 영향을 받는 외사는 내사에 영향을 주어 그 기세를 증강시키기도 한다.

예컨대 습사의 기세가 강해졌을 때, 원래 잘 붓는 체질인 사람은 더 심하게 붓고 코가 약한 사람은 콧물이 나온다. 이것은 우리 몸속에 과도하게 쌓여 있던 진액이 외기인 습사에 동조해 사기邪氣로 발전해서 생기는 증상이다.

즉 어떤 성질인 외사가 강해지면 같은 성질을 가진 내사도 강해진다고 보는데 이를 '외사가 내사를 흔든다'고 표현한다. 풍사·습사·서사·조사·한사·열사 등 여섯 가지 외사와 동일한 성질을 가진 내사를 '풍·습·습열·조·한·열'이라 부른다.

외사가 내사를 흔든다는 사고는, '인간의 몸은 자연계의 일부이며, 자연계와 동일한 현상이 인간의 몸속에서 일어나고 있다'고 보는 정체관에 기초한다. 앞서 나온 예로 보면, 습사의 기세가 치솟으면 그 영향으로 습사와 동일한 성질을 갖고 있는 내사 '습'의 기세도 치솟아 콧물이 나오고 몸이 붓는 등 증상이 심해지는 것이다.

외사에 흔들리는 내사는 변증의 실마리다

외사가 내사를 동요시킨다는 사고는 문진할 때 활용할 수 있다. 86~88쪽에서 설명했듯이 문진을 할 때 주소(주요 증상)에 대해 어떤 조건이 증상의 악화 또는 경감으로 이어졌는지를 알아본다. 이때 외사와 내사의 관계를 염두에 두고, 어느 계절 또는 어떤 기후일 때 증상이 변화했는지 확인하면 증상의 원인이 되는 몸의 이상을 알아낼 수 있다.

예컨대 추운 시기에 증상이 악화하는 경향이 있다면 한사의 강한 기세에 내사가 동요된 것으로 생각하고 추위의 존재에 따른 열의 부족이 원인이라고 추찰할 수 있다. 또 건조한 시기에 증상이 악화되었다면 조사의 강한 기세에 내사가 동요되었으리라고 판단하고 조의 존재에 따른 진액의 부족이 원인이라고 해석할 수 있다.

풍·습·습열·조·한·열 등의 내사의 존재는 변증의 실마리가 된다. 내사에 주목해 표리로 그 병위를, 허실로 병인과 병기를, 한열로 병상을 확인함으로써 몸의 상태를 더 자세히 파악할 수 있기에 변증에 활용할 수 있다.

외사가 내사를 요동치게 한다

서사가 내사를 흔들면…

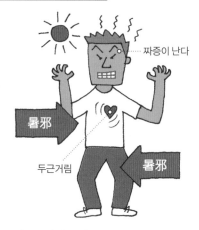

짜증이 난다

暑邪

두근거림

暑邪

무더운 서사가 몸에 영향을 주면, 서사와 비슷한 속성인 내사 습열이 요동쳐서 두근거림이나 짜증을 유발한다.

한사가 내사를 흔들면…

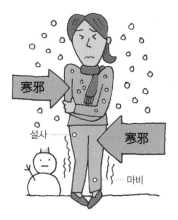

寒邪

설사

寒邪

마비

얼어붙을 듯한 추운 한사가 몸에 영향을 주면, 한사와 비슷한 속성인 내사 한이 요동쳐서 몸의 마비나 설사 등이 나타난다.

조사가 내사를 흔들면…

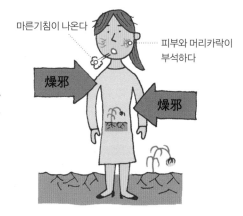

마른기침이 나온다

피부와 머리카락이 부석하다

燥邪

燥邪

심하게 건조한 조사가 몸에 영향을 주면, 조사와 같은 속성인 내사 조가 요동쳐서 피부와 머리카락이 부석해지고 마른기침이 나온다.

습사가 내사를 흔들면…

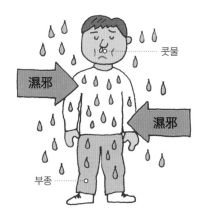

콧물

濕邪

濕邪

부종

푹푹 찌는 습사가 몸에 영향을 주면, 습사와 비슷한 속성인 내사 습이 요동쳐서 콧물이 심하게 나고 몸이 붓는다.

어떤 조건에서 외사가 내사를 흔드는지
정확히 분별할 수 있다면 변증의 실마리가 될 것이다.

동양의학식 진찰의 증례

실제 진찰을 할 때는 어떻게 사진을 해서 진단할 것인지 두 가지 증례를 참고로 살펴보자

나이 51세   **성별** 남성
증상 온몸에 두드러기가 올라와 가려워서 잠을 잘 수 없다. 항알레르기제를 복용 중인데 3개월이 지나도 낫지 않는다.
진찰 [문진] 소변이 시원하게 나오지 않고 때로 더부룩한 증상이 있으며 식욕이 떨어진다. 변통은 좋고 수분 섭취량은 적다. [맥진] 활滑 [설진] 담홍색이며 끝이 살짝 붉다. 백태가 얇고 치흔은 없다.

두드러기는 표의 진액과 열의 울체로 본다. 이는 더부룩함과 식욕 저하 현상이 있기에 중초中焦(주로 소화기계)의 습을 동반한 기의 정체가 있음을 시사한다. 소변의 배출에 문제가 있기에 폐의 기능에 이상이 생겨서 진액이 정상적으로 순환되지 못한다고 판단. 활맥이니

습, 혀끝이 붉으니(舌尖紅) 폐(피부) 속 열의 존재도 확인할 수 있다.

그래서 십미패독탕＋味敗毒湯으로 이기이습거풍理氣利濕去風(기를 조절하고 습을 빼내어 풍사를 밖으로 내보낸다)을, 마행의감탕麻杏薏甘湯으로 기음氣陰의 흐름을 조절했다.

1개월 후, 두드러기의 발증이 3일 간격으로 뜸해졌다. 가려움도 덜하고 식욕이 돌아왔으며 더부룩함이 사라졌다. 그러나 혀끝은 계속 붉은 상태라 석고石膏로 폐의 울체를 해소하고자 십미패독탕과 마행감석탕麻杏甘石湯을 조합하여 처방. 2주 후 알레르기 약의 복용을 4일간 중지했으나 두드러기가 올라오지 않았다. 올라왔다가도 자연히 가라앉았다. 잠도 푹 잘 수 있고 배뇨의 불쾌감도 줄었다.

나이 75세   **성별** 여성
증상 기상 전후의 협심통, 허리와 무릎 통증
진찰 [문진] 호소한 증상에 더해 다리에 냉감이 있다. [설진] 혀가 얇고 암홍색. 가장자리에 균열. 설태가 얇고 적은 백태. 혀뿌리 부분이 두텁다. 혀의 두께와 균열로 미루어 음허혈허陰虛血虛, 암홍색과 설태의 상태에서 음허울열陰虛鬱熱을 생각할 수 있다.

여기에 나온 증상은 진액이 심부를 중심으로 머물러 있어 표층과 위쪽으로 퍼지지 못해 생긴 것이다. 또 하초(주로 비뇨생식기계)는 진액

의 정체와 혈허에 따른 통증과 냉감이 나타났다. 가슴 통증은 음허와 혈허로 기혈이 원활하게 운행하지 못해 발생한 것으로 보인다.

따라서 부족한 혈을 보충하고 비의 작용을 증강시켜 음혈을 위쪽으로 운반해 혈과 경락 속 기의 흐름을 개선하기 위해 자감초탕합소경활혈탕炙甘草湯合疎經活血湯을 처방. 가슴 통증과 답답한 증상이 나타나는 빈도가 줄고, 무릎 통증도 사라졌다. 혀뿌리 부분의 두터웠던 설태는 전체적으로 얇게 퍼졌고, 혀 몸통이 두꺼워지면서 가장자리의 균열도 나아졌다. 이후 경과는 양호한 추이를 보였다.

제3장

한약을 이용한 치료법

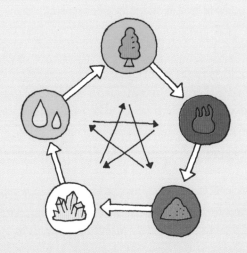

동양의학의 치료법 가운데 가장 널리 보급된 것이 한약이다.

양약과는 기본적인 사고부터 제조법,

치료에 적용하는 방법까지 많이 다른 한약.

이 장에서는 그 원료가 되는 생약과

증상별 처방례 등에 대해 자세히 설명하기로 한다.

서양의학과의 치료법 차이

주요 키워드 ▷ 미병未病 / 자연치유력自然治癒力

몸 상태와 자각 증상으로 미병을 찾아낸다

서양의학은 병의 유무를 판단할 때 혈액을 채취하거나 엑스선 촬영을 해 먼저 검사를 한다. 그리고 거기에서 얻은 수치나 화상 자료 등 검사 결과에 따라 병의 유무와 상태를 판단한다.

한편, 동양의학에는 미병이라는 사고가 있다. 이것은 어딘지 모르게 몸이 안 좋은데 아직 병이라고 보기는 어려운 상태를 가리킨다. 검사를 해도 수치나 화면상으로는 이상이 없어 서양의학은 병으로 진단하지 못하는 상태다. 그런데 동양의학은 이 단계에서 병을 일으키는 원인을 제거하는 것을 이상적인 치료 형태로 본다.

동양의학은 아직 겉으로 드러나지 않은 미병을 어떻게 찾아낼까? 동양의학은 혀와 맥 등 몸의 상태, 수면과 식욕 등의 생활 습관, 변통이나 냉감 등 자각 증상을 두루 살피며 다양한 관점에서 몸의 상태를 파악하여 치료한다. 그것을 통해 지금 눈에 보이는 증상뿐 아니라 환자의 본래 체질을 파악할 수 있다. 또 장차 어떤 병에 걸릴지 그 경향까지 예측할 수 있다.

환자도 의사와 함께 치료에 참여하는 '자력 치료'

서양의학식 치료는 검사 결과를 바탕으로 이상이 있는 부분을 짚어내어 그 문제를 직접 개선하는 약을 투여한다. 양약은 대부분 손상된 몸의 기능을 직접 보강할 목적으로 처방하기에 개선의 효과가 즉각 나타날 때가 많다.

한편 동양의학에서는 약을 어디까지나 우리 몸이 본래 가지고 있는 자연치유력을 이끌어내기 위한 수단으로 생각한다. 그래서 한약(▶116쪽)은 몸에서 이루어지는 작용을 전체적으로 끌어올려 자연치유력을 발동시키는 방식으로 접근한다. 단, 그 작용이 주로 간접적인 방식인 데다가 작용 대상이 광범위해서 양약에 비해 효과를 느끼기까지 시간이 걸리는 편이다.

즉 동양의학은 겉으로 드러난 병을 치료하는 것 이상으로 '스스로 치유하는 힘'을 키우는 것에 주안점을 둔다. 그렇기에 미병에도 효능이 있다. 또 동양의학은 병의 원인과 해결법이 대부분 생활 속에 있다고 여기기에 스스로 생활 습관을 돌아보며 병에 걸리지 않는 몸을 만들도록 노력하는 것을 중요시한다. 이를 '자력 치료'라고 한다.

동양의학은 미병을 찾아 치료하는 의학

겉으로 드러나지 않은 미병도 치료

미병이란 아직 땅 위로 싹을 올리지 않은 '병의 씨앗'과 같은 것. 동양의학은 생활 습관에도 눈을 돌려 미병의 단계에서 제거(=치료)할 수 있다.

겉으로 드러난 병을 치료

어떤 증상과 몸의 이상은 땅 위로 나온 싹과 같은 것. 서양의학은 싹이 자라기 전 가능한 한 이른 단계에서 발견해 쳐낸다(=치료한다).

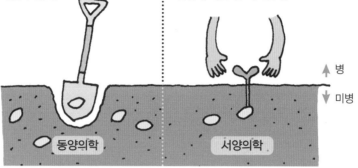

동양의학은 자력 치료로 병을 고친다

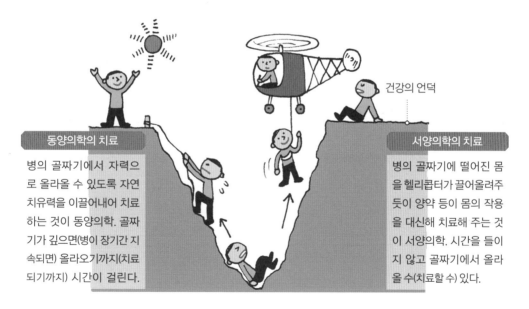

동양의학의 치료

병의 골짜기에서 자력으로 올라올 수 있도록 자연 치유력을 이끌어내어 치료하는 것이 동양의학. 골짜기가 깊으면(병이 장기간 지속되면) 올라오기까지(치료되기까지) 시간이 걸린다.

서양의학의 치료

병의 골짜기에 떨어진 몸을 헬리콥터가 끌어올려주듯이 양약 등이 몸의 작용을 대신해 치료해 주는 것이 서양의학. 시간을 들이지 않고 골짜기에서 올라올 수(치료할 수) 있다.

병에 이르기 전에 그 원인을 찾아 해결하고
자연치유력을 이끌어내는 것이 동양의학식 치료이다.

이병동치異病同治와 동병이치同病異治

표치標治 / 본치本治 / 증證 / 이병동치異病同治 / 동병이치同病異治

다른 병을 같은 방법으로 치료하는 이병동치

동양의학은 겉으로 드러나는 증상을 치료하는 표치뿐 아니라 근본 원인을 치료하는 본치라는 사고를 중시한다. 표면에 드러나는 여러 증상은 언뜻 보기에 서로 관련이 없어 보이지만 근원을 찾다 보면 하나의 근본 원인에서 파생되어 나온 경우가 많기 때문이다. 본치를 통해 근본 원인에서 파생된 여러 가지 병을 동시에 치료할 수 있다.

예컨대 위장 기능이 저하된 비허는 심하면 위염과 기관지염, 저혈압까지도 일으킨다. 그런데 이때 위염과 기관지염, 저혈압 치료 약을 따로 따로 처방하는 것이 아니라 비허의 근본 원인인 기의 부족을 개선하는 한약(▶116쪽)을 쓰는 본치를 실시한다. 이로써 기의 부족이 해소되어 위염과 기관지염, 저혈압을 모두 동시에 개선할 수 있다.

이를 달리 표현하면 비허라는 증을 알면 '기의 부족을 개선'하는 방향으로 치료법이 결정되며 그에 딸린 증상을 모두 같은 치료법으로 치료할 수 있다는 뜻이다. 이처럼 증상이 달라도 특정 증에서 유래하는 것이라면 같은 치료법으로 고칠 수 있는데, 이를 이병동치라고 한다.

하나의 병을 다른 방법으로 치료하는 동병이치

한편 같은 병이라도 개인의 상태나 병이 생긴 원인에 따라 다른 한약을 쓰기도 한다. 이를 동병이치라고 한다.

예컨대 병을 자연계에서 '정상적으로 흐르지 못하는 강물'에 빗대어 생각해 보자. 강물이 제대로 흐르지 못하는 상황은 토사 붕괴 등으로 강폭이 협소해진 상태, 또 강의 폭은 같더라도 흐르는 물의 양이 늘어 넘쳐흘러서 강줄기를 따라 흐르지 못하는 상태를 생각할 수 있다. 또 물의 양은 변함이 없지만 물이 탁하고 걸쭉해져 흐름이 나빠질 수도 있다.

이처럼 한 가지 현상으로 여러 가지 원인을 생각할 수 있기에 대처법도 제각기 달라진다. 이러한 사고가 깔려 있어서 동양의학은 하나의 병을 일으킨 원인이 다양한 패턴을 보인다고 보고, 병이나 증상이 같아 보이더라도 환자에 따라 전혀 다른 치료를 할 수 있다.

이러한 동양의학적 사고에 근거해 치료법뿐 아니라 평소 건강법이나 양생법 또한 그 사람의 상태에 따라 각각 달라진다.

다른 병을 같은 치료법으로 고치는 이병동치

예컨대 위염이나 기관지염, 저혈압을 증상의 근본 원인까지 파헤쳐 살펴보면 모두 기의 부족에서 비롯된 것으로 볼 수 있다. 원인이 같다면 모든 병을 같은 치료법으로 고칠 수 있다.

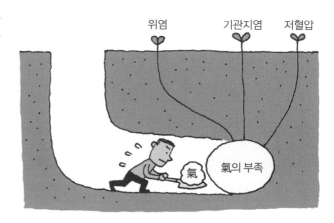

같은 병에 다양한 치료를 적용하는 동병이치

증상을 '정상적으로 흐르지 못하는 강물'에 비유하면…

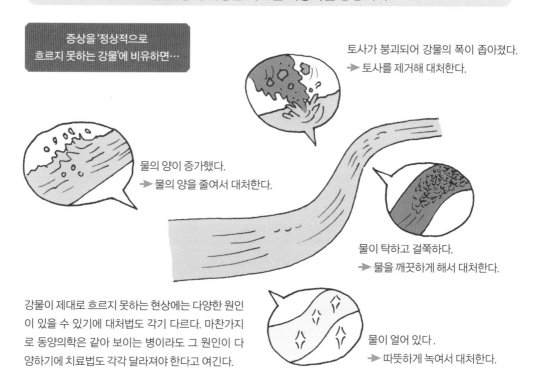

토사가 붕괴되어 강물의 폭이 좁아졌다.
➡ 토사를 제거해 대처한다.

물의 양이 증가했다.
➡ 물의 양을 줄여서 대처한다.

물이 탁하고 걸쭉하다.
➡ 물을 깨끗하게 해서 대처한다.

물이 얼어 있다.
➡ 따뜻하게 녹여서 대처한다.

강물이 제대로 흐르지 못하는 현상에는 다양한 원인이 있을 수 있기에 대처법도 각기 다르다. 마찬가지로 동양의학은 같아 보이는 병이라도 그 원인이 다양하기에 치료법도 각각 달라져야 한다고 여긴다.

동양의학은 다른 병에 같은 치료를 적용하기도,
같은 병에 다른 치료를 적용하기도 한다.

한약을 이용한 치료

주요 키워드 ▷ 생약生藥 / 한약韓藥 / 방제方劑 / 군약君藥 / 신약臣藥 / 좌약佐藥 / 사약使藥 / 탕약湯藥 / 분말·과립

법칙에 따라 생약을 조합한 것이 한약

동양의학적 치료의 중심에는 생약을 원료로 만든 한약이 있다. 생약이란 약효가 있는 동식물을 건조한 것, 광물, 패각貝殼 등을 가리킨다. 그 생약을 치료에 이용하기 위해 법칙에 따라 다양하게 조합하는데 이를 방제라고 한다. 한약은 보통 이 방제를 가리키는데 생약 그 자체를 가리킬 때도 있다.

방제는 기본적으로 네 그룹의 조합으로 완성된다. 주체가 되는 것이 방제의 주요 작용을 결정하는 군약이고, 그 작용을 보조하는 신약이 있다. 군약이나 신약과는 다른 측면에서 작용하는 것도 있다. 군약과 신약의 작용이 지나치지 않도록 억제하는 좌약과 방제 전체의 조화를 맞추고 약 전체를 병과 관련된 특정 장부나 경락(▶166쪽)에 효율적으로 작용하게 하는 사약이다.

방제는 예로부터 축적되어온 치료 경험을 바탕으로 오랜 세월 동안 많은 사람의 임상을 거쳐 걸렀고, 그렇게 효과가 인정된 방제만이 남게 되었다. 그러한 효과가 확실한 방제에는 갈근탕葛根湯, 계지복령환桂枝茯苓丸과 같은 이름이 붙어 적응증과 병태에 관한 기술이 함께 문서로 지금까지 전해지고 있다.

맞춤형 탕약과 분말·과립이 있다

방제에는 맞춤형 탕약과 분말·과립이 있다. 탕약이란 생약을 달여서 약 성분을 추출해 그 추출액을 마시는 형태의 약이다. 생약을 잘게 썰어 배합한 것을 처방하는데, 배합하는 과정에서 생약의 조합을 일부 변경할 수 있기에 환자의 체질과 병상에 맞게 맞춤형으로 만들 수 있는 것이 특징이다.

한편 분말·과립은 방제의 법칙대로 조합된 생약을 공장에서 달여서 추출하여 과립이나 분말 형태로 가공한 것이다. 달여야 하는 수고로움이 없고 가지고 다닐 수 있다는 장점이 있다. 단, 한 사람 한 사람의 체질과 상태에 맞춰 방제의 배합을 세밀하게 조정할 수는 없다.

분말·과립으로는 효과를 내기 어려운 현대병도 탕약으로는 그 조합을 바꿔 고칠 수가 있다.

분말·과립으로는 대응하지 못하는 어렵고 복잡한 병, 오래된 병에는 탕약을 처방하기도 한다.

네 그룹으로 이루어지는 방제

방제를 '자동차를 달리게 하는 것'에 비유하면…

좌약佐藥

군약과는 반대되는 성질이 있다. 군약과 신약의 작용을 억제해 폭주를 막아주는 생약.

사약使藥

방제 전체를 특정 장부에 효과적으로 작용하게 하거나 전체의 조화를 맞춰주는 생약.

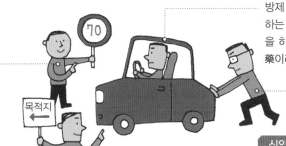

군약君藥

방제 전체가 목적으로 하는 작용의 기둥 역할을 하는 생약. 주약主藥이라고 부른다.

신약臣藥

군약과는 다른 작용을 한다. 군약을 보조해 효과를 높이는 생약.

한약의 분말·과립이 만들어지기까지

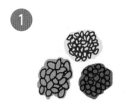

처방 법칙에 따라 몇 가지 생약을 조합한다.

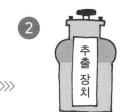

달여서 추출액 속 여분의 물을 제거하고 농축한다.

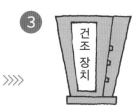

농축한 액체를 안개처럼 분출시켜 그곳에 열풍을 쏘여 건조한다.

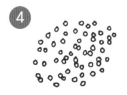

굳히기 위한 부형제를 섞어 과립으로 만든다.

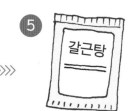

일정량을 재어 포장한다.

생약을 정해진 법칙에 따라
효과적으로 조합해 한약을 완성한다.

한약의 입수처와 처방법

주요 키워드 ▶ 한약 / 농축액 / 증證 / 수증가감 隨證加減

의료기관과 한약 전문 약국 등에서 입수할 수 있다

한약은 의료기관에서 한의사에게 처방받거나 약국에서 의료용 분말·과립을 구입할 수 있다. 부작용이 거의 없도록 하기 위해서 의료용에 비해 성분의 함유량이 적다고 한다. 일본에서는 현재 148가지 처방의 엑기스제에 건강보험이 적용되는데, 한의학을 전문으로 하지 않는 의료기관에서도 한방약을 처방받을 수 있다. [우리나라도 2020년 11월 20일부터 특정 질환에 한해 한약이 건강보험 적용을 받는다. 안면신경마비, 뇌혈관질환 후유증(65세 이상), 월경통에 한약을 처방받을 경우에 적용된다.]

일본에서는 서양의학 의사 면허를 가진 의사가 한의학을 공부해 전문의가 된다. 그래서 서양의와 동양의는 같은 면허를 가지고 있다. 의사 등록 후 6년 이상 경과한 뒤 서양의학의 기본 영역 학회 중 한 군데의 인정의나 전문의가 되거나, 학회가 인정하는 연수시설에서 3년 이상 한의학과 관련된 임상 경험을 쌓은 사람 등이 수험의 조건이다. 이러한 조건을 충족하고 인정 시험에 합격하면 한의학 전문의로 인정받는다. [우리나라는 국내 한의대를 졸업하고 한의사 국가시험에 합격하여 보건복지부장관의 면허를 받아야 법적 자격을 획득한다.]

동양의학은 증證에 맞춰 한약을 처방한다

서양의학적 치료는 병명과 증상에 따라 쓰는 약이 정해진다. 반면 동양의학은 병명과 증상뿐 아니라 동양의학적 진찰인 사진四診으로 체격과 체질, 병의 원인과 위치, 병상 등을 분석해 그 사람이 가진 병태의 경향을 제시하는 증을 결정한다. 그리고 그 증에 맞춰 한약을 처방한다. 예컨대 냉감이 심한 체질은 한증이라는 증으로 진단하여 몸을 따뜻하게 하는 약을 처방하는 식이다.

한의사의 진찰을 받거나 약사와 상담하면 증이 결정되어 그에 맞는 한약을 선택해 준다. 이때 증만 알면 가령 병명을 모르더라도 한약으로 치료할 수 있다. 뿐만 아니라 수증가감隨證加減이라 하여, 개인의 상태와 병의 단계에 맞춰 생약의 조합을 세세하게 조절하기도 한다.

한편 증을 진단하지 않고 서양의학처럼 병명과 증상만 가지고 한약을 선택해 버리면 효과가 없을 뿐 아니라 악화되거나 사용 전에 없던 증상마저 생길 수 있다.

증證을 바탕으로 한약이 결정된다

① 사진四診으로 진찰해 증을 결정한다

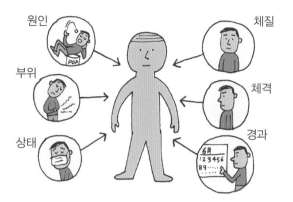

원인

부위

상태

체질

체격

경과

동양의학의 독특한 진찰법인 사진을 통해 병의 원인과 부위(표면의 병인가 내부의 병인가), 상태(생명력의 저하인가, 병의 원인이 되는 사邪에 밀린 상태인가), 발병에서부터 현재 어느 단계에 있는지 경과를 파악해 증을 결정한다.

② 증에 맞는 한약을 처방한다

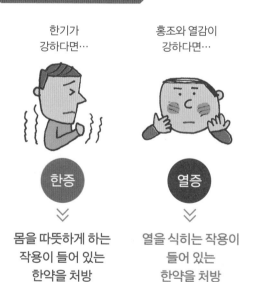

한기가
강하다면…

홍조와 열감이
강하다면…

한증

열증

몸을 따뜻하게 하는
작용이 들어 있는
한약을 처방

열을 식히는 작용이
들어 있는
한약을 처방

증으로 결정된 한열, 조습, 허실에 대해 각각의 과부족을 해소할 수 있는 한약으로 치료한다. 예컨대 냉감이 강해 한증이라고 진단받은 사람에게는 몸을 따뜻하게 하는 작용을 가진 한약을 처방한다.

한약은 의료기관과 약국에서 구입할 수 있다.
처방은 병태의 경향을 나타내는 증으로 결정한다.

한약의 복용법과 부작용

주요 키워드 ▶ 분말·과립 / 탕약湯藥

분말·과립이나 탕약은 액체 형태로 마시는 것이 효과적

분말·과립은 복용하기 쉽다. 단, 그대로 복용하는 것이 아니라 달여 마시는 것처럼 뜨거운 물에 잘 섞어서 액체 상태로 만들어 마시면 위에 자극도 덜해 효과가 있다.

진공 포장되어 판매되는 탕약은 지시한 복용 분량을 데워 마신다. 밀폐 용기에 넣어 냉장한 탕약이라도 마실 때는 실온에서 체온 정도로 덥히거나 오른쪽 그림처럼 중탕하여 마신다. 복용법과 보존 방법은 한의사나 약사의 지시 사항을 반드시 따라야 한다.

급성 증상일 때는 하루 여러 번 복용하기도 한다.

'오래 먹어야 효과가 있다', '부작용이 없다'는 말은 오해

한약은 장기간 꾸준히 복용해야 효과가 있다고 생각한다. 분명 손상된 몸의 기능을 직접 보강해 주는 양약과 달리 한방약은 몸 전체의 기능을 향상시키는 방향으로 작용하기에 효과를 실감하는 데 시간이 걸리는 편이다. 그러나 오래 먹어야 효과가 있는 것은 아니다. 증상이나 몸에 변화가 나타나 그 효과를 자각하기까지 시간이 걸리는 것뿐이다.

그런데 감기 등 급성 질환이나 단순한 원인으로 생긴 오래되지 않은 병은 한약으로도 효과를 곧바로 볼 수 있다. 보통 오래되지 않은 병일수록 빨리 낫고 만성일수록 고치는 데 시간이 걸린다.

또 한약은 부작용이 없다고 알고 있는데 그것은 오해다. 예컨대 증에 맞지 않는 처방을 복용하면 복용 전에 없던 증상이 나타나는 부작용이 있을 수 있다.

또 121쪽의 표와 같이 생약 중에는 일정 효과를 발휘하는 동시에 부작용이 있는 것도 있다. 이러한 생약은 몸의 상태에 따라 쓰지 못할 때도 있다. 단, 보통 한약은 한 가지 생약의 작용만 지나치지 않도록 그것을 억제하는 다른 생약도 배합하기에 특정 생약 때문에 부작용이 생기는 일은 별로 없다.

분말·과립과 탕약의 복용법

분말·과립일 때

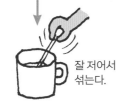

분말·과립과
뜨거운 물을
넣는다.

잘 저어서
섞는다.

탕약일 때

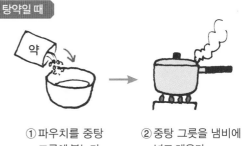

① 파우치를 중탕
그릇에 붓는다.

② 중탕 그릇을 냄비에
넣고 데운다.

③ 불에서 내려 컵에
따라 마신다.

부작용을 일으킬 수 있는 생약의 예

생약명	증상
감초	혈청 나트륨 상승, 부종, 고혈압, 위알도스테론증, 근육위축증
계피	발진, 발적(피부 표면의 혈관이 충혈되어 붉은색을 띠는 것) 등
석고	식욕 부진, 명치의 불쾌감, 묽은 변, 설사 등
지황	식욕 부진, 명치의 불쾌감, 메스꺼움, 구토, 설사 등
대황	식욕 부진, 명치의 불쾌감, 복통, 설사 등
인삼	발적, 두드러기 등
부자	두근거림, 열오름, 혀의 저림, 메스꺼움 등
마황	빈맥, 두근거림, 불면, 정신 흥분, 소화기 증상, 비뇨기 증상 등

증에 맞지 않는 한약을 오용하면
부작용이 생길 수 있다.

생약의 기본 작용 분류

주요 키워드 ▶ 사기四氣 / 오미五味 / 한성寒性 / 양성涼性 / 평성平性 / 온성溫性 / 열성熱性 / 산酸 / 고苦 / 감甘 / 신辛 / 함鹹

몸을 따뜻하게 하는지 차게 하는지로 생약을 분류

한약의 작용을 알기 위해서는 그것을 구성하는 생약의 작용을 이해해야 한다. 생약의 작용은 다양한 관점에서 분류할 수 있는데 그 대표적인 분류법이 사기四氣와 오미五味다.

사기는 '몸을 차게 하는지 따뜻하게 하는지'로 생약을 분류하는 방법인데 한성, 양성, 평성, 온성, 열성 등 다섯 가지로 나뉜다.

한성과 양성 생약은 몸을 차게 한다. 열을 제거하는 청열 작용과 열 때문에 발생한 증상을 진정시키는 진정 작용, 해독 작용 등이 있다. 양성보다 차게 하는 성질이 더 강한 것이 한성이다.

반면 온성과 열성 생약은 몸을 따뜻하게 하는 작용을 한다. 냉기를 빼는 온후 작용 외에 기를 증가시키고 몸의 다양한 기능을 활성화한다. 또 기와 혈의 순환이 잘 이루어지도록 돕고 여분의 진액을 배출시켜 통증을 경감시키기도 한다. 온성보다 따뜻하게 하는 성질이 더 강한 것이 열성이다.

평성 생약은 따뜻하게 하거나 차게 하는 작용 없이 사기 이외의 작용이 필요할 때 쓴다.

다섯 가지 미각에 따른 분류로 오장 중 어디에 작용하는지 알 수 있다

오미란 생약의 맛과 그 작용에 서로 관계가 있다는 사고에서 생약의 작용을 맛으로 분류하는 것이다. 산(신맛), 고(쓴맛), 감(단맛), 신(매운맛), 함(짠맛) 등 오미(다섯 가지 맛)로 분류된다.

오미는 23쪽의 오행색체표에도 나와 있듯이 오행의 사고를 바탕으로 오장과 대응한다. 이에 따라 산은 간, 고는 심, 감은 비, 신은 폐, 함은 신에 작용하는 약이라고 생각할 수 있다.

이러한 사기, 오미와 같은 분류법은 생약의 기본 성질을 파악하는 데 효과가 있지만 어디까지나 원칙적인 것이다. 한약 치료는 몸속을 순환함으로써 몸의 기능을 지탱해 주는 기·혈·진액과 그것이 순환하는 원동력이 되는 열을 다스리는 것이 기본이다. 그래서 사기와 오미의 개념을 바탕으로 기·혈·진액과 열에 작용하는 약의 분류법을 이해해두는 것이 중요하다.

또 생약은 사기나 오미로는 분류하지 못하는 고유의 효능과 작용도 있기에 실제로는 사기와 오미 이외의 작용을 기대하여 처방하기도 한다. 결국 각 생약의 작용을 개별적으로 이해하고 있어야 한다는 뜻이다.

생약을 한·양·평·온·열로 구분하는 것이 사기 四氣

← 몸을 차게 한다

몸을 따뜻하게 한다 →

한성寒性	양성涼性	평성平性	온성溫性	열성熱性
몸을 아주 차게 식혀 열을 제거해 열 때문에 생긴 증상을 가라앉힌다.	몸을 식혀 열을 제거해 열 때문에 생긴 증상을 가라앉힌다.	몸을 차게 하거나 따뜻하게 하는 작용이 없다.	몸을 따뜻하게 해서 냉기를 빼내어 몸의 여러 가지 기능을 활성화한다.	몸을 아주 뜨겁게 덥혀 냉기를 빼내어 몸의 여러 가지 기능을 활성화한다.

대표적인 한성 생약
- 황금
- 황백
- 황련

대표적인 양성 생약
- 작약
- 맥문동
- 연교

대표적인 평성 생약
- 감초
- 도인
- 복령

대표적인 온성 생약
- 계피
- 세신
- 당귀

대표적인 열성 생약
- 건강
- 오수유
- 부자

생약을 미각에 따라 다섯 가지로 분류하는 것이 오미

오미	작용하는 오장	주요 작용	대표적인 생약
酸 (신맛)	肝	묽은 변과 같은 부드러운 것을 굳히고, 땀과 콧물 등이 새어 나오는 것을 막는다.	오미자, 산수유, 산조인
苦 (쓴맛)	心	여분의 열과 진액을 제거한다. 열로 인한 기침을 멎게 하고 여분의 진액이 원인인 더부룩함과 설사를 개선한다.	황금, 황백, 황련
甘 (단맛)	脾	위장의 작용을 조절하고 기와 혈을 보충한다. 급성 증상을 완화하는 작용을 한다.	황기, 감초, 복령
辛 (매운맛)	肺	기·혈의 순환을 좋게 하고 발한 작용을 촉진한다. 기를 체표로 이끌어 몸의 방위력을 강화한다.	세신, 반하, 부자
鹹 (짠맛)	腎	건조한 상태를 습하게 하고 단단하게 뭉친 것을 풀어주는 작용을 한다.	지골피, 망초, 모려

생약은 각각 한·양·평·온·열에 따른 사기四氣와
미각으로 구분하는 오미五味로 분류한다.

기약 氣藥

주요 키워드 ▷ 기氣 / 보기약補氣藥 / 행기약行氣藥 / 이기약理氣藥 / 황기黃耆 / 인삼人蔘 / 백출白朮 / 향부자香附子 / 진피陳皮

기의 양을 늘려 몸을 따뜻하게 하는 성질이 있는 보기약

생약의 작용은 사기와 오미 외에 동양의학에서 특히 중요한 개념인 기·혈·진액, 열 중 어느 것에 작용하는가로 분류할 수 있다.

기의 작용과 관련된 생약은 기의 양을 보충하는 보기약과 기의 움직임에 관계된 행기약, 이기약이 있다.

보기약은 기가 부족한 기허에 쓴다. 사기의 분류에서 보기약은 대부분 몸을 따뜻하게 하는 온성 성질을 띤다. 기는 열의 재료가 되기에 기의 양을 늘리면 열의 양이 늘어 몸이 따뜻해지기 때문이다. 오미의 분류에서 보기약은 모두 단맛에 속한다. 그래서 먼저 비에 작용해 위장의 작용을 조절한다.

보기약으로 분류되는 주요 생약은 황기, 인삼, 백출 등이다. 체력을 보하는 보중익기탕補中益氣湯 등의 처방에 배합되는 생약이다. 보기약을 중심으로 배합되는 처방은 혈과 진액의 양을 늘리는 생약도 함께 들어갈 때가 많다. 왜냐하면 기허의 경우 혈이 부족한 혈허나 진액이 부족한 음허를 동반하기 때문이다. 기는 혈과 진액의 순환을 선도하기에 기의 양만 늘어나고 혈과 진액이 적으면 헛돌게 되어 결국 혈과 진액이 부족한 결과를 낳는다. 그래서 기허를 치료할 때는 기·혈·진액을 균형 있게 보충해 주어야 한다.

기의 순환을 좋게 하는 행기약, 흐름을 조절하는 이기약

기의 운행과 관련이 있는 행기약과 이기약은 작용이 비슷하며 배합되는 생약도 대부분이 중첩된다. 기의 순환을 개선하는 행기약은 기의 흐름이 정체된 상태인 기체氣滯일 때 쓴다. 한편 이기약은 기를 본래의 흐름으로 되돌리는 작용을 한다. 그래서 기가 지나치게 치솟은 상태인 기역氣逆일 때 쓴다. 기는 순환이 나빠지면 상승하여 몸의 위쪽에 머무르는 성질이 있기에 행기약은 기의 흐름을 하강시키는 방법으로 순환을 개선한다.

기를 순환시키려면 열이 필요한데 행기약과 이기약은 온성 성질을 띠는 경우가 많다. 이들의 오미는 거의 매운맛으로 폐에 작용한다.

또 진액과 혈의 순환이 나빠졌을 때도 행기약과 이기약을 쓸 때가 많다. 기가 진액과 혈의 순환을 이끌기 때문이다. 행기약(이기약도 마찬가지)으로 분류되는 주요 생약에는 감기 초기 증상 등에 처방하는 향소산香蘇散 등에 배합되어 있는 향부자, 진피 등이 있다.

기의 양을 늘리는 보기약

주요 보기약과 그 작용

생약명	사기	오미
황기	약한 온	달다
감초	평平	달다
산약	약한 온	달다
대조	온溫	달다
인삼	약한 온	약간 쓰다·달다
백출	온溫	약간 쓰다·달다

기가 많으면 열이 많아 대부분 온성 성질을 띤다. 또 보기약은 모두 공통적으로 단맛이다.

보기약을 중심으로 한 처방 예

▶ 보중익기탕補中益氣湯

구성 생약	작용
황기	기의 양을 보충한다.
인삼	기의 양을 보충한다.
백출(창출)	기의 양을 보충하고 진액을 순환시킨다.
감초	기와 진액의 양을 보충한다.
대조	기의 양을 보충한다.
생강	비위를 따뜻하게 하고 기를 순환시킨다.
시호	기의 순환을 돕는다.
승마	기의 순환을 돕는다.
진피(귤피)	기와 진액의 순환을 돕는다.
당귀	혈을 보충하면서 순환시킨다.

체력의 보충, 위장 작용을 바로잡는 작용이 있는 보중익기탕. 군약이 황기이며, 기를 비로 가져와 표층까지 이끈다. 또 진액을 순환시키는 작용도 한다.

기의 순환을 활성화하는 행기약(이기약)

주요 행기약(이기약)과 그 작용

생약명	사기	오미
지실	양涼	시다·쓰다
향부자子	평平	약간 쓰다·맵다
후박	온溫	쓰다·맵다
진피	온溫	쓰다·맵다
빈랑자	온溫	쓰다·맵다

기를 순환시키려면 열이 필요하기에 온성인 생약이 많다. 또 전부 기의 흐름을 하강시키는 작용을 한다.

행기약(이기약)을 중심으로 한 처방 예

▶ 향소산香蘇散

구성 생약	작용
향부자	기를 순환시킨다.
소엽	기를 몸의 표층부에 이르게 한다.
진피	기를 순환시킨다.
생강	비위를 따뜻하게 하고 기와 진액을 표층에 이르게 한다.
감초	기와 진액의 양을 보충한다.

감기 초기 증상과 두통, 어지럼증, 이명 등에 쓰는 향소산. 향부자와 진피가 기를 순환시키고 소엽과 생강이 그 기를 표층으로 이끈다.

기와 관련된 생약은 기의 양을 늘리는 보기약과
기의 운행과 관련된 행기약(이기약)이 있다.

열약熱藥

열의 양을 늘려 장부의 기능을 활성화하는 온양약

열의 양이 지나치게 적거나 넘치는 상태에 작용하는 것이 열약이다. 열의 양을 늘리는 작용을 하는 온양약과 열을 식히는 청열약이 있다.

열은 장부의 활동원이기에 열이 부족하면 각 장부의 기능이 떨어지는 근본적인 원인이 되기도 한다. 온양약은 체온을 올릴 뿐 아니라 열을 공급해 장부의 각 기능을 활성화한다.

또 열은 기·혈·진액의 생성을 보조하는 역할도 한다. 그래서 온양약은 기가 부족한 기허, 혈이 부족한 혈허, 진액이 부족한 음허에도 쓰인다. 또 열은 기·혈·진액이 몸속을 순환하기 위한 원동력이 되기에 각각의 순환이 나빠진 상태인 기체, 혈어, 담음痰飮에 온양약을 쓰기도 한다. 그 밖에 열은 통증을 완화하는 작용도 하기 때문에 온양약은 진통제로도 쓰인다.

온양약은 사기의 분류에서 열성과 온성의 성질을 띠고 오미의 분류에서는 매운맛의 작용을 한다. 매운 것을 먹으면 몸이 뜨거워지는 것으로도 온양약에 왜 매운맛을 띠는 생약이 많은지 알 수 있다. 온양약으로 분류되는 주요 생약은 부자, 세신 등이며 감기 등에 쓰이는 마황부자세신탕麻黃附子細辛湯 등에 배합된다.

열을 식히고 염증을 가라앉히는 청열약

청열약은 열을 식히는 것인데, 서양의학이 말하는 해열제처럼 체온을 떨어뜨릴 목적으로 쓰는 것은 아니다. 염증을 가라앉히고, 맥이 빠르게 뛰거나 혈압이 오르는 등 기능이 지나치게 왕성한 상태를 억제하려는 목적도 있다.

청열약은 사기의 분류에서는 한성과 양성의 성질을 띠고 오미에서는 쓴맛의 속성을 띠는 것이 많다.

기능의 과도한 항진을 억제하는 작용을 하므로 사용법에 따라서는 정상적인 기능까지 억제할 수 있다. 장기간 복용하거나 저항력이 약한 소아나 고령자가 복용할 때는 특히 주의해야 한다.

또 청열약마다 다스리는 장부가 다르기에, 어느 장부의 열을 식혀야 하는지 고려해 사용하는 것이 매우 중요하다. 예컨대 청열약을 대표하는 생약으로 황련해독탕黃連解毒湯에 배합되는 황금은 폐와 대장, 소장, 비, 위를, 황련은 심, 간, 담을, 황백은 신, 방광을 식히는 것으로 알려져 있다.

열의 양을 늘리는 온양약

주요 온양약과 그 작용

생약명	사기	오미
계지	온溫	달다·맵다
오수유	열熱	쓰다·맵다
세신	온溫	맵다
두충	온溫	달다·약간 맵다
부자	열熱	맵다

온양제는 열을 증가시키는 작용을 하기 때문에 모두 온성, 열성의 작용을 가진다. 오미는 매운 맛으로 분류하는 경우가 많고, 기나 피를 잘 순환하게 하는 작용도 있다.

온양약을 중심으로 한 처방 예

▶ 마황부자세신탕麻黄附子細辛湯

구성 생약	작용
마황	열을 식힌다.
부자	열의 양을 보충한다.
세신	몸의 표층부에 열을 보충한다.

감기나 기관지염 등에 사용되는 마황부자세신탕. 부자와 세신이 열의 양을 보충하고, 마황이 열을 순환시킨다. 생명력이 저하되어 냉함이 강한 신양허를 개선하는 대표적인 처방.

열을 식히는 청열약

주요 청열약과 그 작용

생약명	사기	오미
황금	한寒	쓰다
황백	한寒	쓰다
황련	한寒	쓰다
석고	한寒	달다·맵다
용담龍膽	한寒	쓰다
연교	양涼	쓰다

청열제는 열을 식히는 작용이 있기 때문에 모두 한성, 양성의 작용을 한다. 오미는 쓴맛으로 분류되는 경우가 많고, 여분의 열이나 수분을 제거한다.

청열약을 중심으로 한 처방 예

▶ 황련해독탕黃連解毒湯

구성 생약	작용
황금	상초(폐, 대장, 소장, 비, 위)의 열을 없앤다.
황련	중초(심장, 간, 담)의 열을 없앤다.
황백	하초(신, 방광)의 열을 없앤다.
산치자	열을 순환시켜 소변으로 배설한다.

몹시 흥분하여 낯빛이 붉은 사람에게 적합한 황련해독탕. 불면증이나 신경증, 갱년기 장애에도 사용된다. 대표적인 청열약인 황금, 황련, 황백이 각 장부에 작용하여 전신의 열을 식힌다.

열과 관련된 생약은 열의 양을 늘리는 온양약과
열을 식혀서 기능을 억제하는 청열약이 있다.

혈약 血藥

혈의 양을 늘려 혈허를 개선하는 양혈약

혈과 관련된 약은 혈이 부족한 상태인 혈허를 개선하는 양혈약과 혈의 흐름이 좋지 않은 상태인 혈어를 개선하는 활혈약이 있다.

양혈약은 혈의 재료를 공급해 혈을 보충하는 것이 목적이다. 또 양혈약을 중심으로 배합된 처방에는 보충한 혈을 원활하게 순환시키기 위해 활혈약을 함께 쓸 때도 많다.

또 혈이 부족할 때 혈을 생성하는 바탕이 되는 기 또한 부족한 경우가 많기에 혈허는 대개 기허를 동반한다. 그래서 기의 양을 늘리는 보기약을 같이 쓰기도 한다. 뿐만 아니라 기는 혈의 순환을 선도하는 역할을 하기에 기의 순환

자체가 정체하면 혈의 순환도 정체한다. 혈이 정체하면 부분적으로 혈이 과잉해지면서 일부에서는 혈이 부족한 혈허의 상태가 되기에 혈을 순환시키는 행기약을 넣기도 한다.

양혈약은 사기의 분류에서는 온성과 양성 등 생약에 따라 다양하다. 오미에서는 비를 다스리는 단맛이 많다.

양혈약은 피부 건조에 따른 가려움 등에 효과가 있는 당귀음자當歸飮子에 배합되는 하수오, 당귀 등이 있다. 특히 하수오는 체표면의 혈의 부족을 보충해 피부와 모발의 건조나 눈이 침침한 증상에 도움이 된다.

혈을 온몸에 순환시켜 혈어를 치료하는 활혈약

활혈약은 몸속의 혈을 순환시키는 작용을 한다. 단, 혈어는 기의 순환 불량과 열의 부족, 여분의 진액이 혈의 운행을 방해하여 생기기에 치료는 기를 순환시키는 행기약과 열을 늘리는 온양약, 여분의 진액을 배출하는 이습약(▶130쪽)을 함께 써야 효과가 좋다.

활혈약은 사기 분류에서 온성과 양성 등 제각각인데, 혈을 움직이려면 열이 필요하기에 온성인 활혈약을 쓸 때가 많다. 단, 열이 과잉하여 혈의 흐름이 악화되면 양성인 활혈약을 쓴다.

온성인 활혈약은 천궁, 당귀 등이 있으며 냉증이 있는 사람의 월경 트러블에 쓰이는 당귀작약산當歸芍藥散 등에 배합된다. 한성, 양성인 활혈약으로는 대황, 목단피 등인데, 변비가 있는 사람의 월경 트러블에 쓰이는 대황목단피탕大黃牡丹皮湯 등에 배합된다. 혈어는 혈이 부족하여 생기기도 하는데, 당귀에는 혈을 순환시킴과 동시에 혈의 양을 늘리는 작용도 한다.

활혈약은 오미의 분류에서 매운맛, 쓴맛의 성질을 가진 것이 많다.

혈의 양을 늘리는 양혈약

주요 양혈약과 그 작용

생약명	사기	오미
하수오	온溫	쓰다·달다
작약	양凉	쓰다
당귀	온溫	달다·맵다

양혈약의 사기는 온성, 양성 등 생약에 따라 다양하다. 오미는 단맛이 많은데 쓴맛과 매운맛의 생약도 있어서 작용하는 오장이 각기 다르다.

양혈약을 중심으로 한 처방 예

▶ 당귀음자當歸飮子

구성 생약	작용	구성 생약	작용
당귀	혈의 양을 보충하고 순환시킨다.	방풍	열을 뺀다.
지황	혈의 양을 보충한다.	하수오	혈의 양을 보충한다.
질려자	진액을 배출한다.	황기	기의 양을 보충한다.
작약	혈의 양을 보충한다.	형개	열의 양을 보충한다.
천궁	혈을 순환시킨다.	감초	기와 진액의 양을 보충한다.

혈이 부족해 피부가 건조해지고 가려움과 습진 등의 증상이 나타날 때 쓰는 당귀음자. 당귀, 지황, 작약, 하수오가 혈의 양을 보충한다.

혈의 순환을 돕는 활혈약

주요 활혈약과 그 작용

생약명	사기	오미	생약명	사기	오미
현호색	온溫	쓰다·달다	대황	한寒	쓰다
홍화	온溫	약간 쓰다·맵다	당귀	온溫	달다·맵다
우슬	평平	약간 쓰다·맵다	도인	평平	쓰다·달다
천궁	온溫	맵다	목단피	양凉	쓰다·맵다

혈을 움직이려면 열이 필요하기에 활혈약에는 천궁과 당귀 등 온성을 띠는 생약이 많다. 한성과 양성 생약은 대황, 목단피 등이다.

활혈약을 중심으로 한 처방 예

▶ 당귀작약산當歸芍藥散

구성 생약	작용	구성 생약	작용
당귀	혈의 양을 보충하고 순환시킨다.	백출(창출)	진액을 순환시킨다.
천궁	혈을 순환시킨다.	복령	진액을 순환시킨다.
작약	혈과 진액의 양을 보충한다.	택사	진액을 배출한다.

냉증과 빈혈이 있는 사람의 월경 불순과 월경통, 갱년기 장애 등에 쓰이는 당귀작약산. 혈의 순환을 개선하고 동시에 열을 빼앗는 진액을 순환시켜 여분의 진액을 배출한다. 그 결과 냉증이 개선된다.

혈과 관련된 생약은 혈의 양을 늘리는 양혈약과
혈을 온몸으로 순환시키는 활혈약이 있다.

진액약津液藥

주요 키워드 진액津液 / 자음약滋陰藥 / 이습약利濕藥 / 음허陰虛 / 맥문동麥門冬 / 지황地黃 / 습濕 / 습열濕熱 /
복령茯苓 / 택사澤瀉

진액의 양을 늘려 음허를 개선하는 자음약

진액과 관련된 생약은 그 양을 늘리는 자음약과 여분의 진액 또는 부분적으로 넘치는 진액을 배출하는 이습약이 있다.

자음약은 진액이 부족해 발생하는 병태인 음허를 개선하는 생약이다. 대부분 열을 떨어뜨리는 작용을 하며, 사기의 분류에서는 거의 양성涼性을 띠지만 온성을 띠는 자음약도 있다. 오미의 분류에서는 단맛을 띠는 생약이 많다.

같은 자음약이라 하더라도 생약에 따라 오장 가운데 어느 부분의 진액의 양을 늘릴지가 달라진다. 예컨대 자음약을 대표하는 생약으로 맥문동탕麥門冬湯의 군약인 맥문동이 있는데, 이것은 폐, 비, 심에 작용한다. 폐에 작용하면 갈증과 마른기침 등의 증상이 나타나는 폐음허를 개선한다. 비에 작용하면 가슴쓰림과 위통을 해소하고, 심에 작용하면 불안감과 수면 등을 완화시킨다.

또 같은 자음약인 지황(생지황)은 심, 간, 신으로 진액을 가져와 열을 식히기에 홍조와 입마름, 발진 증상에 쓰인다.

순환을 개선시켜 여분의 진액을 몸 밖으로 내보내는 이습약

이습약은 진액의 순환을 돕고 여분의 수분을 몸 밖으로 배출한다. 그래서 진액이 부분적으로 넘치거나 흐름이 악화된 병태인 습을 개선한다.

보통 이습약은 진액이 부족한 음허에는 잘 쓰지 않는다. 그러나 진액이 정체되어 부분적으로 음허가 나타날 때는 진액의 순환을 개선한다는 의미에서 이습약이 도움이 된다. 이때 이습약에 진액의 양을 늘리는 자음약을 함께 사용하면 새로운 진액을 보충할 수 있고 그것을 순조롭게 순환시킬 수 있다. 그 결과 음허가 개선된다.

이습약은 사기의 분류에서 한성, 양성, 평성, 온성 등 다양하다. 한성을 띠는 이습약은 정체된 진액이 몸속에 있는 여분의 열과 결합한 병태인 습열을 개선한다.

이습약은 오미의 분류에서 단맛을 띠는 생약이 많다. 이습약을 중심으로 한 방제 중에는 이뇨제로 쓰이는 것도 있다. 이습약으로 분류되어 불안신경증 등에 쓰이는 반하후박탕半夏厚朴湯에 배합된 복령이 그 예다. 복령은 진액을 아래쪽으로 이끌어 신에 작용해 방광에서 소변의 형태로 배출한다. 배뇨 장애 등에 효과가 있는 저령탕猪苓湯에 배합된 택사도 이뇨제로 쓰이며 한성이기에 방광의 습열을 해소하는 데 도움이 된다. 그래서 방광염과 신염 등 염증성 질환에 쓰인다.

진액의 양을 늘리는 자음약

주요 자음약과 그 작용

생약명	사기	오미
구기자	평平	달다
산약	약한 온溫	달다
지황	한寒	쓰다·달다
맥문동	양涼	약간 쓰다·달다

자음약은 열을 식히는 청열 작용을 하는 양성과 한성의 것이 많다. '오미'는 단맛으로 분류되는 생약이 많으며 위장의 작용을 조절한다.

자음약을 중심으로 한 처방 예

▶ 맥문동탕麥門冬湯

구성 생약	작용
맥문동	비, 폐, 심을 촉촉하게 한다.
반하	뭉쳐 있는 진액을 풀어주어 움직이게 한다.
갱미	기와 진액의 양을 보충한다.
인삼	기와 진액의 양을 보충한다.
감초	기와 진액의 양을 보충한다.
대조	기와 진액의 양을 보충한다.

기침 증상을 완화하여 기관지 천식 등에도 쓰이는 맥문동탕. 군약인 맥문동이 폐허를 개선한다. 맥문동으로 보충된 진액이 잘 순환되도록 반하를 배합한다.

여분의 진액을 몸 밖으로 배출하는 이습약

주요 이습약과 그 작용

생약명	사기	오미
택사	한寒	달다
저령	평平	달다
반하	온溫	맵다
복령	평平	달다
방기	한寒	쓰다·맵다
의이인	양涼	달다

한성과 양성, 평성의 성질을 띠는 생약이 비교적 많다. 택사나 방기와 같은 한성 생약은 습열을 개선한다. 오미는 단맛과 매운맛으로 분류되는 생약이 많다.

이습약을 중심으로 한 처방 예

▶ 반하후박탕半夏厚朴湯

구성 생약	작용
반하	단단해진 진액을 풀어주어 움직이게 한다.
후박	기를 순환시키고 단단해진 진액을 풀어주어 움직이게 한다.
소엽	기를 순환시킨다.
복령	진액을 순환시킨다.
생강	비위를 따뜻하게 하여 진액이 몸의 표층부에 도달하게 한다.

반하후박탕은 불안신경증과 신경성 위염, 인두위화감 등에 쓰인다. 굳은 진액을 풀어서 움직이게 하는 반하, 후박이 군약으로, 습과 기체의 병태가 동시에 있을 때 쓴다.

진액과 관련된 생약은 부족한 진액을 보충하는 자음약과
여분의 진액을 배출하는 이습약이 있다.

오장의 약① 신약腎藥

주요 키워드 ➤ 신腎 / 보신양약補腎陽藥 / 부자附子 / 음양곽淫羊藿 / 보신음약補腎陰藥 / 상기생桑寄生 / 구기자枸杞子 / 산수유山茱萸 / 장근골약壯筋骨藥 / 우슬牛膝

신의 기를 보충하는 기능을 높이는 보신양약, 보신음약

생약은 오장에 어떤 작용을 일으키는지 살피는 관점에서 분류하기도 한다. 오장 가운데 신에 작용하는 생약은 크게 신양腎陽을 보하는 보신양약과 신음腎陰을 보하는 보신음약, 근육과 힘줄, 뼈를 튼튼히 하는 장근골약으로 분류한다.

보신양약은 신에 축적된 열원인 신양이 부족할 때 쓴다. 열을 보충하는 작용을 하며 그 밖에 배설과 분비를 조절해 불필요한 것을 몸 밖으로 배출하고 필요한 것은 누출되지 않도록 막는 고섭 작용을 한다. 사기의 분류로는 온성이며, 오미의 분류로는 대부분 매운맛이다.

보신양약으로 분류되는 주요 생약은 부자, 음양곽, 보골지, 토사자 등이다. 이러한 보신양약을 중심으로 한 대표적인 처방은 관절 질환과 심부의 신경통 등에 쓰이는 계지가출부탕桂枝加朮附湯이 있다.

보신음약은 신에 축적되어 있는 수분이 부족할 때 쓰이고 진액의 부족을 보충하고 부종과 건조 등의 증상을 개선하는 데 도움을 준다. 보신음약으로는 상기생과 구기자, 산수유 등이 있으며 관절 질환뿐 아니라 안과나 피부 질환 등 신이 관여하는 영역에 폭넓게 대응할 수 있다. 보신음약은 사기의 분류에서 평성, 오미의 분류에서는 단맛의 속성을 띤다. 보신음약을 중심으로 한 처방약은 육미환六味丸이다. 신뿐 아니라 신의 기능과 깊이 관련된 비·간의 작용을 보하고, 그 결과 생기는 노폐물의 배출도 돕는다. 한온조윤寒溫燥潤과 음양의 균형이 적절히 잡혀 있다.

뼈와 골수의 발육을 도와 튼튼하게 하는 장근골약

신은 뼈의 발육과 깊이 관련되어 있으며 신의 부조는 뼈 그 자체뿐 아니라 뼛속의 골수, 척수에서 대뇌, 말단신경의 기능에도 영향을 미친다. 신의 작용을 도와 근육과 뼈를 튼튼하게 해주는 약을 장근골약이라고 한다. 건강 음료로 잘 알려진 두충은 신을 보하고 근육과 뼈를 튼튼하게 하는 작용을 하는 대표적인 생약이다. 신뿐만 아니라 간의 양기를 보충하고, 기혈의 움직임을 활발하게 하는 작용도 한다. 우슬은 신과 혈의 작용을 도와 뼈와 근육을 튼튼하게 한다. 속단續斷은 골절 등이 생겼을 때 동통 치료와 뼈의 접속을 촉진하는 생약으로 쓰인다. 골절에 동반한 부기 등의 치료에도 효과를 발휘한다.

장근골약은 사기의 분류에서는 온성이 많고, 오미의 분류에서는 감고신甘苦辛과 감미신甘微辛 등 복합적인 작용을 한다.

신의 양기를 보충하는 기능을 높이는 '보신양약'

생약명	사기	오미
부자	열熱	맵다
음양곽	온溫	달다·맵다
보골지	강한 온溫	맵다·쓰다

부자는 신기腎氣를 강화하고 음양곽은 신의 기능을 충실하게 하며, 보골지는 소화 기능의 회복을 돕는다.

신의 음기를 보충하는 기능을 높이는 '보신음약'

생약명	사기	오미
상기생	평平	쓰다·달다
구기자	평平	달다
산수유	온溫	달다·시다

상기생은 신기를 기르고 구기자는 진액을 늘리고 산수유는 신의 음양을 보충한다.

보신양약을 중심으로 한 처방 예

▶ 계지가출부탕桂枝加朮附湯

구성 생약	작용
계지	양기陽氣를 몸의 표층부로 이끈다.
작약	진액을 몸 안쪽으로 눌러 되돌린다.
생강	비기脾氣를 몸의 표층부로 이끌어 기의 운행을 돕는다.
감초	비의 작용을 돕고 음액을 늘린다.
대조	비의 작용을 돕고 음액을 늘린다.
부자	신양腎陽를 늘리고 기의 흐름을 몸의 표층부로 이끈다.
창출	여분의 수분을 발산한다.

보신음약을 중심으로 한 처방 예

▶ 육미환六味丸

구성 생약	작용
산약	비, 폐, 신의 보기補氣와 자음 작용
숙지황	혈을 만들어내고 기를 보충한다.
산수유	신과 간을 다스려서 수렴 작용을 한다.
복령	비에서 폐로 수분을 순환시키고 여분의 수분을 배출한다.
목단피	혈을 순환시켜 혈의 열을 식힌다.
택사	신으로 수분을 끌어들여 배출한다.

뼈와 근육을 튼튼하게 하는 작용을 가진 '장근골약'

생약명	사기	오미
두충	온溫	달다·약간 맵다
우슬	평平	달다
속단	약한 온溫	쓰다·달다·맵다

신과 함께 간도 다스린다. 혈의 생성과 순환에 관여하며 부인과계 질환의 치료에도 쓰인다.

장근골약을 중심으로 한 처방 예 ▶ 대방풍탕大防風湯

구성 생약	작용	구성 생약	작용
부자	신을 따뜻하게 하여 기를 돋운다.	방풍	통증을 멎게 한다.
두충	신을 따뜻하게 하여 기를 돋운다.	강활	통증을 멎게 한다.
건강	신과 비를 따뜻하게 하여 기를 돋운다.	우슬	혈을 순환시킨다.
인삼	비의 작용을 돕고 기를 보충한다.	당귀	혈을 순환시킨다.
창출	수분을 순환시켜 통증을 멎게 한다.	천궁	혈을 순환시킨다.
대조	비의 작용을 돕고 수분을 보충한다.	지황	간과 신에 음혈을 보충한다.
감초	비의 작용을 돕고 통증을 완화한다.	작약	간에 음혈을 보충한다.
황기	비와 간의 기를 표층으로 이끈다.		

신약腎藥은 신의 기를 보충하는 보신양약, 보신음약, 뼈와 근육을 튼튼히 해주는 장근골약이 있다.

오장의 약② 비약脾藥

비脾 / 건비약健脾藥 / 건강乾薑 / 인삼人蔘 / 대조大棗 / 지사약止瀉藥 / 사하약瀉下藥 / 백편두白扁豆 / 연자蓮子 / 대황大黃 / 망초芒硝

비를 보하는 건비약은 기와 진액을 보충하는 것이 주류

비는 생명력의 원천인 기·혈·진액의 생성과 그 것을 온몸으로 운반하는 데 관여한다. 그래서 비의 기능에 문제가 생기면 기의 부족에서 오는 다양한 기능 저하, 진액과 혈의 순환이 악화되 어 생기는 증상 등 두 가지 큰 병태로 이어진다.

부조가 심해지면 기력이 없고 지혈이 잘 안 되는 중한 병상을 일으키기도 한다. 이러한 기 능 저하를 개선하는 약을 건비약이라고 한다.

건비약의 목적은 단순히 기를 보충하는 것이 아니라 음액을 보충하고 그 순환을 개선하여 음 양의 균형을 조절하는 데 있다. 건비약으로 분 류되는 대표적인 생약은 건강, 인삼, 대조다. 건

강은 비의 양기를 높여 비의 기능을 활성화한 다. 뿐만 아니라 신양腎陽과 폐기肺氣도 보충하 여 양기 전반을 보강한다. 인삼은 흡수·합성에 관여하는 비기를 보충하고 음액을 늘리는 작용 도 한다. 몸을 따뜻하게 해 혈을 생성하는 데도 도움을 준다. 대조는 주로 음의 양을 늘리는 작 용을 하며 비기의 보강과 더불어 인삼과 같이 혈을 생성하는 데도 공헌한다.

건비약은 사기의 분류에서는 열성과 온성이 많으며 몸을 따뜻하게 하여 비의 작용을 돕는 다. 오미의 분류에서는 단맛인 것이 많으며, 건 강은 매운맛의 속성을 띤다.

몸 밖으로 배출하는 작용을 조절하는 지사약, 사하약

비의 작용이 저하되어 소화·흡수가 원활하지 못하면 설사를 한다. 또 소화관 운동에 지장을 주어 설사에 더해 변비도 걸릴 수 있다. 이와 같 은 장관의 운동과 관련된 변조를 바로잡기 위해 서는 지사약과 사하약을 써야 한다.

백편두는 지사약으로 비의 작용을 바로잡아 설사를 해소하는 생약이다. 연자도 마찬가지로 비의 작용을 활성화하고 동시에 신과 심도 다스 려 종합적으로 비의 작용을 돕는 지사약이다. 사하약을 대표하는 대황은 비를 비롯해 위, 대

장, 심, 간에 작용한다. 청열과 활혈 등 효능이 다양해 오래전부터 축적된 불필요한 열과 수분 을 몸 밖으로 배출하고, 새로운 것을 끌어들이 는 작용(추진치신推陳致新)을 한다. 망초는 위장에 정체된 여분의 열을 식히고 장관의 작용을 왕성 하게 하는 사하약이다. 지사약은 사기에서는 평 성과 온성, 오미에서는 단맛을 띠는 것이 많고, 사하약은 사기에서는 한성, 오미에서는 쓴맛과 짠맛의 속성을 가진 것이 많다.

대표적인 비약

비의 기능을 증강시키는 '건비약'

생약명	사기	오미
건강	열熱	맵다
대조	온溫	달다
인삼	온溫	달다·약간 쓰다

비의 음양 균형을 유지하는 기능을 정상으로 되돌린다. 기·혈·진액의 생성을 촉진하며 동시에 그 순환을 촉진한다.

건비약을 중심으로 한 처방 예 ▶ 인삼탕人蔘湯

구성 생약	작용
인삼	소화와 흡수, 생합성을 높인다.
백출	비 주위의 물을 순환시킨다.
감초	비의 작용을 활성화해 음액을 늘린다.
건강	몸의 심지를 따뜻하게 하여 비와 신의 양기를 보충한다.

장관의 내용물이 과잉 배출되는 상태를 정상으로 되돌리는 '지사약'

생약명	사기	오미
연자	평平	달다·떫다
백편두	약한 온溫	달다
복령	평平	달다

비의 기능을 활성화해 흡수와 합성을 돕고 수렴 작용으로 설사와 트림 등 과다한 배출을 멎게 한다. 항진된 정신을 가라앉히는 효과도 있다.

지사약을 중심으로 한 처방 예 ▶ 반하백출천마탕半夏白朮天麻湯

구성 생약	작용	구성 생약	작용
인삼	분해·흡수를 높인다.	신곡	소화·분해를 높인다.
백출	비 주위의 수분을 순환시킨다.	택사	남은 수분을 배출한다.
건강	비를 주체로 신도 따뜻하게 한다.	복령	진액을 순환시켜 심을 안정시킨다.
맥아	분해·흡수를 돕는다.	천마	음액의 뭉침을 풀어주어 기를 내린다.

정체된 장관의 운동을 촉진하는 '사하약'

생약명	사기	오미
대황	한寒	쓰다
망초	한寒	짜다

통변 작용으로 장관의 움직임을 활성화한다. 위장에 정체된 여분의 열을 식히고 장관의 움직임을 활성화한다.

사하약을 중심으로 한 처방 예 ▶ 구미빈랑탕九味檳榔湯

구성 생약	작용	구성 생약	작용
빈랑자	정체된 기를 내려 장의 운동을 활성화한다.	오수유	간과 비를 따뜻하게 하여 기를 끌어내린다.
목향	복부의 기의 순환을 개선한다.	대황	여분의 수분을 배출한다. 축적된 노폐물을 내보낸다.
후박	기를 순환시켜 정체를 개선한다.	계피	신기腎氣를 늘려 음혈을 순환시킨다.
귤피	기를 순환시켜 소화관의 작용을 돕는다.	감초	비기脾氣를 돋운다.
소엽	구토와 팽만감을 개선한다.	생강	비기를 몸의 표층부로 이끈다.
복령	물의 순환을 개선하여 여분의 물을 없앤다.		

비약脾藥은 흡수·합성에 관여하는 건비약과
운행에 관련된 지사약, 사하약이 있다.

오장의 약③ 간약肝藥

주요 키워드 간肝 / 행기약行氣藥 / 오수유吳茱萸 / 향부자香附子 / 목향木香 / 소간약疏肝藥 / 시호柴胡 / 조구등鈞藤 / 박하薄荷

간을 편안하게 유지해주는 행기약

소설 작용과 장혈 작용을 하는 간은 기·혈·진액의 순환과 관련이 깊다. 그래서 간의 작용이 저하되면 몸 전체에 영향을 미쳐 다양한 문제로 이어진다. 증상은 저림, 어지러움, 가려움 등 신체 증상과 함께 권태감, 불면과 우울감 등의 정신 증상을 일으킬 때가 많다.

특히 간의 작용에서 중요한 것이 기·혈·진액의 흐름을 위쪽, 바깥쪽으로 향해 뻗어 나가게 하는 성질이다. 이 작용을 순조롭게 유지함과 동시에 몸의 목적에 맞는 조절 기능을 발휘하는 것이 중요하다. 이러한 간의 작용을 보하는 데는 간기의 순환을 원활하게 해주는 행기약, 간

의 힘을 유지해주는 양혈약(▶128쪽)이 도움이 된다.

간기를 순환시키는 행기약은 오수유, 향부자, 목향 등이 있다. 오수유는 차가워진 간기를 비기와 함께 따뜻하게 해서 한없이 치솟던 기를 조화롭게 퍼뜨려 하강시킨다. 향부자는 간기를 조화롭게 퍼뜨려 혈과 진액이 잘 순환하게 하는 데 공헌한다. 목향은 위장을 중심으로 기가 오르내리는 것을 도와 온몸의 기를 순환시킨다.

행기약은 사기에서는 온성, 오미에서는 매운맛이 많다. 이들은 기가 순환하기 좋은 조건을 갖추는 작용도 한다.

정체되어 넘치는 간기를 해방시키는 소간약

간기가 정체되어 간의 기능이 항진되면 과도한 기의 정체와 그에 동반하는 열이 몸의 중심부와 상반신에 나타날 때가 많다. 우울감과 감정의 흥분, 목의 메임, 두통, 월경 불순 등을 일으킨다. 길어지는 권태감과 같이 언뜻 원기가 부족해 보이는 증상도 간기의 정체 때문일 수 있다. 이러한 증상은 주로 소간약을 써서 해소한다.

소간약의 하나인 시호는 꽉 찬 간기를 해방시켜 기의 순환을 정상으로 이끌어준다. 또 정체되어 치솟은 간기를 내리고자 할 때는 조구등을

쓰면 좋다. 두통과 두근거림, 어지러움 등의 증상을 개선하고 혈압을 떨어뜨리는 데에 도움이 된다. 박하는 정체된 간기가 몸의 위쪽과 표면에서 열이 되어 차 있을 때 발산해 식혀주는 작용을 한다.

소간약으로 분류되는 생약은 사기의 분류에서는 약한 한성과 양성 등 차갑게 하는 작용을 하는 것이 많다. 오미에서는 쓴맛, 단맛, 매운맛 등 여러 가지라 일정한 경향은 보이지 않는다.

대표적인 간약

간의 기 순환을 개선하는 '행기약'

생약명	사기	오미
오수유	강한 열熱	맵다·쓰다
향부자	평平	맵다·약간 쓰다·달다
목향	온溫	맵다·쓰다

행기약은 간의 기를 온화하게 하여 온몸에 기를 순환시키는 작용을 한다.

간의 한사寒邪를 빼는 행기약을 중심으로 한 처방 예 ▶ 온경탕溫經湯

구성 생약	작용	구성 생약	작용
오수유	간과 비를 따뜻하게 하여 간기를 돋우고, 위쪽에 가득 찬 기를 내린다.	아교	간, 신, 폐를 촉촉하게 하고 지혈을 한다.
계피	신을 따뜻하게 하여 혈의 순환을 활성화한다.	목단피	혈을 순환시켜 혈의 열을 식힌다.
당귀	혈을 증가시키고 순환시킨다.	반하	단단해진 진액을 풀어주어 기를 내린다.
천궁	혈의 순환을 위쪽으로 이끈다.	생강	비기脾氣를 몸의 표층부로 이끈다.
작약	진액의 양을 늘리고 안쪽으로 순환을 유도한다.	인삼	비기를 증강시킨다.
맥문동	심, 폐, 위에 습기를 준다.	감초	비기를 돋우고 자음滋陰한다.

정체된 간기를 풀어주어 진정시키는 '소간약'

생약명	사기	오미
시호	평平	쓰다
조구등	약한 한寒	달다
박하	양凉	맵다

차 있던 간기를 해방시킨다. 몸의 위쪽에 찬 열과 화를 가라앉히고, 항진된 간의 기를 끌어내린다.

소간약을 중심으로 한 처방 예 ▶ 억간산가진피반하抑肝散加陳皮半夏

구성 생약	작용	구성 생약	작용
시호	가득 찬 간기肝氣를 해방한다.	천궁	혈의 순환을 위쪽으로 이끈다.
조구등	위쪽의 간기를 내린다.	감초	비기脾氣를 돋우고 자음滋陰한다.
백출	중초中焦의 음액을 순환시킨다.	진피	중초의 기를 내린다.
복령	비에서 폐로 수분을 순환시킨다.	반하	뭉쳐 있던 진액을 풀어주어 기를 내린다.
당귀	혈을 보충하고 순환을 개선한다.		

간약肝藥은 간을 편안하게 하는 행기약과
가득 찬 기를 풀어주는 소간약이 있다.

오장의 약④ 폐약肺藥

주요 키워드 ▶ 폐肺 / 보폐약補肺藥 / 황기黃耆 / 길경桔梗 / 승마升麻 / 발산해표약發散解表藥 / 마황麻黃 / 갈근葛根 / 소엽蘇葉 / 세신細辛

폐의 기능을 보하고 기와 진액의 순환을 개선하는 보폐약

폐는 호흡뿐 아니라 선산과 숙강 작용을 통해 기의 순환과 진액의 대사, 면역 기능에도 관여한다. 폐 기능이 저하되면 숨참, 기침 등 호흡기 증상 이외에 콧물, 코막힘, 부종과 발한 이상, 감기 등이 걸린다. 치료는 폐기와 폐음을 보충하는 보폐약으로 기와 진액의 순환을 개선한다.

황기는 폐기를 보충하는 생약인데, 폐기를 직접 증강시키는 것이 아니라 간기를 북돋워 비기를 폐에 도달하게 하는 작용을 한다. 이로 인해 폐기가 충만해진다. 폐기허의 증상인 다한多汗에는 고섭 작용을, 위기衛氣 부족의 병태에는 선산·발산 작용을 발휘한다. 또 숙강 작용으로 여분의 수분을 배출해 부종이 억제된다.

길경은 막혀 있던 폐를 열어서 기가 폐를 향해 상승할 수 있도록 돕는다. 그 결과, 기의 순환이 개선되어 해독된다. 승마는 위기胃氣를 폐로 끌어올려 폐의 면역력을 높이고, 청열과 해독 기능을 강화해 피부와 구강의 염증을 가라앉힌다. 맥문동은 폐음을 늘려 폐기를 충만하게 하고, 숙강 작용을 통해 진액의 순환을 조절한다.

몸의 체표부에 자리 잡은 사邪를 내쫓는 발산해표약

폐의 기능이 떨어지면 몸의 체표부에서의 기 흐름의 균형이 깨져 면역 기능이 떨어진다. 그와 동시에 기·혈·진액이 정체되어 표층부에 사邪가 머물게 된다. 이 외사와의 싸움이 표층부에서 강화되면 발열, 기침, 콧물, 가래, 목의 부기 등이 생긴다. 이들은 감기나 인플루엔자 등의 감염증에 상당하는 것이다. 이때 침입하려는 외사나 표층부에 자리 잡은 불필요한 열과 수분을 밖으로 발산시켜 제거하는 발산해표약이 도움이 된다.

마황은 발산 작용을 하는 대표적인 생약이다. 몸속의 음액과 기를 비에서 폐로 이끌고, 바깥으로 향하는 기의 순환을 강화해 외사를 공격하는 폐의 방위 기능을 높인다. 단, 그 작용이 위장에 부담을 줄 수 있기에 주의해야 한다.

갈근은 몸의 체표부에서 바깥으로 향하는 기의 흐름을 보강하여 발산 작용을 강화하고, 표층부에서 울체하는 사를 몸 밖으로 내보낸다. 소엽은 몸을 따뜻하게 하면서 기의 흐름을 바깥으로 향하게 유도한다. 마황만큼 작용이 강하지는 않아서 몸에 부담이 적어 사용이 쉽다. 세신은 신기腎氣를 강화해 심부의 열을 늘리고, 진액이 표층으로 향하는 힘을 강화한다. 또 코와 귀로 가는 흐름을 개선하는 통규通竅 작용을 하여 코막힘과 통증 등의 증상을 완화한다.

대표적인 폐약

폐의 기능을 보충하는 '보폐약'

생약명	사기	오미
황기	온溫	달다
길경	평平	맵다·쓰다
승마	약한 한寒	달다·맵다

보폐약은 폐의 작용을 강화하여 기의 순환을 촉진하고 진액의 순환도 개선한다. 몸의 표층부에서 방어 기능을 강화하는 작용도 한다.

보폐약을 중심으로 한 처방 예 ▶ 옥병풍산玉屛風散

구성 생약	작용
황기	간기肝氣를 돋워 몸의 표층부의 기능을 강화한다.
백출	주로 중초 中焦의 기를 활성화해 수분의 순환을 개선한다.
방풍	간을 활성화해 몸의 표층부 기능과 수분의 순환을 개선한다.

몸의 표층부에 울체된 사邪를 내보내는 '발산해표약'

생약명	사기	오미
마황	온溫	맵다·약간 쓰다
갈근	평平	달다·맵다
소엽	온溫	달다

폐기肺氣에 의한 공격적인 방어력을 높이도록 발산을 강화하는 작용을 한다.

발산해표약을 중심으로 한 처방 예 ▶ 갈근탕葛根湯

구성 생약	작용
마황	표층부의 외사를 공격하기 위해 양기를 표층으로 이끈다.
계지	신기腎氣를 활성화해 몸의 표층부로 이끈다.
갈근	몸의 표층부에서의 기의 발산력을 높인다.
작약	몸의 표층부의 진액을 몸의 안쪽으로 유도한다.
생강	비기脾氣를 폐로 이끌어 발산을 강화한다.
감초	비기를 증강하고 음액을 제공한다.
대조	비기와 음액을 증강하고 발산을 지탱한다.

폐약肺藥은 폐의 기능을 보충하는 보폐약과
자리 잡은 사邪를 빼내는 발산해표약이 있다.

오장의 약⑤ 심약心藥

주요 키워드 ▶ 심心 / 심음心陰 / 용안육龍眼肉 / 산조인酸棗仁 / 심기心氣 / 원지遠志 / 오미자五味子 / 황련黃連 / 우황牛黃 / 용골龍骨

음양의 균형이 무너지면 심의 부조가 발생한다

우리 몸의 기능 전체를 가장 고차원에서 통괄하는 심은 몸에 열과 활동력을 제공하면서 혈액순환과 정신 활동을 조절하는 역할을 한다. 그래서 심의 활동이 약해지면 몸 전체의 활동도가 떨어져 극단적인 상태에서는 생명 그 자체와 직결되기도 한다.

심이 정상적으로 작용하려면 음양 균형의 조절이 중요하다. 심은 오장 가운데 양의 기세가 가장 강하기에 음양 균형이 양으로 기울기 쉬운 경향이 있다. 그래서 양이 지나치게 강해지면 그것을 가라앉히기 위한 사邪의 처리와 심음을 보충하여 수면과 안정에 도움을 주는 심이 충실하게 기능하도록 해야 한다.

심음이 부족해 음양의 균형이 무너지면 두근거림, 불안감, 자다가 수시로 깨는 증상이 생긴다. 이때 심음을 증강하는 용안육, 산조인, 소맥, 백합 등의 생약을 쓴다.

한편 심의 활력이 부족할 때는 심기를 보충해야 한다. 정신 활동이 활성화되어 집중력과 기억력이 향상되고, 그 밖에 몸 전체의 기능이 전반적으로 향상되어 활발해진다. 잘 움직이면 그만큼 잠도 잘 자게 되어 불면도 해소된다. 심기를 보충하는 생약은 원지, 오미자다.

이들 생약은 사기의 분류에서는 약한 한성~평성의 성질을, 오미의 분류에서는 단맛의 속성을 가진 것이 많다.

심의 열을 식혀 정신을 안정시킨다

심의 활동이 지나쳐서 불필요한 열이 가득 차 있을 때는 그 열사를 처리해야 한다. 심에 열이 많이 쌓이면 열오름증, 코피, 두통 등 신체 증상 외에 불면과 흥분 등 정신 증상까지 나타난다.

심을 식혀 많이 남아 있는 열을 해소(심화心火를 사瀉한다)하려면 청열 작용을 하는 황련과 심의 활동을 억제해 가래를 삭이는 우황을 쓴다. 열이 신체적 기능 항진보다 정신적 흥분 때문에 발생했다면 용골과 모려 등을 써서 불안, 두근거림, 불면 등의 정신 증상을 가라앉힌다.

심의 열을 식히려면 심에서 방광계로 열을 흘려보낸다. 심과 표리 관계에 있는 소장을 경유해 방광에서 열을 배출하는 방법인데, 산치자나 목통에 이러한 작용이 있다. 심뿐 아니라 폐 등의 열도 함께 소변으로 배출할 수 있다.

심의 열사熱邪를 처리하는 생약은 사기의 분류로는 한성, 오미의 분류로는 쓴맛과 떫은맛(신맛의 일종)의 속성을 지닌 것이 많다.

대표적인 심약

심의 음양을 조절하는 생약

생약명	사기	오미
용안육	평平	달다
산조인	평平	달다·시다
소맥	약한 한寒	달다

심의 음양을 조절해 심의 활발한 활동과 여유롭고 침착한 판단력을 유지한다.

심의 음양을 조절하는 생약을 중심으로 한 처방 예 ▶ 가미귀비탕加味歸脾湯

구성 생약	작용	구성 생약	작용
원지	신기腎氣를 상승시켜 심기心氣를 보충한다.	산치자	심의 울열을 내리고 소변으로 배출한다.
산조인	심혈을 보충하고 심을 편안하게 한다.	인삼	기와 혈의 생성을 촉진한다.
용안육	비를 활성화해 심혈을 보충한다.	백출	비의 작용을 도와 수분을 순환시킨다.
당귀	혈을 순환시켜 심에 도달하게 한다.	복령	비에서 폐로 수분을 순환시킨다.
황기	간기肝氣를 돋워 비기를 위쪽으로 유도한다.	대조	음액을 보충한다.
시호	간기를 풀어 기를 편안하게 한다.	감초	비기脾氣를 돋우고 자음滋陰한다.
목향	위기胃氣를 순환시킨다.	생강	기와 진액을 위쪽으로 유도한다.

심의 열사熱邪를 처리하는 생약

생약명	사기	오미
황련	한寒	쓰다
우황	양涼	쓰다
용골	평平	달다·떫다
모려	약한 한寒	떫다
산치자	한寒	쓰다
목통	한寒	쓰다

심화心火를 식혀 열사를 아래쪽으로 끌어내리는 작용을 많이 한다.

심의 열사를 처리하는 생약을 중심으로 한 처방 예 ▶ 계지가용골모려탕桂枝加龍骨牡蠣湯

구성 생약	작용	구성 생약	작용
계지	신기腎氣를 돋워 양기를 표층부로 이끈다.	대조	음액을 보충한다.
작약	진액을 안쪽으로 끌어당겨 되돌린다.	용골	심양心陽을 진정시킨다.
생강	기와 진액을 위쪽으로 유도한다.	모려	심양을 진정시키고 뭉친 것을 풀어준다.
감초	비기脾氣를 강화시켜 음액을 제공한다.		

심약心藥은 음양을 조절하는 생약과 열사를 처리하는 생약이 있다.

증상별 한약 선택법 ① 감기

주요 키워드 ▶ 사기邪氣 / 사邪 / 위기衛氣 / 비허脾虛 / 기체氣滯 / 신양허腎陽虛 / 삼소음蔘蘇飮 / 향소산香蘇散 /
마황부자세신탕麻黃附子細辛湯

원인은 병을 일으키는 사에 대한 방위력 저하

감기는 풍사風邪라 불리는 사기가 체내에 침입해서 일어나는 증상이다. 사기의 사邪란 몸에 해를 끼치는 것을 이르는 말로 내사와 외사가 있다. 내사는 몸속에서 발생한 것을 가리키며 외사는 밖에서 몸으로 들어오는 것을 가리킨다. 인플루엔자나 노로바이러스 따위가 알기 쉬운 외사의 예다. 인플루엔자가 아닌 일반 감기는 기와 열이 부족한 한사寒邪, 또는 과잉 상태인 열사熱邪를 동반할 때가 많다.

우리 몸은 외부 세계에 있는 다양한 사가 몸속에 들어오지 못하도록 위기가 그것들을 물리쳐 지켜준다. 그러나 피로의 축적 등 그 위기의 힘이 약해지면 외사가 침입해 병이 난다.

위기는 기의 일종이라 기를 만드는 비의 작용이 약한 비허, 기가 온몸을 순환하지 못하고 정체된 기체, 몸의 열이 적고 선천적으로 기가 부족한 신양허 체질이 감기에 잘 걸린다.

감기의 3대 원인은 비허, 기체, 신양허

기를 만드는 비의 작용이 약하고 온몸에 기가 부족한 비허 체질은 기의 일종인 위기도 약해서 감기라는 사기가 몸속에 들어오기 쉽다. 뿐만 아니라 체력도 약해서 감기를 심하게 앓을 수 있다. 그런 비허 유형은 감기와 싸우느라 소모한 몸의 작용을 증강시키고 기의 순환의 상승과 하강, 발산력을 조절하는 삼소음蔘蘇飮을 쓰면 좋다.

기의 양은 충분하나 온몸으로 원활하게 순환하지 않기에 몸의 표층부까지 기가 도달하지 못하는 기체 체질도 감기가 쉽게 침입한다. 몸속에는 기가 충만해서 드러누울 정도로 심하지는 않지만 목이 따끔거리고 기침, 콧물 등 표면적

인 증상이 오래가는 경향이 있다. 이때는 간기를 조절해 기의 순환을 개선하고 외사에 대항하는 힘을 키워주는 향소산香蘇散을 선택한다.

신양허는 선천적으로 기가 부족하다. 기는 몸의 원동력이 되는 열을 만드는 작용을 하는데, 기가 부족하면 생명 유지에 필요한 열부터 만들어내야 해서 그 양을 몸속에 확보하느라 몸의 표층부에 도달하는 기의 양이 적다. 이때 위기의 힘이 약해져 감기에 쉽게 걸린다. 감기가 중증화하고 오래가는 것이 특징이다. 이때 신기를 증강해 열을 몸의 표층부로 끌어내고, 위기의 힘을 증강시키는 마황부자세신탕麻黃附子細辛湯이 증상을 개선하는 데 도움을 준다.

체질별·대표적인 감기약

비허 유형은 삼소음蔘蘇飮	감기는 표층부에서 사기와 싸워 일어나는 증상이다. 그러나 비허일 경우 체력의 토대를 이루는 부분을 증강하지 않으면 표층부에서 싸워 이기지 못한다. 이때 삼소음으로 표층부와 체력의 토대 부분이 함께 보강되도록 치료한다.

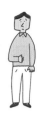

대표적인 처방 ▶ 삼소음

구성 생약	작용	구성 생약	작용
인삼	비기脾氣를 증강한다.	지실	기를 내린다.
복령	비에서 폐로 수분을 순환시킨다.	갈근	몸 표층부의 발산 작용을 강화시킨다.
진피	기를 하방으로 유도한다.	소엽	기를 몸의 표층부로 순환시킨다.
반하	수분과 기를 내린다.	길경	폐기肺氣를 열어 기를 상승시킨다.
전호	가래를 삭이고 기를 내린다.		

기체 유형은 향소산香蘇散	저항력과 기의 양적 증강만으로는 기체 유형의 감기를 해소할 수 없다. 향소산 등을 처방하여 기의 순환을 개선해 몸의 체표부에 충분한 양의 기가 도달하는 것을 염두에 두어야 한다.

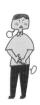

대표적인 처방 ▶ 향소산

구성 생약	작용	구성 생약	작용
향부자	간의 기를 순환시켜 '위기'를 강화한다.	진피	기를 순환시킨다.
소엽	기를 몸의 표층부로 순환시킨다.	생강	기와 진액을 몸의 표층부로 이끈다.
감초	기와 진액의 양을 보충한다.		

신양허 유형은 마황부자세신탕麻黃附子細辛湯	신양허 유형의 감기에 대처하려면 몸의 심부에 있는 신의 힘을 증강시켜야 한다. 마황부자세신탕에 들어 있는 부자가 열원이 되는 신양을 증강시키고, 세신과 마황으로 그 열을 끌어내 위기를 강화시켜 감기를 물리친다.

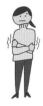

대표적인 처방 ▶ 마황부자세신탕

구성 생약	작용	구성 생약	작용
마황	기를 몸의 표층부로 이끈다.	세신	신의 열을 몸의 표층부로 끌어낸다.
부자	신양腎陽을 증강하여 발산 작용을 강화한다.		

증상별 한약 선택법 ② 냉증

주요 키워드 ▶ 신양허腎陽虛 / 습담濕痰 / 기체氣滯 / 혈어血瘀 / 팔미(지황)환八味地黃丸 / 가미소요산加味逍遙散 /
오령산五苓散 / 당귀작약산當歸芍藥散

냉증은 열의 '양'과 '순환'의 문제로 생긴다

냉증은 열의 양이 부족하거나 열 자체는 있어도
몸에 골고루 분배되지 못해 순환이 잘 안 될 때
이 두 가지 요소가 관여해 발증한다. 열의 양이
부족해서 생기는 것은 선천적으로 축적되어 있
는 열의 양이 적은 신양허와 몸속에 불필요한
수분이 많아 열을 빼앗는 습담의 예가 있다. 열
의 순환 문제는 기가 정상적으로 순환되지 않아
손발은 냉한데 얼굴은 달아오르는 기체, 또는

열을 온몸에 분배하는 기능을 하는 혈이 제대로
순환되지 않는 상태인 혈어와 관계되어 있다.

냉증은 단순히 체온이 떨어지는 것이 문제가
아니라 그 열을 원동력으로 기능하는 몸 전체의
여러 기능에 지장을 초래한다는 점이 문제다.
그래서 단순히 체온을 올리려 할 것이 아니라
결과적으로 발생하는 생리 기능의 이상에 눈을
돌려 그 개선에 힘써야 한다.

냉증에 관여하는 네 가지 체질 유형

신양허는 몸 전체의 열원이 되는 신양腎陽이 선
천적으로 적어 열이 부족한 것이다. 그래서 온
몸의 여러 기능이 저하되기 쉽다. 또 열은 기·
혈·진액이 순환하는 원동력이기에 그러한 순환
이 제대로 안 되면 여러 증상이 나타나기 쉽다.
이때 수분의 과부족을 조절해 순환을 개선하는
육미환六味丸에, 신의 열을 증가시키는 성분이
들어간 팔미지황환(팔미환)으로 대처한다.

습열은 과잉 상태의 수분이 하반신에 잘 쌓이
기에 특히 하반신이 냉하다. 한편 수분을 잘 순
환하지 못하는 상반신은 수분 부족을 일으켜 물
을 찾게 된다. 그러면 여분의 수분은 점점 더 많
아진다. 이때 몸을 따뜻하게 하여 수분의 순환
을 정상으로 되돌리는 오령산을 쓴다.

기체는 상승한 기가 정체된 채 내려오지 못해
머리 쪽에 기가 쌓인다. 이때 열도 쌓여 열오름
과 홍조가 발생하고, 말단인 손발에는 열이 도달
하지 못해 냉하다. 이와 같이 냉감을 동반한 열
오름 증상이 특징이다. 치료는 기의 정체를 해소
하여 수분의 순환을 개선하고 몸의 위쪽에 머무
는 과잉한 열을 해소하는 가미소요산 등을 쓴다.

혈어는 생명력을 지탱하는 몸의 심부를 제외
한 곳의 혈의 순환이 악화된 상태다. 혈은 열을
운반하는 역할을 하기에 혈이 도달하지 못하는
말초, 즉 손발이 차가워진다. 기체와 같은 홍조
와 열오름증은 나타나지 않는다. 혈을 순환시켜
수분의 순환도 개선하고 온몸에 열을 제공하는
당귀작약산으로 대처한다.

체질별·대표적인 냉증약

신양허 유형은 팔미(지황)환八味地黃丸

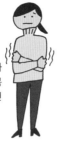

온몸이 냉하고 설사나 변비가 병발하기도 하는 신양허. 식욕이 감퇴하고 변비나 설사로 복통을 자주 일으킨다. 팔미(지황)환은 이러한 신양허 증상을 개선하는 데 효과가 있다.

대표적인 처방 ▶ 팔미(지황)환

구성 생약	작용
산수유	신의 습기를 증강시킨다.
지황	간과 신의 음액을 증가시킨다.
산약	비기를 높여 습기를 준다.
택사	신에 수분을 끌어넣어 배출시킨다.
목단피	혈을 순환시켜 열을 식힌다.
복령	비에서 폐로 수분을 순환시킨다.
부자	신의 열을 증강시킨다.
계피	신의 열을 몸의 표층부로 끌어낸다.

습담 유형은 오령산五苓散

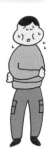

습담은 땀에 의한 체온 조절 기능이 저하되어 조금만 움직여도 땀을 흘리거나 손발이 냉해지고 부기로 묵직함을 느낀다. 오령산은 이와 같은 수분의 정체에 쓰는 대표적인 처방이다.

대표적인 처방 ▶ 오령산

구성 생약	작용
복령	비와 폐의 소통을 개선해 진액을 순환시킨다.
저령	신으로 진액을 운반한다. 이수利水 작용.
택사	진액을 신으로 유도해 배출한다.
계피	신기腎氣를 몸의 표층부로 이끌어 진액을 순환시킨다.
백출	비기脾氣를 강화해 진액의 순환을 바로잡는다.

기체 유형은 가미소요산加味逍遙散

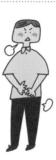

기가 상승한 채 정체되어 있어서 머리 쪽에 열감이 있고 손발은 차다. 가미소요산은 이 상승한 기를 내려 온몸으로 순환시켜주는 처방. 머리 쪽 열감도 해소된다.

대표적인 처방 ▶ 가미소요산

구성 생약	작용
시호	간기肝氣를 풀어주어 기를 편안하게 한다.
작약	진津(체표부의 수분)을 몸의 심부로 회수한다.
백출(창출)	진액을 순환시킨다.
당귀	혈을 보충하고 순환을 개선한다.
복령	비·폐의 소통을 개선해 진액을 순환시킨다.
산치자	심과 상초上焦의 울열을 끌어내린다.
목단피	혈을 순환시켜 혈열을 식힌다.
감초	기와 진액의 양을 보충한다.
생강	기와 진액을 몸의 체표부로 이끈다.
박하	기를 순환시켜 열을 발산한다.

혈어 유형은 당귀작약산當歸芍藥散

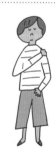

혈의 순환이 정체되어 열을 운반하지 못해 말단이 냉해지는 혈어 유형. 당귀작약산은 혈어 증상의 개선에 적합한 '구어혈제驅瘀血劑' 중 하나로 알려진 처방이다.

대표적인 처방 ▶ 당귀작약산

구성 생약	작용
당귀	혈을 보충해 순환을 개선한다.
천궁	혈을 위쪽으로 유도하여 순환을 개선한다.
작약	혈과 진액의 양을 보충한다.
복령	비·폐의 소통을 개선해 진액을 순환시킨다.
백출(창출)	진액을 발산해 냉기를 빼낸다.
택사	진액을 신으로 유도해 배출한다.

증상별 한약 선택법 ③ 피로

주요 키워드 ▶ 비허脾虛 / 혈허血虛 / 음허陰虛 / 기체氣滯 / 보중익기탕補中益氣湯 / 십전대보탕十全大補湯 /
자음강화탕滋陰降火湯 / 억간산가진피반하抑肝散加陳皮半夏

원인은 기·혈·진액의 양 부족 또는 순환의 불량

피로가 생기는 원인은 크게 두 가지다. 하나는
기·혈·진액의 양이 부족해서 발생하는 피로, 또
하나는 기·혈·진액의 순환이 나빠서 생기는 피
로다. 비허, 혈허, 음허는 양의 부족, 기체는 순
환의 불량에서 생기는 피로를 일으키기 쉽다.

비허는 기를 만들지 못하는 체질이라 기의 전
체 양이 저하되어 쉽게 피로해진다. 원기를 만
들어내기 위한 연료와 생명력의 재료를 제공하
는 혈이 부족한 혈허도 원기 부족을 이유로 피
로를 발생시킨다. 또 몸은 활동하면 열이 생성

되어 진액을 소모하는데, 진액이 부족한 음허는
그 열을 식히지 못해 홍조를 동반한 피로를 낳는
다. 이러한 기·혈·진액이 부족하여 나타나는 피
로를 해소하는 데는 휴식과 수면이 도움이 된다.

한편 기체는 기혈과 열의 순환을 이끌어야 할
기가 정체되어 있어 쉽게 피로해진다. 정상적으
로 순환되지 않아 생기는 피로는 단순한 휴식보
다 낮 동안 몸을 움직이고 밤에는 긴장을 풀어
주는 방식으로 활동과 휴식을 잘 구분하면 된다.

피로의 4대 원인은 비허, 혈허, 음허, 기체

비허는 기의 양이 부족하기에 조금만 움직여도
숨이 쉽게 찬다. 감기에 잘 걸리고 설사도 잦다.
이때 간기肝氣를 북돋워 비기를 끌어올리는 보
중익기탕으로 비를 보하면 개선할 수 있다.

혈허는 활동의 원동력이 되는 연료가 부족하
기 때문에 피로의 회복이 늦고 '피곤한데 잠은
안 오는' 불면 증상으로 피로 회복이 더 지연되
는 악순환을 일으킨다. 간기와 신기를 보강하고
보충한 기혈의 순환을 돕는 십전대보탕 등을 쓰
면 좋다.

진액이 부족한 음허는 활동으로 생긴 열을 식
히지 못해 피로 회복이 늦다. 그래서 피곤한데

도 열감과 홍분이 가라앉지 않고 남아 몸이 건
조하고, 짜증과 불안 등 정신을 안정시키지 못
하는 증상이 나타난다. 잠 부족과 과로를 일삼
는 생활은 음허의 경향을 강화할 수 있다. 자음
강화탕으로 습기를 보충해 여분의 열을 식히면
증상이 개선된다.

기체에서 비롯한 피로는 힘이 다 빠진 느낌이
들다가도 욱하거나 마구 홍분하는 식의 불균형
을 보이는 것이 특징이다. 간기의 상승과 하강
을 조정해 기를 순환시키고, 혈과 진액을 몸 전
체에 순환시키는 데도 도움이 되는 억간산가진
피반하가 개선에 도움이 된다.

체질별·대표적인 피로약

비허 유형은
보중익기탕補中益氣湯

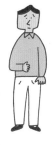

일어날 때는 그다지 피곤을 느끼지 못하는데 낮에 활동하면서 피로가 쌓여 저녁에 강한 피로감을 느끼는 비허. 보중익기탕은 비기를 끌어올려 기·혈·진액을 온몸으로 순환시킨다.

대표적인 처방 ▶ 보중익기탕

구성 생약	작용
황기	간기를 보강해 표층부의 기능을 강화한다.
인삼	기의 양을 보충한다.
백출(창출)	진액을 순환시킨다.
당귀	혈을 보충하고 순환을 돕는다.
시호	간기를 풀어 기를 편안하게 한다.
진피	폐·비·대장의 기를 내려 습을 처리한다.
대조	음액을 보충한다.
감초	기와 진액의 양을 보충한다.
승마	기를 끌어올려 기의 순환을 개선한다.
생강	기와 진액을 몸의 표층부로 이끈다.

혈허 유형은
십전대보탕十全大補湯

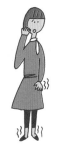

피로 회복에 필요한 영양과 연료가 되는 혈이 부족해서 피로가 풀리지 않는 혈허 유형이라면 혈허의 피로는 기혈을 보충해 순환시키는 십전대보탕으로 회복한다.

대표적인 처방 ▶ 십전대보탕

구성 생약	작용
황기	간기를 돋워 표층부의 기능을 강화한다.
계피	신기의 양을 늘려 기혈의 흐름을 순조롭게 만든다.
숙지황	간·신의 습기를 늘려 기를 증강시킨다.
백작약	진(체표부의 수분)을 몸의 심부로 회수한다.
천궁	혈을 위쪽으로 유도해 순환을 돕는다.
백출(창출)	진액을 순환시킨다.
당귀	혈을 보충해 순환을 개선한다.
인삼	기의 양을 보충한다.
복령	비·폐의 소통을 개선해 진액을 순환시킨다.
감초	기와 진액의 양을 보충한다.
대조	음액을 보충한다.
생강	기와 진액을 몸의 표층부로 이끈다.

음허 유형은
자음강화탕滋陰降火湯

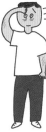

활동으로 발생한 열을 식히지 못해 피로가 축적되는 음허 유형은 신의 음액을 늘리는 작용을 중심으로 폐와 심에도 습기를 제공해 열을 식히는 자음강화탕으로 피로를 푼다.

대표적인 처방 ▶ 자음강화탕

구성 생약	작용
작약	진(체표부의 수분)을 몸의 심부로 회수한다.
당귀	혈을 보충해 순환을 개선한다.
지황	간·신에 차 있는 열을 식힌다.
천문동	신의 습기를 늘린다.
맥문동	심·폐·위에 습기를 준다.
창출	정체된 수분을 발산한다.
진피	폐·비·대장의 기를 내려 습을 처리한다.
황백	신의 울열, 위쪽으로 오른 열을 식힌다.
지모	신의 습기를 증가시켜 열을 식힌다.
감초	기와 진액의 양을 보충한다.

기체 유형은
억간산가진피반하抑肝散加陳皮半夏

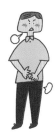

기의 흐름이 정체되어 있는 기체 유형의 피로에는 간기를 순환시키는 억간산가진피반하가 좋다. 기의 순환이 조절되면서 혈과 진액의 순환도 좋아져 피로가 회복된다.

대표적인 처방 ▶ 억간산가진피반하

구성 생약	작용
복령	비·폐의 소통을 개선해 진액을 순환시킨다.
백출(창출)	진액의 순환을 개선한다.
당귀	혈을 보충해 순환을 개선한다.
천궁	혈을 위쪽으로 유도해 순환을 돕는다.
조구등	간기를 내린다.
시호	간기를 풀어 기를 편안하게 한다.
감초	기와 진액의 양을 보충한다.
진피	폐·비·대장의 기를 내려 습을 처리한다.
반하	비기를 내려 습을 몸 밖으로 배출한다.

증상별 한약 선택법 ④ 어깨 결림

주요 키워드 혈어血瘀 / 습담濕痰 / 기체氣滯 / 계지복령환桂枝茯苓丸 / 이출탕二朮湯 / 대시호탕大柴胡湯

기·혈·진액의 순환 불량이 일으키는 어깨 결림

목은 기·혈·진액이 머리 쪽을 오르내리며 순환하고 몸의 좌우로도 순환하는 중요한 부위다. 좁은 부위에 기·혈·진액의 경로가 복잡하게 밀집해 있어서, 순환이 잘 안 되면 어깨 결림이 생기고, 어깨뼈 주위의 힘이 풀리거나 두통을 유발하는 등 다양한 증상을 일으킨다.

혈이 잘 순환하지 못해 생기는 혈어에서 비롯된 어깨 결림은 장시간 같은 자세로, 특히 머리와 눈을 사용하는 작업을 할 때 일어나기 쉽다. 심지가 박혀 있는 듯한 단단함이 특징이다. 두통과 눈의 통증을 동반할 때도 통증이 보통 깊숙한 곳에서 느껴진다. 스마트폰이나 태블릿을 장시간 사용하다 보면 목을 어깨보다 앞으로 기울이는 자세가 되기 쉬운데 이때 목 주위의 혈의 순환이 나빠져 어깨 결림을 조장한다.

수분 과다 섭취로 수분 과잉 상태가 되어 진액의 흐름이 정체되는 습담도 어깨 결림을 유발하는 체질 중 하나다. 몸이 차고 특히 목에서 어깨까지 뻐근함과 냉감을 느낀다. 수분 과다에 더해 목 주위까지 냉하면 어깨 결림 증상은 더욱 잘 나타난다.

기체는 스트레스가 원인인 어깨 결림이 잘 나타난다. 본래 목적에 맞춰 자유자재로 온몸을 순환해야 할 기가 긴장과 스트레스에 노출되면 그 순환이 정체된다. 기체일 때 나타나는 어깨 결림은 목 근육이 긴장되어 열이 차 있는 듯한 느낌이 드는 것이 특징이다. 두통을 동반할 때는 욱신거리는 통증을 느낀다. 이러한 어깨 결림은 혼재되어 일어나기 쉬우며, 각각의 원인이 얽혀서 증상이 증폭될 때도 많다.

어깨 결림의 세 가지 유형, 혈어, 습담, 기체

혈어에서 오는 어깨 결림은 오랫동안 같은 자세로 있거나 긴장 때문에 근육의 움직임이 적어 혈이 제대로 순환하지 못해 발생한다. 몸을 적절히 움직이는 것도 중요하지만 혈의 정체를 해소하는 구어혈제驅瘀血劑, 예를 들면 계지복령환을 쓰면 개선할 수 있다. 습담에서 오는 어깨 결림은 몸속의 불필요한 수분 때문이므로 이 유형의

어깨 결림은 진액의 정체를 해소하는 이출탕을 쓴다. 사십견이나 오십견에도 잘 쓰는 처방이다.

스트레스가 주원인인 기체에서 오는 어깨 결림은 목 근육과 목 주위가 긴장되어 있는 느낌이 특징이다. 스트레스의 영향을 받은 간을 다스려 간기肝氣를 풀어주는 대시호탕을 쓰면 긴장과 흥분이 가라앉아 증상이 경감된다.

체질별·대표적인 어깨 결림 약

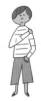

혈어 유형은
계지복령환桂枝茯苓丸

혈의 순환 문제로 생기는 어깨 결림. 장시간 같은 자세로 일하는 사무직 종사자에게 특히 많다. 혈을 순환시키고 수분을 움직이는 계지복령환으로 대처한다.

대표적인 처방 ▶ 계지복령환

구성 생약	작용	구성 생약	작용
계피	신양을 강화해 기혈의 순환을 개선한다.	도인	혈의 순환을 개선한다.
복령	비·폐의 소통을 개선해 진액을 순환시킨다.	작약	진(체표부의 수분)을 몸의 심부로 회수한다.
목단피	혈류 촉진, 열을 식힌다.		

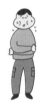

습담 유형은
이출탕二朮湯

불필요한 수분이 일으키는 어깨 결림은 냉감도 동반한다. 습담 유형의 어깨 결림에는 이출탕이 좋다. 비와 폐의 작용을 보조해 기의 순환을 바로잡고, 진액의 정체를 해소해 증상을 개선한다.

대표적인 처방 ▶ 이출탕

구성 생약	작용	구성 생약	작용
계피	진액의 정체를 발산한다.	백출	진액을 순환시킨다.
위령선	가득 찬 기를 발산해 통증을 경감시킨다.	복령	비와 폐의 흐름을 개선해 진액을 순환시킨다.
황금	비·간·폐의 열을 식힌다.	감초	기와 진액의 양을 보충한다.
향부자	기의 순환을 순조롭게 한다.	생강	비기脾氣와 진액을 몸의 표층부로 이끈다.
반하	비기를 내려 습을 몸 밖으로 내보낸다.	천남성	담을 삭인다. 진통 작용.
진피	폐·비·대장의 기를 내려 습을 처리.	강활	풍·한·습사를 발산하여 해소한다.

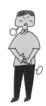

기체 유형은
대시호탕大柴胡湯

긴장이나 스트레스의 영향으로 간의 소설 작용이 저하되면 기·혈·진액의 순환이 정체되어 어깨 결림이 생긴다. 대시호탕은 스트레스 등으로 높아진 흥분을 가라앉히고 간기를 풀어 끌어내려서 여분의 열을 식히는 방법으로 어깨 결림을 개선하는 처방이다.

대표적인 처방 ▶ 대시호탕

구성 생약	작용	구성 생약	작용
시호	간기를 풀어 기를 편안하게 한다.	대조	음액을 보충한다.
반하	비기를 내려 습을 체외로 배출한다.	지실	기를 끌어내린다.
황금	비·간·폐의 열을 식힌다.	생강	기와 진액을 몸의 표층부로 이끈다.
작약	진(체표부의 수분)을 몸의 심부로 회수한다.	대황	축적된 잉여물을 내보낸다.

증상별 한약 선택법 ⑤ 비만

열비熱肥 / 습비濕肥 / 습열濕熱 / 방풍통성산防風通聖散 / 신양허腎陽虛 / 습담濕痰 / 진무탕眞武湯 /
방기황기탕防己黃耆湯

수분과 열을 과다하게 축적한 열비와 순환이 불량한 습비

서양의학은 키와 나이를 기준으로 정상 체중을 수치화하여 비만도를 측정하는데, 동양의학은 신체에 대한 '필요성'이 기준이다. 즉 그 필요성 이상으로 '무언가'가 과도하게 축적된 상태를 살이 쪘다고 판단한다. 그렇게 축적된 것의 성질과 관계있는 것이 수분과 열이다. 그러한 원인으로 생긴 비만은 열비와 습비 두 가지 유형이 있다.

열비란 열과 수분이 혼합되어 과도하게 축적된 상태를 가리킨다. 한편 습비란 수분의 과잉으로 말미암아 기·혈·진액을 순환시켜 잉여물을 배출하기 위한 원동력인 열의 작용이 저하된 상태를 가리킨다.

언뜻 똑같이 살이 쪄 보여도 열비인지 습비인지에 따라 대처법이 다르다. 체질에 맞지 않는 비만 대책을 세우면 효과가 나타나지 않거나 증상을 악화시키기도 하기에 주의해야 한다.

비만과 관계된 세 가지 요소, 습열, 신양허, 습담

열비 유형의 비만은 습열 체질에서 잘 나타난다. 폭음·폭식이 잦은 사람, 고칼로리식을 즐기는 사람은 수분이 몸속에 과잉 축적되어 기·혈·진액의 일반적인 순환으로는 다 처리하지 못한다. 과잉 축적된 수분에 남은 열이 결합되어 걸쭉한 습열을 만들어낸다. 습열은 기와 혈의 순환을 저해해 수분과 열의 처리 능력을 떨어뜨리고, 한층 더 과잉 축적되어 열비가 된다. 이때 몸속의 여러 잉여물을 청열淸熱, 발산發散, 이습利濕 등 다채로운 작용으로 해소하는 방풍통성산이 적합하다.

습비 유형의 비만은 신양허와 습담의 두 체질이 관련되어 있다. 신양허는 선천적으로 가진 열의 양이 적어 몸속에서 수분을 순환시키는 원동력인 열이 부족하다. 그 결과 수분이 정체되고 과다하게 쌓여 습비가 된다. 열을 보충하고 정체된 수분의 운행을 도와주는 진무탕으로 습비를 해소하면 좋다.

습담은 수분의 과다 섭취가 주요인이다. 수분이 넘치면 기·혈·진액의 운행에 필요한 열이 식어 순환과 배출의 기능이 떨어진다. 수분을 과도하게 섭취하고 배출을 제대로 하지 못해 수분이 축적되는 악순환에 빠져 습비가 된다. 수분의 순환을 다스려 부기를 해소하고 여분의 수분을 소변으로 배출하는 방기황기탕을 쓰면 좋다.

열비는 열을 늘리지 않아야 하고, 습비는 열을 사수해야 한다. 이처럼 비만의 유형에 따라 대처법은 정반대가 될 수 있다.

체질별·대표적인 비만 약

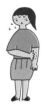

> **습열 유형은**
> **방풍통성산防風通聖散**

과식, 칼로리의 과다 섭취로 다 처리할 수 없는 많은 양이 축적되어 있는 습열 유형의 비만은 열을 식히는 생약을 중심으로 축적된 잉여물을 발산하는 생약과 여분의 수분을 배출하는 생약 등이 배합된 방풍통성산을 추천한다.

대표적인 처방 ▶ 방풍통성산

구성 생약	작용	구성 생약	작용
당귀	혈을 보충하고 순환을 개선한다.	마황	기를 몸의 표층부로 이끈다.
천궁	혈을 위쪽으로 유도해 순환을 개선한다.	백출(창출)	정체된 진액을 발산한다.
백작약	진津(체표부의 수분)을 몸의 심부로 회수한다.	길경	폐를 열어 기를 끌어올린다.
산치자	심의 울열을 소변으로 배출한다.	황금	비·간·폐의 열을 식힌다.
연교	심과 폐의 열을 식힌다.	감초	기와 진액의 양을 보충한다.
박하	기를 순환시켜 열을 발산한다.	석고	몸 체표부의 열을 식힌다.
생강	기와 진액을 몸의 체표부로 이끈다.	활석	여분의 열과 수분을 해소한다.
형개	표층부에 차 있는 열을 발산하여 해소.	대황	축적된 잉여물을 내보낸다.
방풍	정체된 여분의 수분과 열을 발산한다.	망초	위장의 열을 식혀 통변한다.

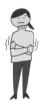

> **신양허 유형은**
> **진무탕眞武湯**

본래 가지고 있는 열의 양이 적어서 수분이 원활하게 순환하지 못하고 몸속에 쌓여 습비 상태가 된다. 실제 몸무게 이상으로 살이 쪄 보이는 것이 특징이다. 진무탕은 부족한 열을 보충해 수분의 순환을 돕기에 신양허의 '습비'에 효과가 있다.

대표적인 처방 ▶ 진무탕

구성 생약	작용	구성 생약	작용
복령	비·폐의 소통을 개선해 진액을 순환시킨다.	백출(창출)	진액의 순환을 개선한다.
작약	진(체표부의 수분)을 몸의 심부로 회수한다.	부자	신의 열을 증가시킨다.
생강	기와 진액을 몸의 표층부로 이끈다.		

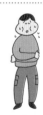

> **습담 유형은**
> **방기황기탕防己黃耆湯**

물을 과다 섭취해서 몸속의 열이 식고 그로 인해 수분이 잘 순환되지 못해 몸속에 쌓이는 습담 유형. 습비의 원인은 수분 대사 기능의 저하이기에 여분의 수분을 배출하는 기능을 조절하는 방기황기탕이 적합하다.

대표적인 처방 ▶ 방기황기탕

구성 생약	작용	구성 생약	작용
방기	쌓인 수분을 배출한다	대조	음액을 보충한다.
황기	간기를 돋워 몸 표층부의 기능을 강화한다.	감초	기와 진액의 양을 보충한다.
백출(창출)	진액의 정체를 해소한다.	생강	기와 진액을 몸의 표층부로 이끈다.

주요 한방 처방 일람

임상 현장에서 자주 쓰이는 처방 60가지를 소개한다. 배합된 생약과 효과를 보이는 증상 외에 기·혈·진액·열·신·비·간·폐·심 중 어디에 작용하는지도 나타냈다.

처방명	구성 생약	적응증·효능	작용의 분류
안중산 安中散	계피, 현호색, 모려, 회향, 축사, 감초, 양강	급성·만성 위염 중 냉감으로 악화하는 위통과 가슴쓰림, 위산 과다에 쓴다.	氣
인진오령산 茵蔯五苓散	인진호, 택사, 저령, 복령, 창출, 계피	급성 간염과 담낭염 등에서 황달이 있고, 복만감과 배뇨 감소가 나타날 때 쓴다.	熱 津液
온경탕 溫經湯	반하, 맥문동, 당귀, 천궁, 작약, 인삼, 계피, 아교, 목단피, 감초, 생강, 오수유	월경 불순과 부정 성기 출혈, 불임증, 하반신의 냉증, 주부습진(물을 많이 써서 손에 생기는 습진) 등에 쓴다.	血 肝
월비가출탕 越婢加朮湯	마황, 석고, 대조, 감초, 생강, 창출	신염에 따른 부종과 관절염, 습진 등에 쓴다.	熱 津液 肺
황련해독탕 黃連解毒湯	황련, 황백, 황금, 산치자	열오름, 불면, 흥분 등 정신 증상과 코피, 구내염, 위염 등의 열증에 쓴다.	熱 心
을자탕 乙字湯	당귀, 시호, 황금, 감초, 승마, 대황	치질의 통증과 출혈, 탈항, 음부 가려움증에 쓴다.	氣 熱
갈근탕 葛根湯	갈근, 마황, 대조, 계피, 작약, 감초, 생강	감기 증상, 어깨 결림, 비염, 고름증의 초기에 쓴다.	肺
가미귀비탕 加味歸脾湯	황기, 당귀, 산치자, 인삼, (백출/창출), 복령, 산조인, 용안육, 시호, 원지, 대조, 감초, 목향, 생강	빈혈이 있고 위장이 허약하며 불면, 도한(밤에 자다가 땀을 흘리고 눈이 떠지면 멎는 증상), 건망증이 나타날 때 쓴다.	氣 脾 心
가미소요산 加味逍遙散	시호, 작약, (백출/창출), 당귀, 복령, 산치자, 목단피, 감초, 생강, 박하	갱년기 장애와 만성 간염 등에서 열오름과 정신 증상이 나타날 때 쓴다.	氣 肝
감맥대조탕 甘麥大棗湯	감초, 대조, 소맥	히스테리와 야제증(어린아이가 밤마다 발작적으로 우는 증상), 신경 쇠약 등에 쓴다.	津液 脾 心

처방명	구성 생약	적응증·효능	작용의 분류
궁귀조혈음 芎歸調血飮	당귀, 천궁, 지황, 백출, 복령, 진피, 오약, 향부자, 목단피, 익모초, 대조, 건강, 생강, 감초	산후 체력 회복, 월경 불순, 혈의 도증(道症. 자율신경증후군. 화병과 유사) 등에 쓴다.	氣 血
구미빈랑탕 九味檳榔湯	빈랑자, 후박, 계피, 귤피, 소엽, 감초, 생강, 목향, 대황	각기와 비복근 통증, 신경통 등에 쓴다.	氣 津液 脾
형개연교탕 荊芥連翹湯	당귀, 작약, 천궁, 지황, 황련, 황금, 황백, 산치자, 연교, 형개, 방풍, 박하, 지각, 감초, 백지, 길경, 시호	청년기에 나타나는 중이염과 축농증, 편도염 등 해독증 체질* 에 쓴다.	熱 肺
계지가출부탕 桂枝加朮附湯	계피, 작약, 대조, 생강, 감초, 창출, 부자	반신불수, 관절통, 신경통, 근육통 등에 쓴다.	熱 心 腎
계지탕 桂枝湯	계피, 작약, 대조, 생강, 감초	허약체질자의 감기에 자한(추위나 더위와 관계없이 조금만 움직여도 자연히 땀이 흐르는 것)을 동반할 때 쓴다.	肺
계지복령환 桂枝茯苓丸	계피, 복령, 목단피, 도인, 작약	월경 불순, 자궁근종, 갱년기 장애 등에 쓴다.	血 津液
향소산 香蘇散	향부자, 소엽, 감초, 진피, 건생강	위장형 감기와 몸 상태가 좋지 않을 때, 두드러기 등에 쓴다.	氣
시호가용골모려탕 柴胡加龍骨牡蠣湯	시호, 반하, 복령, 계피, 황금, 대조, 생강, 인삼, 용골, 모려, (대황)	신경증, 불면, 고혈압 등의 불안과 흥분, 초조감이 나타날 때 쓴다.	心
시호청간탕 柴胡淸肝湯	시호, 당귀, 작약, 천궁, 지황, 연교, 길경, 우방자, 괄루근, 박하, 황련, 황금, 황백, 산치자, 감초	소아의 선병질 체질[림프샘이 잘 붓는 약한 체질], 편도선과 아데노이드(인후 편도가 병적으로 비대해진 상태), 습진 등의 체질 개선에 쓴다.	熱 血 肺
산조인탕 酸棗仁湯	산조인, 지모, 천궁, 복령, 감초	불면증과 기면(비정상적인 졸음), 다몽, 도한, 불안신경증 등에 쓴다.	血 心

처방명	구성 생약	적응증·효능	작용의 분류
자음강화탕 滋陰降火湯	작약, 당귀, 지황, 천문동, 맥문동, 창출, 진피, 황백, 지모, 감초	만성 호흡기 질환으로 마른기침과 변비가 나타날 때 쓴다.	津液 肺 心 腎
십전대보탕 十全大補湯	황기, 계피, 지황, 작약, 당귀, 천궁, 인삼, (백출/창출), 복령, 감초	만성 질환과 병후, 수술 후 등 체력이 떨어졌을 때 쓴다.	血 脾 心
십미패독탕 十味敗毒湯	시호, 길경, (방풍/갯방풍), 천궁, (앵피/박속), 복령, 독활, 형개, 감초, 생강	피부 고름증, 습진 등에 쓴다	津液 肺
소시호탕 小柴胡湯	시호, 반하, 황금, 인삼, 대조, 감초, 생강	열성 질환이 오래가고 이장열(체온의 일일 차가 1도 이상인 열)과 흉협고만(가슴과 옆구리가 무지근하게 당기고 통증이 있다) 등이 있을 때 쓴다.	氣 熱 肝
소청룡탕 小靑龍湯	마황, 작약, 건강, 감초, 계피, 세신, 오미자, 반하	기관지 천식과 알레르기성 비염 등으로 분비물이 많을 때 쓴다.	津液
소풍산 消風散	당귀, 지황, 석고, 방풍, 창출, 우방자, 목통, 선퇴, 고삼, 형개, 지모, 호마, 감초	습진과 두드러기, 가려움증 등에 쓴다.	熱 血 肺
신이청폐탕 辛夷淸肺湯	신이, 비파엽, 지모, 백합, 황금, 산치자, 맥문동, 석고, 승마, (감초)	축농증과 만성 비염으로 농성 비루, 코막힘 등의 증상에 쓴다.	熱 津液 肺
삼소음 蔘蘇飮	인삼, 복령, 소엽, 반하, 대조, 지실, 길경, 진피, 갈근, 전호, 생강, 목향, 감초	고령자나 소아, 위장 허약자 등의 감기에 기침, 가래가 있을 때 쓴다.	肺 脾
신비탕 神秘湯	마황, 행인, 후박, 진피, 감초, 시호, 소엽	호흡 곤란을 호소하고 신경증을 동반한 천식에 쓴다.	氣 肺
진무탕 眞武湯	복령, 작약, 생강, (백출/창출), 부자	체력이 저하되어 설사, 부종, 복통, 손발의 냉증 등의 증상이 나타날 때 쓴다.	熱 津液 脾 腎

처방명	구성 생약	적응증·효능	작용의 분류
청상방풍탕 淸上防風湯	황금, 천궁, 방풍, 연교, 백지, 길경, 산치자, 형개, 황련, 지실, 박하, 감초	좌창(여드름) 등 특히 얼굴에 나는 피부염에 쓴다.	熱 肺
소경활혈탕 疎經活血湯	백작약, 당귀, 천궁, 지황, 도인, 창출, 복령, 우슬, 진피, 방기, 방풍, 용담, 위령선, 강활, 백지, 감초, 생강	좌골신경통, 다발성 관절염 등 근육과 관절의 동통疼痛, 저림 등에 쓴다.	血 津液
대건중탕 大建中湯	산초, 건강, 인삼, 교이	장의 연동 운동 불안과 장폐색 등에 따른 복통에 쓴다.	熱 脾
대시호탕 大柴胡湯	시호, 반하, 황금, 작약, 대조, 지실, 생강, 대황	열병이 오래가서 한열왕래(오한과 발열이 교차해서 나타남), 흉협고만 등이 나타날 때 쓴다.	氣 熱 肝
대방풍탕 大防風湯	당귀, 백작약, 지황, 황기, 방풍, 두충, 창출, 천궁, 인삼, 강활, 우슬, 감초, 대조, 생강, 부자	만성화된 류머티즘, 운동 마비 등 하지의 위약萎弱과 동통에 쓴다.	血 脾 腎
조등산 釣藤散	조구등, 석고, 진피, 맥문동, 반하, 복령, 인삼, 방풍, 국화, 감초, 생강	고혈압과 신경증 등에 따른 두통, 현기증, 어깨 결림 등에 쓴다.	熱 心
저령산 猪苓湯	저령, 복령, 활석, 택사, 아교	요로에 염증을 동반한 배뇨 장애에 쓴다.	熱 津液
도핵승기탕 桃核承氣湯	도인, 계피, 대황, 망초, 감초	어혈로 열오름, 두통, 정신불안, 월경 장애 등이 나타날 때 쓴다.	血
당귀음자 當歸飮子	당귀, 지황, 백작약, 천궁, 방풍, 질려자, 하수오, 황기, 형개, 감초	건조성 가려움증, 습진 등에 쓴다.	血
당귀사역가오수유생강탕 當歸四逆加吳茱萸生薑湯	당귀, 계피, 작약, 목통, 세신, 감초, 대조, 오수유, 생강	수족 냉증, 냉기에 의한 복통, 요통, 설사, 구토에 쓴다.	熱 血

처방명	구성 생약	적응증·효능	작용의 분류
당귀작약산 當歸芍藥散	당귀, 천궁, 작약, 복령, (백출/창출), 택사	임신 중의 복통 등 주로 허약 체질의 여성이나 빈혈로 인한 여러 증상에 쓴다.	血 津液
여신산 如神散	당귀, 천궁, 계지, 창출, 황금, 향부자, 빈랑자, 목향, 황련, 인삼, 감초, 대황, 정향	갱년기 장애와 불안신경증, 히스테리 등 이른바 혈의 도증道症이라 불리는 증상에 쓰인다.	氣 熱 血
인삼탕 人蔘湯	인삼, (백출/창출), 감초, 건강	위장 허약 체질로 쉽게 피로해지고, 위의 통증, 구토, 설사 등이 나타날 때 쓴다.	脾
인삼양영탕 人蔘養營湯	지황, 당귀, 백출, 복령, 인삼, 계피, 백작약, 진피, 원지, 황기, 오미자, 감초	폐결핵 등 만성 질환과 병후 쇠약으로 인한 권태감, 불면, 건망, 기침에 쓴다.	氣 血 脾 心
맥문동탕 麥門冬湯	맥문동, 반하, 갱미, 대조, 인삼, 감초	상기도염, 기관지염 등으로 가래가 적은 경련성 기침에 쓴다.	氣 津液 肺
팔미환 八味丸	지황, 산수유, 산약, 택사, 복령, 목단피, 부자, 계피	노화 등에 따른 체력 저하, 복통, 부종 등 신양허의 증상에 쓴다.	熱 腎
반하후박탕 半夏厚朴湯	반하, 복령, 후박, 생강, 소엽	인후부의 답답함, 오심, 구토, 기침, 기울증氣鬱症 등에 쓴다.	氣 津液
반하사심탕 半夏瀉心湯	반하, 황금, 인삼, 건강, 대조, 감초, 황련	급성위장염으로 오심, 구토, 설사, 심하부의 답답함이 있을 때 쓴다.	熱 脾 心
반하백출천마탕 半夏白朮天麻湯	반하, 진피, 천마, 인삼, 백출, 복령, 생강, 택사, 맥아, 황백, (신국, 창출, 건강)	메니에르 증후군 등 허약체질자에게 나타나는 어지럼증과 두통에 쓴다.	津液 脾
방기황기탕 防己黃耆湯	방기, 황기, (백출/창출), 대조, 감초, 생강	변형성 무릎관절증 등 무릎관절증과 부종에 쓴다. 또 비만, 다한증에도 쓴다.	津液 肺

처방명	구성 생약	적응증·효능	작용의 분류
방풍통성산 防風通聖散	당귀, 천궁, 백작약, 산치자, 연교, 박하, 생강, 형개, 방풍, 마황, (백출/창출), 길경, 황금, 감초, 석고, 활석, 대황, 망초	비만 체질에 동반하는 고혈압과 뇌졸중, 피부병, 변비 등 장독증臟毒證* 체질에 쓴다.	熱 津液
보중익기탕 補中益氣湯	황기, 인삼, (백출/창출), 당귀, 시호, 진피, 대조, 감초, 승마, 생강	전신 피로, 사지의 힘 풀림, 위장허약, 내장하수 등 기허의 치료에 쓴다.	氣 脾
마황탕 麻黃湯	마황, 행인, 계피, 감초	감기 등에 의한 발열, 두통, 신체통 또는 천식, 비염 증상에 쓴다.	肺
마황부자세신탕 麻黃附子細辛湯	마황, 부자, 세신	오한이 강한 감기 증상, 알레르기성 비염, 신경통 등에 쓴다.	熱 肺 腎
마행감석탕 麻杏甘石湯	마황, 행인, 감초, 석고	기관지염, 기관지천식 등의 기침, 천식 발작 등에 쓴다.	肺
억간산가진피반하 抑肝散加陳皮半夏	복령, (백출/창출), 당귀, 천궁, 조구등, 시호, 감초, 진피, 반하	기의 정체로 발생하는 어깨 결림, 두통, 불면, 고혈압 등에 쓴다.	肝
육군자탕 六君子湯	인삼, 복령, (백출/창출), 반하, 진피, 대조, 감초, 생강	위장 허약 체질로 소화 불량, 식욕 부진, 권태감 등이 나타날 때 쓴다.	氣 脾
용담사간탕 龍膽瀉肝湯	용담, 당귀, 지황, 황금, 산치자, 목통, 택사, 차전자, (황련, 황백, 작약, 천궁, 연교, 박하, 방풍)	성인의 해독증 체질*, 방광염, 질염, 음부습진 등 하초의 습열 증상에 쓴다.	津液 肝 心
영계출감탕 苓桂朮甘湯	복령, 계피, (백출/창출), 감초	담음이 위에 정체되어 나타나는 어지럼증, 동요감, 숨이 찬 증상에 쓴다.	津液
육미환 六味丸	지황, 산수유, 산약, 목단피, 택사, 복령	당뇨병, 노화 등에 따른 체력 저하, 목마름, 배뇨 이상 등 신음허의 여러 증상에 쓴다.	津液 腎

* 일본 한방의 체질 중 어혈증 체질은 어혈을 체내에 가지고 있는 체질. 장독증 체질은 여러 독이 각 장기에 축적되어 있는 체질. 해독증 체질은 결핵에 잘 걸리고 면역이 약해 편도염, 중이염 등에 잘 걸린다. 피부가 검고 마른편이다.

대표적인 생약 일람

한약을 구성하는 대표적인 생약 60종을 소개한다. 각각의 효능과 기·혈·진액·열·신·비·간·폐·심의 작용의 분류 외에 원료도 게재하였다.

생약명		설명	효능	작용의 분류
현호색		현호색과의 여러해살이풀, 현호색이나 왜현호색, 또는 산현호색 등 동속 식물의 덩이뿌리	마비, 진정, 진통, 지통 작용. 흉통, 복통 등에 쓴다.	血
황기		콩과의 여러해살이풀, 황기 또는 몽골황기의 뿌리	이뇨, 강장, 강압(혈압을 떨어뜨림), 말초혈관 확장, 항알레르기 작용. 또 이수(몸속에 과다하게 쌓인 수분을 대사)의 효능도 있으며 부종, 도한(병적인 식은땀), 자한(이유 없이 자꾸 땀이 나는 것), 피부 고름증 등에도 쓴다.	氣肺脾心
황금		꿀풀과의 여러해살이풀, 황금 및 동속 식물의 뿌리	이담利膽(담낭의 작용을 개선함), 항염증, 항알레르기, 강압, 이뇨, 진정 작용. 또 구토감과 설사에도 쓴다.	熱肺肝脾心
황백		운향과의 낙엽고목, 황벽나무의 껍질	항균, 항염증, 강압, 건위(위의 기능을 높임) 등의 작용이 있으며 설사 등에도 쓴다.	熱心腎
황련		미나리아재빗과의 상록 여러해살이풀, 황련의 뿌리줄기	진정, 항궤양, 항염증, 항균 작용.	熱肝脾心
원지		원지과의 여러해살이풀, 원지의 뿌리	거담(가래를 제거함), 항부종, 이뇨 작용. 건망, 불면 등에도 쓴다.	心
하수오		마디풀과의 여러해살이풀, 하수오의 덩이뿌리	콜레스테롤 강하, 강압, 항균, 장의 연동 운동 촉진, 강장 작용. 보혈(혈을 보함)의 효능도 있어서 머리카락을 검게 하는 대표적인 생약이다.	血肝
갈근		콩과의 덩굴성 목본, 칡의 뿌리	해열, 진경(경련을 억제함), 강압(혈압을 내려줌), 소화기관 운동을 항진한다.	肺脾
감초		콩과의 여러해살이풀, 우랄감초 또는 그 밖의 동속 식물의 뿌리 및 뿌리줄기	스테로이드 유사 효과, 항염증, 항궤양, 진해(기침을 멎게 함), 지통 작용. 간 기능 개선약으로도 널리 쓰인다.	氣
길경		초롱꽃과의 여러해살이풀, 도라지의 뿌리	진통, 진해, 거담, 항염증, 해열, 배농(농을 배출함) 작용. 인후종통咽喉腫痛에도 쓴다.	肺

생약명		설명	효능	작용의 분류
지실		운향과의 탱자나무나 여름귤나무 등 귤류의 익지 않은 열매	위장의 비생리적 수축을 억제하고 연동 운동을 강화하여 리듬을 조절한다. 또 항염증, 항알레르기 작용을 하며 가슴 또는 배가 그득한 증상이나 흉통, 복통 등에도 쓴다.	氣肝脾
국화		국화과 국화의 두상화頭狀花	해표解表(혈관 확장으로 발한을 유발해 체표에 나타나는 증상을 없앰), 평간平肝(간의 기능 항진 상태를 개선), 명목明目(시력을 개선) 등의 효능이 있으며 두통, 현기증, 눈의 충혈, 시력의 저하, 고름염 등에 쓴다.	肺肝
행인		장미과의 낙엽고목, 살구의 씨앗으로, 단단한 껍질을 벗겨낸 것	진해, 거담 작용. 천식, 후비喉痺(목구멍 속에 종기 등이 나서 막힌 감이 있는 것), 변비 등에도 쓴다.	肺
구기자		가짓과의 낙엽소저목, 구기자나무의 성숙한 과실	강압, 항지방간 작용. 간, 신과 혈을 보충하고 시력의 저하 등에도 쓴다.	津液肝腎
형개		명아줏과의 한해살이풀, 형개의 꽃이삭 또는 지상부	진통, 항염증, 항결핵균 작용. 발열 등에도 쓴다.	熱脾
계지		계수나뭇과의 상록고목, 계피나무의 어린 가지	혈행 촉진, 진정, 해열, 항균, 이뇨 작용.	熱肝心腎
홍화		국화과의 두해살이풀, 홍화의 대롱 모양 꽃을 건조한 것	혈압 강하, 면역 부활(몸의 면역을 활발히 함), 항염증 작용. 또 활혈(혈의 순환을 좋게 함)의 효능이 있으며 혈어에 의한 통증에도 쓴다.	血肝
후박		녹나뭇과의 활엽교목, 후박 또는 요엽후박의 원줄기 또는 가지의 껍질	진통, 항경련, 근이완 작용. 복부 팽만감에도 쓴다.	氣脾
우슬		비름과의 여러해살이풀, 쇠무릎의 뿌리	자궁 수축, 장관 억제, 강압, 지통 작용. 또 활혈의 효능이 있으며 부인과질환과 관절통 등에도 쓴다.	血肝腎
오수유		운향과의 낙엽저목, 오수유나무의 조금 덜 익은 과실	구충(기생충을 죽임), 항균, 진통, 건위, 지통 작용. 메스꺼움에도 쓴다.	熱肝脾

생약명		설명	효능	작용의 분류
시호		산형과의 여러해살이풀	해열, 항염증, 항알레르기, 간 기능 장애 개선, 항궤양, 항스트레스 작용. 오래 가는 발열과 계륵부(명치)의 불쾌감에도 쓴다.	肺 肝
세신		쥐방울덩굴과의 여러해살이풀, 족두리풀의 뿌리	해표解表, 거담, 지통 작용 등이 있으며 감기나 천식, 두통, 비염, 치통, 신경통 등에 쓴다.	熱 肺
산치자		꼭두서닛과의 상록관목, 치자나무의 과실	이담利膽, 진정, 강압, 항진균, 진통 작용. 황달에도 쓴다.	肝 脾 心 腎
산수유		층층나뭇과의 산수유나무 과육	항당뇨, 면역 부활 작용. 빈뇨 등의 치료에 쓴다.	肝
산조인		갈매나뭇과의 낙엽교목, 멧대추나무의 여문 씨앗	진정, 최면, 진통, 항경련, 항스트레스 작용. 예로부터 수면제로 쓰였다.	心
산약		맛과에 속하는 덩굴성 여러해살이풀, 참마 또는 마의 뿌리줄기	폐와 신을 보한다. 설사와 기침, 당뇨병의 치료, 또는 위장 허약과 체력 저하를 개선하는 데 쓴다.	氣 津液 肺
지황		현삼과의 여러해살이풀, 지황의 뿌리	혈당 강하, 이뇨, 완하緩下(배변을 촉진) 작용.	津液 肺 心 腎
작약		작약과의 여러해살이풀, 작약의 뿌리	적작약과 백작약으로 구별하여 적작약은 활혈, 청열(몸속의 열을 식힘) 작용, 백작약은 보혈(혈을 보충함), 지통 작용이 있다.	血 心
생강		생강과의 여러해살이풀, 생강의 뿌리줄기	해열, 진통, 진해, 진토(구토감을 억제함), 해독 작용.	熱
소맥		볏과의 한해살이풀 또는 두해살이풀, 밀의 씨앗 또는 가루	안신安神(정신을 안정시킴), 지한, 지갈(목마름을 멎게 함)의 효능이 있으며 히스테리와 발열에 따른 답답함, 당뇨병, 설사, 도한, 자한 등에 쓴다.	心

생약명		설명	효능	작용의 분류
신이		목련과의 낙엽교목, 목련과 백목련, 자목련, 버들목련 등의 꽃봉오리를 말린 것	소염, 항진균, 강압 작용 등이 있으며 비염과 축농증으로 인한 코막힘에도 쓴다.	熱肺
석고		천연 황산염 광물, 석고 광석	해열, 지갈, 이뇨, 청열 작용.	熱肺脾
천궁		산형과의 여러해살이풀, 천궁의 뿌리줄기	진경, 진통, 진정, 강압, 혈관 확장 작용. 두통과 월경통 등에도 쓴다.	血熱肝
소엽		꿀풀과의 한해살이풀인 자소엽 또는 주름소엽의 잎	항균, 해열, 진정 작용. 가슴의 답답함을 개선하는 데도 쓴다.	熱肺
대황		여뀟과의 여러해살이풀, 대황류의 뿌리줄기	항균, 항염증 작용. 통변의 효능도 있으며 타박과 월경 이상 등 혈어의 증상에도 쓴다.	血脾心
대조		갈매나뭇과의 낙엽고목, 대추나무의 반쯤 여문 과실	항알레르기, 항궤양, 항스트레스 작용.	氣肝脾
택사		택사과의 여러해살이풀인 택사의 덩이줄기	이뇨, 콜레스테롤 저하, 혈당 강하 작용. 목마름 등의 증상에도 쓴다.	津液心
조구등		꼭두서닛과 덩굴풀인 조구등의 갈고리 모양 가시가 붙은 줄기	진정, 강압, 혈관 확장 작용. 정신적인 흥분 증상에도 쓴다.	肝
저령		구멍장이버섯과의 버섯인 저령을 건조한 균핵	이뇨, 항균, 항종양 작용.	津液心
진피		운향과의 귤껍질	건위, 연동 운동 촉진, 진정, 항염증 작용이 있으며 소화 불량과 식욕 부진 등에 쓴다.	氣肺脾

생약명	설명	효능	작용의 분류
당귀	산형과의 여러해살이풀인 신감채의 뿌리	진통, 소염 작용. 보혈(혈을 보충), 활혈의 효능도 있으며 월경 부조, 피부 고름증 등에 쓴다. 부인과 영역의 주 약재로 쓰인다.	血 熱 肝 心
도인	장미과의 낙엽소고목, 복숭아 또는 산복사 열매의 씨앗	항염증, 진통, 혈소판 응집 억제, 선용계線溶系 활성(단단한 혈전을 녹이는 기능이 있는 선용계를 활성화함) 작용. 활혈 효능이 있으며 월경 장애나 하복부통 등에도 쓰인다.	血 肝
두충	두충나뭇과의 낙엽고목, 두충나무의 껍질	강압, 이뇨, 중핵신경 억제 작용. 간과 신을 보하고, 허리와 무릎의 근육과 뼈를 강화하며 유산을 예방한다.	熱 肝 腎
인삼	두릅나뭇과의 여러해살이풀, 인삼의 뿌리	단백질·DNA·지질합성 촉진, 항피로·스트레스, 강장, 강압, 강혈당 작용. 피로와 쇠약, 체력 저하, 소화 불량 등의 증상에도 쓴다.	氣 脾 心
맥문동	백합과의 여러해살이풀, 소엽맥문동 뿌리의 팽대부	항염증, 거담, 혈당 강하 작용. 건조성, 열성 기침, 열병과 체질 등에 따른 음허(탈수) 증상에 쓴다.	津液 肺 心
박하	꿀풀과의 여러해살이풀, 박하의 잎 전체	해표解表 작용. 감기, 두통, 인후통, 치통, 홍역, 가려움증 등에 쓰며 자율신경 실조의 개선에도 쓴다.	肺 肝
반하	천남성과의 여러해살이풀, 반하의 덩이줄기	진토, 진해, 타액 분비 항진, 장관 내 수송 촉진 작용. 소화 불량에도 쓴다.	津液 肺 脾
백출	국화과의 여러해살이풀, 삽주의 덩이줄기	위액의 분비 촉진, 이뇨, 혈당 저하, 항궤양, 항염증 작용. 이수利水(체내에 있는 과잉 수분을 대사한다)의 효능도 있으며 설사에도 쓰인다.	氣 脾
빈랑자	종려나뭇과의 상록고목, 빈랑나무의 씨앗	구충, 소적消積(위의 팽만감을 해소), 이기理氣(기를 순환시킴) 등의 효능이 있으며 소화 불량과 복통, 변비 등에 쓴다. 구강암 유발로 사회 문제가 됨.	氣
복령	구멍장이버섯과인 복령의 균핵	이뇨, 항궤양, 혈당 강하, 혈액 응고 억제, 면역 증강 작용. 두근거림 등에도 쓴다.	津液 脾

생약명		설명	효능	작용의 분류
부자		미나리아재빗과의 여러해살이풀, 투구꽃속의 어린 뿌리	진통, 강심, 혈관 확장 작용. 한랭에 의한 병상과 냉증에 의한 기능 이상, 또 배가 냉해서 생기는 통증, 설사에도 쓴다.	熱 心 腎
방기		새모래덩굴과의 낙엽 활엽 덩굴나무 줄기	진통, 항염증 작용이 있으며 이수利水의 효능도 있다.	津液
목단피		작약과의 활엽관목, 모란의 뿌리껍질	항염증, 혈소판 응집 억제, 항균, 진통, 항알레르기 작용. 활혈, 청열의 효능도 있다.	血 肝 心
모려		굴조개류의 참굴 등의 조가비	면역 증강 활성 작용. 기를 가다듬고 불안, 두근거림, 불면 등 불안신경증과 번조煩躁(가슴 속이 달아오르고 답답하여 손발을 가만두지 못하는 증상) 등 흥분 증상에도 효과가 있다.	肝 心
마황		마황과의 상록소저목, 마황과 목적마황 등의 지상 줄기	중추신경 흥분, 진해, 교감신경 흥분, 항염증, 항알레르기, 발한 작용. 부종에도 쓴다.	熱 肺
마자인		삼과의 한해살이풀, 대마의 씨앗	배변 촉진 작용.	脾
의이인		볏과의 한해살이풀, 율무의 씨앗	항종양 작용. 이수, 배농, 청열 등의 효능도 있다.	津液 脾
용골		신생대의 사슴류, 코뿔소류, 코끼리류, 매머드 등 고대의 대형 포유동물 뼈의 화석	진정 작용, 안신安神, 평간平肝 등의 효능이 있으며 간질과 신경증, 불면, 도한, 유정遺精(무의식중에 정액이 새어 나옴), 출혈, 설사 등에 쓴다.	肝 心
용담		용담과의 여러해살이풀, 용담 등의 뿌리 및 뿌리줄기	위액 분비 촉진, 장관 운동 촉진, 항균, 항염증 작용. 성병과 눈의 충혈에도 쓴다.	熱 肝
연교		물푸레나뭇과의 낙엽소저목, 연교의 과실	항균, 강심 이뇨 작용. 해독, 소종消腫의 효능이 있으며 열성 질환과 나력瘰癧(목 림프샘 결해), 고름증에 쓴다.	熱 肝 脾

한약의 검증

효과를 과학적으로 검증한다

서양의학은 1990년대부터 EBM(Evidence-based medicine: 과학적 근거에 기반한 의료)을 중시하기 시작했다. 그 영향으로 동양의학 또한 더 과학적으로 검증하고자 하는 움직임이 활발해졌다.

특히 연구에 진척을 보이는 분야가 치매다. 환각이나 망상과 같은 증상이 강하게 나타나는 '루이소체치매'의 치료는 치솟은 신경을 가라앉히는 데 작용하는 억간산을 많이 쓴다. 치매 환자를 무작위로 선정해 억간산을 복용한 그룹과 그렇지 않은 그룹으로 나누어 검증했더니 억간산을 복용한 그룹은 환각, 공격성 등의 증상이 눈에 띄게 개선되었다.

한편 억간산을 복용하지 않은 그룹은 치료 전과 다르지 않았다.

또 뇌혈관 장애가 원인인 '뇌혈관성 치매'는 보통 만성 두통에 쓰이는 조구등의 효과가 증명되었다. 환자를 대상으로 조구등을 복용한 그룹과 효과가 없는 위약을 복용한 그룹으로 나누어 검증한 결과 조구등을 복용한 그룹은 정신 증상과 자각 증상이 모두 개선되었다.

그 밖에 인플루엔자에 대한 한방 치료의 연구에도 성과가 있었다. 감기 등에 쓰는 마황탕이 항바이러스제와 동등한 효과가 있다는 임상연구 보고가 여러 건 있었다.

인플루엔자와 치매를 서양의학으로 치료하는 데는 부작용도 따르기에 한약이 기대를 모은다.

치매와 인플루엔자에 대한 임상 연구

병명	서양의학에서 쓰는 약	동양의학에서 쓰는 약
치매	항정신병 약물과 치매 치료약으로 증상을 억제할 수 있다. 위장 증상과 어지러움, 현기증 등 부작용이 나타날 수 있다.	한약인 억간산과 조구등은 치매에 대한 효과가 증명되었다. 단, 개개인의 증證에 맞춰 복용해야 한다.
인플루엔자	항바이러스제로 인플루엔자를 치료할 수 있다. 단, 최근 약에 대한 바이러스의 내성이 높아지고 있다. 또 이상 행동 등의 부작용이 나타날 수 있다.	한약인 마황탕은 항바이러스제와 동등한 효과가 증명되었다. 단, 개개인의 증證에 맞춰 복용해야 한다.

제4장

침구·기공을 이용한 치료법

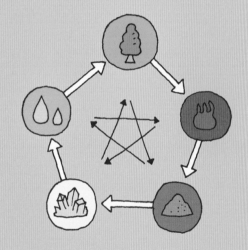

동양의학은 한방 치료 외에 침구 치료와
수기 요법, 기공 등의 양생법이 있다.
한약이 몸의 안쪽에서 접근하는 데 반해
침과 뜸 등은 몸의 바깥쪽에서 접근한다.
이 장에서는 그러한 몸의 바깥쪽에서 가하는 자극이
어떤 효과가 있는지 해설한다.

경락經絡을 자극하는 치료

주요 키워드 ▷ 경락經絡 / 정기正氣 / 사기邪氣 / 경혈經穴 / 경맥經脈 / 낙맥絡脈 / 정경십이경맥正經十二經脈 / 기경팔맥奇經八脈

몸속을 종횡으로 이어주는 기와 혈의 통로

경락이란 몸속을 순환하며 생명 활동을 지탱해 주는 기와 혈의 통로다. 온몸에 종횡무진 둘러쳐져 있다. 몸속 깊숙한 장부에서 체표부인 피부와 근육까지 이어져 있는데 이곳을 기와 혈이 돌면서 생체 기능 전체를 조절해 균형을 유지한다.

경락은 또한 병에 저항력이 있는 정기와 병으로 이끄는 힘인 사기의 통로이기도 하다. 충분한 양의 정기가 경락을 오가면 병에 걸리지 않지만 사기의 힘이 정기의 힘을 웃돌면 사기가 체표부에서 경락으로 침입해 장부에 악영향을 미친다.

또 체표부의 기관과 장부는 경락을 통해 서로 영향을 주고받는다. 예컨대 장부에 이상이 생기면 기와 혈의 정체 또는 과부족이 생기는데 그

것이 경락을 통해 체표부에도 영향을 주어 병이 발생한다. 반대로 체표부에서 사기가 침입하면 경락을 통해 장부에 악영향을 주어 이 또한 병이 된다.

동양의학은 이러한 경락의 메커니즘을 이용해 병을 진단하고 치료한다. 예컨대 경락과 체표부의 접점인 경혈(흔히 말하는 급소의 일종. ▶176쪽)에 통증이나 뭉침 등 이변이 나타났을 때 그 경혈과 경락을 통해 이어져 있는 장부에 병변이 생겼음을 추측할 수 있어서 진단의 지표가 된다. 또 반대로 경혈에 침과 뜸 등으로 자극을 주어 기와 혈의 순환을 개선하고, 그로써 정기는 강화하고 사기는 약화시킬 수 있기에 그 경락과 이어져 있는 장부의 부조까지 개선할 수 있다.

두꺼운 줄기인 경맥과 가느다란 가지인 낙맥

경락에는 두꺼운 줄기에 해당하는 경맥과 경맥에서 분화되어 나온 낙맥이 있다. 경맥의 '경經'은 세로를 뜻한다. 말 그대로 경맥은 몸속을 세로 방향으로 달린다. 한편 낙맥의 '낙絡'에는 '이어지다, 휘감다'라는 뜻이 있고, 몸속을 가로 방향으로 달리며 경맥을 서로 잇는 역할을 담당한다.

경맥은 정경십이경맥(▶168쪽)과 기경팔맥

(▶175쪽)이 있다. 정경십이경맥은 오장과 육부, 심포(심을 감싸는 막 형태의 장기)에 각각 연결되는 열두 개의 경맥으로, 각 장부에 기와 혈이 도달하게 한다. 기경팔맥은 정경십이경맥 이외의 경맥을 말하며 여덟 가지다. 장부와는 연결되어 있지 않지만 정경십이경맥을 교차하며 온몸에 둘러쳐져 있다.

경락은 체표부와 장부를 연결해 기와 혈의 통로가 된다

기와 혈이 몸속을 순환하기 위한 통로가 경락

경락은 체내에 종횡무진 이어진 기와 피의 길이다. 경락에서 기나 혈액의 순환이 막히면, 그 경락이 연결되어 있는 내장에도 영향을 미쳐 부조를 초래한다.

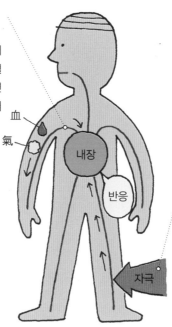

血

氣

내장

반응

자극

체표부의 경혈을 자극하면 몸의 심부에 있는 내장에 그 자극이 전달된다

경락은 체표부와 내장을 이어주고 있어서 체표부에서 자극을 주면 특정 내장으로 자극을 전달할 수 있다. 침 치료 등은 이러한 메커니즘을 이용한 치료다.

세로로 주행하는 경맥과 가로로 둘러쳐진 낙맥

경맥은 몸속을 세로로 주행하는 큰 줄기에 해당하는 경락

경맥은 세로 방향으로 주행하는 경락. 오장과 육부, 심포와 이어져서 각 장기의 작용을 조절하는 '정경십이경맥'과 그 밖에 정경십이경맥을 각각 연계시키는 역할을 하는 '기경팔맥'이 있다.

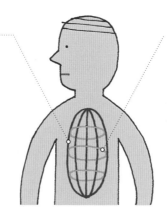

낙맥은 경맥에서 분화되어 그물처럼 온몸에 둘러쳐진 지선支線

낙맥은 두꺼운 줄기인 경맥에서 갈라져 나온 것으로 종횡으로 교차하면서 그물처럼 온몸을 둘러치고 있어서 몸의 기능을 하나로 연결해 준다.

체표부와 장부를 이어주는 경락을 자극해
특정 장부에 발생한 병을 치료할 수 있다.

정경십이경맥正經十二經脈

주요 키워드 ▶ 정경십이경맥正經十二經脈 / 음경陰經 / 양경陽經 / 수경手經 / 족경足經 / 수음경手陰經 / 수양경手陽經 /
족음경足陰經 / 족양경足陽經

서로 교차해 하나의 고리를 만드는 기·혈의 주요 경로

정경십이경맥은 열두 개이며 몸속에서 수태음
폐경→수양명대장경→족양명위경→족태음비
경→수소음심경→수태양소장경→족태양방광
경→족소음신경→수궐음심포경→수소양삼초
경→족소양담경→족궐음간경 순으로 이어진
다. 기와 혈이 이것을 따라 흐른다. 열두 번째인
족궐음간경은 첫 번째 수태음폐경으로 이어져
열두 개의 경맥은 몸 전체를 순환하는 고리 형
태가 된다.

정경십이경맥은 다음 표와 같이 음경과 양경
으로 구분한다. 음경은 몸의 음 부분(배쪽, 안쪽
등)을 상행하는 경로로, 각각 특정 장臟에 연결된
다. 음경은 다시 태음太陰, 소음少陰, 궐음厥陰으
로 구분되며, 기와 혈은 이 순서대로 음경을 순
환한다. 이 세 가지를 삼음경三陰經이라고 한다.

양경은 양의 부분(등쪽, 가쪽 등)을 하행하는
경로로, 각각 특정 부腑로 이어진다. 양경은 양
명陽明, 태양太陽, 소양少陽으로 구분하며 기와
혈은 이 순서대로 양경을 순환한다. 이 세 가지
를 삼양경三陽經이라고 한다.

정경십이경맥에는 손을 지나는 수경과 발을
지나는 족경이 있다. 각각의 음경과 양경을 수음
경·수양경, 족음경·족양경이라 부른다. 정경십
이경맥은 각각 수음경→그 수음경의 장과 표리
관계에 있는 부의 수양경→그 수양경과 같은
삼양경에 속하는 족양경→그 족양경의 부와 표
리 관계에 있는 장의 족음경으로 이어지는 법칙
성이 있다. 이 법칙성에 따라 기와 혈은 음경(상
행 경로)⇔양경(하행 경로), 수경⇔족경, 장⇔부
를 서로 오가면서 몸속을 빈틈없이 순환한다.

정경십이경맥의 음경·양경, 수경·족경 분류표

음경 (상행 경로)					양경 (하행 경로)				
경락명	삼음경	수경·족경	장(臟)	다음에 이어지는 경맥	경락명	삼양경	수경·족경	부(腑)	다음에 이어지는 경맥
① 수태음 폐경	태음	수음경	폐	폐와 표리 관계에 있는 대장으로 이어지는 수양명대장경과 만난다.	② 수양명 대장경	양명	수양경	대장	같은 양명의 족양경, 족양명위경과 만난다.
④ 족태음 비경	태음	족음경	비	다음 삼음경인 소음의 수음경, 수소음심경과 만난다.	③ 족양명 위경	양명	족양경	위	위와 표리 관계에 있는 비로 이어지는 족태음비경과 만난다.
⑤ 수소음 심경	소음	수음경	심	심과 표리 관계에 있는 소장으로 이어지는 수태양소장경과 만난다.	⑥ 수태양 소장경	태양	수양경	소장	같은 태양의 족양경, 족태양방광경과 만난다.
⑧ 족소음 신경	소음	족음경	신	다음 삼음경인 궐음의 수음경, 수궐음심포경과 만난다.	⑦ 족태양 방광경	태양	족양경	방광	방광과 표리 관계에 있는 위로 이어지는 족소음신경과 만난다.
⑨ 수궐음 심포경	궐음	수음경	심포	심포와 표리 관계에 있는 삼초로 이어지는 수소양삼초경과 만난다.	⑩ 수소양 삼초경	소양	수양경	삼초	같은 소장의 족양경, 족소양담경과 만난다.
⑫ 족궐음 간경	궐음	족음경	간	태음의 수음경인 수태음폐경과 만난다.	⑪ 족소양 담경	소양	족양경	담	담과 표리 관계에 있는 간으로 이어지는 족궐음간경과 만난다.

① 수태음폐경手太陰肺經

폐로 이어지는 태음의 수음경. 중초中焦(위 부근)에서 시작해 일단 대장으로 내려갔다가 다시 중초로 돌아와 폐, 목구멍, 흉부 위쪽, 겨드랑, 팔 안쪽을 타고 팔꿈치를 지나 더 내려가 엄지손가락의 경혈 '소상'에서 끝난다. 이후 폐와 표리 관계에 있는 대장으로 이어지는 수양명대장경과 만난다. 오른쪽 그림 속 경혈은 천식과 기침, 빗장뼈와 팔 앞쪽의 동통, 냉증, 감기나 오한, 발열 등의 치료에 효과가 있다.

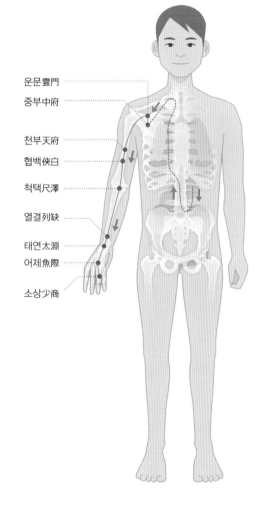

운문雲門
중부中府
천부天府
협백俠白
척택尺澤
열결列缺
태연太淵
어제魚際
소상少商

부돌扶突
천정天鼎
결분缺盆
거골巨骨
견우肩髃
비노臂臑
주료肘髎
곡지曲池
편력偏歷
합곡合谷
상양商陽

영향迎香
화료禾髎

② 수양명대장경手陽明大腸經

대장으로 이어지는 양명의 수양경. 집게손가락의 경혈 '상양'에서 손, 팔, 어깨로 올라가 7번 목뼈에서 빗장뼈 위로 넘어와 두 갈래로 갈라진다. 하나는 가슴 속, 폐를 지나 대장으로 내려가고, 다른 하나는 빗장뼈 위에서 목을 타고 뺨에 이르러 코의 양쪽 '영향'에서 끝난다. 이곳에서 같은 양명의 족양경인 족양명위경과 이어진다. 왼쪽 그림 속 경혈은 치통, 인후통, 입과 목의 마름, 어깨와 팔의 통증, 안면신경마비, 앞무릎 통증 등의 치료에 효과가 있다.

※ —— 은 체표를 지나는 경맥으로 그 위에 경혈이 있다.   ------- 은 몸속을 지나는 경맥이다.

두유頭維

승읍承泣
사백四白
거료巨髎
지창地倉

하관下關
협거頰車
대영大迎
인영人迎
결분缺盆

유중乳中
유근乳根

불용不容

천추天樞

기충氣衝
비관髀関

복토伏兎
양구梁丘
족삼리足三里
상거허上巨虛
풍륭豊隆
하거허下巨虛
해계解谿
충양衝陽

은백隱白
여태厲兌

③ 족양명위경足陽明胃經

위胃로 이어지는 양명의 족양경. 콧방울 옆쪽에서 시작해 눈의 경혈 '승읍'에서 내려가 아래턱에서 두 갈래로 갈라진다. 하나는 귀 앞에서 발제[이마에서 머리카락이 나는 부분], 이마에 이르고, 다른 하나는 목에서 목구멍을 지나 빗장뼈에서 다시 두 갈래로 갈라진다. 하나는 '결분'으로 들어가 위·비로 이어지고, 다른 하나는 위胃의 하부에서 복부 깊숙이 내려가 '기충'으로 들어간다. 넙다리에서 이 두 경로가 만나 무릎, 발등을 타고 내려가 둘째 발가락의 경혈 '여태'에서 끝난다. 엄지발가락 끝에서 위胃와 표리 관계에 있는 비로 이어져 족태음비경과 만난다. 왼쪽 그림 속 경혈은 위의 부조, 메스꺼움, 코피, 목의 부기와 통증, 구내염, 종아리와 발의 통증 등의 치료에 효과가 있다.

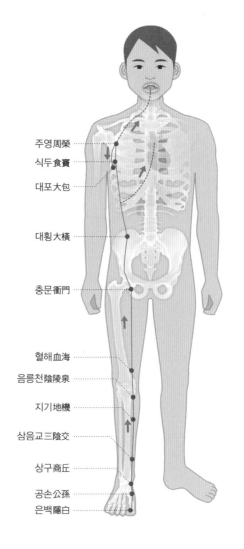

주영周榮
식두食竇
대포大包

대횡大橫

충문衝門

혈해血海
음릉천陰陵泉
지기地機
삼음교三陰交
상구商丘
공손公孫
은백隱白

④ 족태음비경足太陰脾經

비로 이어지는 태음의 족음경. 엄지발가락에 있는 '은백'에서 시작해 안복사뼈에서 다리 안쪽 전방을 타고 위로 올라가 복부에서 몸속과 체표로 양분된다. 몸속에서는 비위로 이어져 가슴 깊숙한 곳에서 심으로 이어지는 수소음심경과 만난다. 다른 하나는 겨드랑 밑에서 다시 갈라져 하나는 목구멍을 통해 혀에 이르고, 다른 하나는 옆구리의 경혈 '대포'에 이르러 수소음심경으로 이어진다. 족양명위경과 쌍으로 자주 쓰이며 오른쪽 그림의 경혈은 하복부와 고관절의 통증, 무릎 안쪽 통증 등의 치료에 효과가 있다.

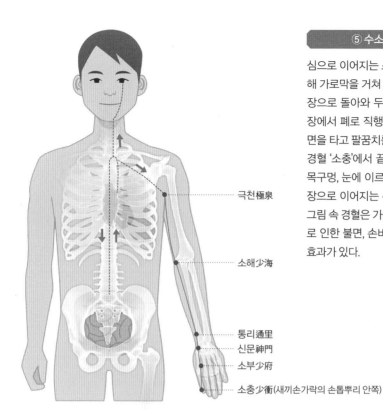

심으로 이어지는 소음의 수음경. 심장에서 시작해 가로막을 거쳐 소장으로 내려갔다가 다시 심장으로 돌아와 두 갈래로 갈라진다. 하나는 심장에서 폐로 직행한 뒤 겨드랑 밑에서 팔의 앞면을 타고 팔꿈치를 지나 손등 쪽 새끼손가락의 경혈 '소충'에서 끝난다. 다른 하나는 심장에서 목구멍, 눈에 이르러 심과 표리 관계에 있는 소장으로 이어지는 수태양소장경과 만난다. 왼쪽 그림 속 경혈은 가슴의 통증이나 숨참, 스트레스로 인한 불면, 손바닥의 열감 등을 치료하는 데 효과가 있다.

극천極泉

소해少海

통리通里
신문神門
소부少府
소충少衝(새끼손가락의 손톱뿌리 안쪽)

소장으로 이어지는 태양의 수양경. 손등 쪽 새끼손가락의 경혈 '소택'에서 시작해 손등, 팔의 뒷면을 따라 올라가 팔꿈치, 어깨뼈 부근을 돌아 몸 앞면의 경혈인 '결분'으로 들어온다. 여기서 두 갈래로 갈라져 하나는 심장, 식도, 위를 지나 더 아래로 내려가 소장에 이른다. 다른 하나는 빗장뼈 부분에서 턱을 따라 뺨으로 올라가 눈꼬리를 지나 귀의 경혈인 '청궁'에서 끝난다. 이곳에서 같은 태양의 족양경인 족태양방광경과 이어진다. 오른쪽 그림 속 경혈은 목구멍과 아래턱 통증, 목 부위 통증, 장딴지의 통증 등을 치료하는 데 효과가 있다.

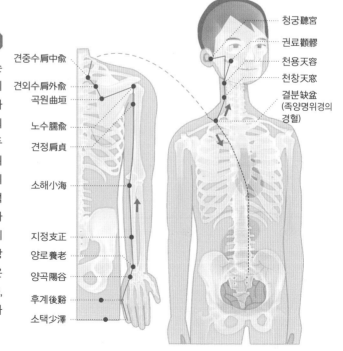

청궁聽宮
권료顴髎
천용天容
천창天窓
결분缺盆
(족양명위경의 경혈)

견중수肩中兪
견외수肩外兪
곡원曲垣
노수臑兪
견정肩貞
소해小海
지정支正
양로養老
양곡陽谷
후계後谿
소택少澤

※ ——은 체표를 지나는 경맥으로 그 위에 경혈이 있다. -------은 몸속을 지나는 경맥이다. – – –은 경맥이 이어져 있음을 뜻한다.

방광으로 이어지는 태양의 족양경. 눈의 경혈인 '정명'에서 이마를 타고 올라가 머리 마루 부분에서 갈라진다. 하나는 뒤통수를 지나 머리뼈로 들어가 뇌로, 다시 밖으로 나와 등뼈를 사이에 두고 좌우로 내려온다. 허리의 '신수'에 이르러 신장에서 방광으로 이어진다. 다른 하나는 머리 마루에서 어깨뼈 안쪽을 통해 내려와 고관절을 지나 무릎에서 또 다른 경로와 합류한다. 그리고 다리 뒤쪽에서 바깥 복사뼈를 거쳐 새끼발가락의 경혈 '지음'에 이르러 방광과 표리 관계에 있는 신으로 이어지는 족소음신경과 만난다. 족소음신경과 함께 작용하며 생식 및 노화 등에 관여한다. 오른쪽 그림의 경혈은 두통, 요통, 등의 통증, 무릎 관절 장애, 다리의 운동 장애 등을 치료하는 데 효과가 있다.

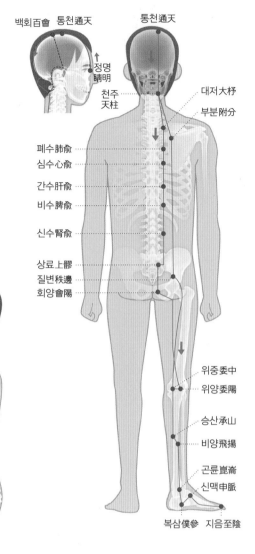

백회百會　통천通天　　통천通天
정명睛明
천주天柱
대저大杼
부분附分
폐수肺兪
심수心兪
간수肝兪
비수脾兪
신수腎兪
상료上髎
질변秩邊
회양會陽
위중委中
위양委陽
승산承山
비양飛揚
곤륜崑崙
신맥申脈
복삼僕參　지음至陰

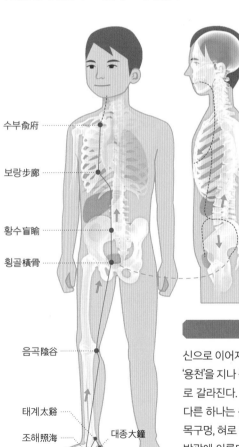

수부兪府
보랑步廊
황수肓兪
횡골橫骨
음곡陰谷
태계太谿
조해照海
대종大鐘
수천水泉
연곡然谷
용천湧泉

신으로 이어지는 소음의 족음경. 새끼발가락에서 시작해 발바닥의 경혈 '용천'을 지나 복사뼈, 무릎, 넙다리 안쪽을 타고 올라가 회음에서 두 갈래로 갈라진다. 하나는 회음에서 배, 가슴, 빗장뼈 밑의 '수부'에서 끝난다. 다른 하나는 신장에서 다시 분화되어 간, 가로막을 관통해 폐로 들어가 목구멍, 혀로 이어진다. 신장에서 분화된 다른 한 경로는 등뼈를 관통해 방광에 이른다. 가슴에서 갈라진 지맥은 심으로 이어지고, 가슴 속에서 심포와 이어지는 수궐음심포경과 만난다. 생식 등 생명 활동과 노화에 깊이 관여한다. 왼쪽 그림 속 경혈은 호흡 곤란과 휘청거림, 어지러움, 초조감, 허리와 등의 통증, 다리의 힘풀림과 통증 등의 치료에 효과가 있다.

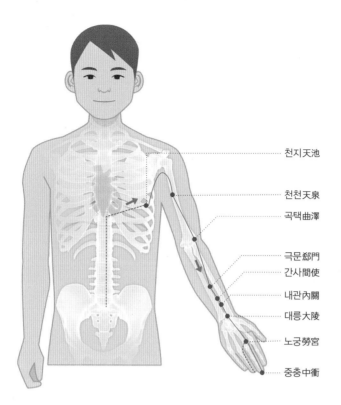

천지天池

천천天泉
곡택曲澤

극문郄門
간사間使
내관內關
대릉大陵

노궁勞宮

중충中衝

⑨ 수궐음심포경手厥陰心包經

심포로 이어지는 궐음의 수음경. 가슴 속에서 시작해 심포를 지나 두 갈래로 갈라진다. 하나는 가로막에서 내려가 심포와 표리 관계에 있는 삼초로 이어지는 수소양삼초경과 만난다. 다른 하나는 겨드랑 밑 3촌의 경혈 '천지'에서 올라가 겨드랑 밑으로 해서 위팔, 팔꿈치, 손바닥의 경혈 '노궁'으로 들어가 가운뎃손가락 끝 '중충'으로 나온다. '노궁'에서 다시 갈라진 나머지 경로는 약손가락 끝에서 수소양삼초경과 만난다. 왼쪽 그림 속 경혈은 두근거림, 흉통, 손바닥의 열감, 팔꿈치·겨드랑의 부종과 통증, 번조煩躁(몸부림치는 상태) 등의 치료에 효과가 있다.

⑩ 수소양삼초경手少陽三焦經

삼초로 이어지는 소양의 수양경. 약손가락 끝의 경혈 '관충'에서 시작해 손가락 안쪽, 팔, 어깨를 지나 몸 앞으로 넘어와 가슴 속에서 갈라진다. 하나는 심포를 지나 몸속을 내려와 삼초로 이어진다. 다른 하나는 가슴 속에서 올라와 귀, 관자놀이를 거쳐 눈썹꼬리의 경혈 '사죽공'에 이른다. 관자놀이에서 다시 갈라진 경로는 귓속을 지나 귀 앞부분, 눈꼬리로 와서 같은 소양의 족양경인 족소양담경과 이어진다. 사기邪氣 등에 대해 몸의 방어 반응을 담당하고 열원과 수분을 운반하는 경로다. 오른쪽 그림의 경혈은 난청과 인후통, 눈과 귀의 동통 등을 치료하는 데 효과가 있다.

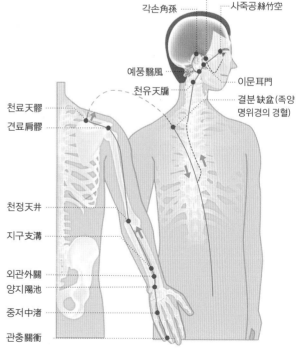

화료和髎
각손角孫
사죽공絲竹空
예풍翳風
이문耳門
천유天牖
결분缺盆 (족양명위경의 경혈)
천료天髎
견료肩髎
천정天井
지구支溝
외관外關
양지陽池
중저中渚
관충關衝

※ ──은 체표를 지나는 경맥으로 그 위에 경혈이 있다. ┄┄은 몸속을 지나는 경맥이다. ─ ─ ─은 경맥이 이어져 있음을 뜻한다.

173

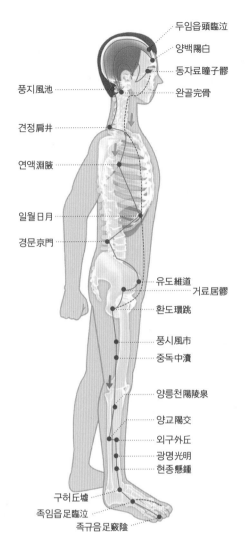

두임읍頭臨泣
양백陽白
동자료瞳子髎
풍지風池
완골完骨
견정肩井
연액淵腋
일월日月
경문京門
유도維道
거료居髎
환도環跳
풍시風市
중독中瀆
양릉천陽陵泉
양교陽交
외구外丘
광명光明
현종懸鍾
구허丘墟
족임읍足臨泣
족규음足竅陰

⑪ 족소양담경足少陽膽經

담으로 이어지는 소양의 족양경. 눈꼬리에 있는 경혈 '동자료'에서 시작해 귀를 타고 귀 뒤의 경혈 '완골'을 지나 귀 뒤쪽에서 갈라진다. 하나는 옆머리를 지나 목을 향한다. 빗장뼈에서 합류했다가 다시 갈라진다. 이때 하나는 가슴 속에서 간·담을 지나 샅 부위, 음모 옆을 지나 다시 합류한다. 다른 하나는 '견정'에서 겨드랑, 몸의 측면을 지나 다리 가쪽을 타고 복사뼈를 지나 넷째발가락의 경혈 '족규음'에 이른다. 넷째발가락과 새끼발가락 사이의 경혈 '족임읍'에서 갈라진 경로는 엄지발가락 발톱 끝에서 담과 표리 관계에 있는 간으로 이어지는 족궐음간경과 만난다. 왼쪽 그림 속 경혈은 두통과 넙다리·무릎의 동통 등을 치료하는 데 효과가 있다.

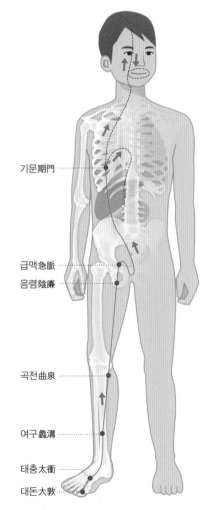

기문期門
급맥急脈
음렴陰廉
곡천曲泉
여구蠡溝
태충太衝
대돈大敦

⑫ 족궐음간경足厥陰肝經

간으로 이어지는 궐음의 족음경. 엄지발가락 끝의 경혈 '대돈'에서 무릎, 넙다리 안쪽을 타고 생식기 근처를 돌아 복부, 갈비뼈, 위, 간장에 이르러 분화한다. 하나는 가로막을 관통해 목구멍, 코, 눈으로 이어지고, 이마에서 더 올라가 머리 마루에서 독맥(▶175쪽)과 이어진다. 다른 하나는 간장에서 가로막을 관통해 폐를 지나 중초에 이르러 첫 번째 경맥인 수태음폐경과 만난다. 혈의 작용에도 관여하며, 오른쪽 그림 속 경혈은 샅 헤르니아, 배뇨 곤란 등의 치료에 효과가 있다.

※ ──은 체표를 지나는 경맥으로 그 위에 경혈이 있다.   ┉┉은 몸속을 지나는 경맥이다.

기경팔맥奇經八脈

기경奇經 / 독맥督脈 / 임맥任脈 / 기경팔맥奇經八脈

경맥끼리 연계해 서로 협조시켜 균형을 유지

정경십이경맥 이외의 경맥을 기경이라고 한다. 독맥, 임맥, 충맥, 대맥, 음교맥, 양교맥, 양유맥, 음유맥 등 여덟 개가 있는데 이를 기경팔맥이라고 부른다. 정경십이경맥과 같이 장부와 연결되지는 않으며 기경 간에도 음양과 표리 등의 관계없이 단독으로 존재한다.

기경은 두 가지 큰 기능을 한다. 첫째, 정경십이경맥과 교차하면서 몸속을 순환하여 정경십이경맥을 조절해 협조할 수 있도록 조절한다. 둘째, 정경십이경맥을 흐르는 기와 혈의 균형을 조절하는 역할을 한다. 정경십이경맥의 기와 혈이 증가했을 때는 기경에 축적하고, 정경십이경맥의 기와 혈이 부족할 때는 기경에서 보충한다.

기경팔맥 가운데 특히 중요한 것이다. 독맥과 임맥이다. 독맥은 몸의 등쪽 중앙을 밑에서 위로 주행하는 기경으로, 여섯 개의 양경陽經과 만나 온몸의 양경을 통괄하여 양기陽氣의 양量을 조절한다. 또 뇌와 척수, 신 등의 작용을 연계한다.

임맥은 몸의 앞면 중앙을 밑에서 위로 주행하는 기경으로, 세 개의 족음경과 만나 온몸의 음경陰經을 통괄해 음기陰氣의 양을 조절한다. 그밖의 월경도 조절한다고 알려져 있다. 독맥과 임맥은 모두 골반 속 생식기의 포중胞中에서 시작되므로 수정 및 임신과 관련이 깊다.

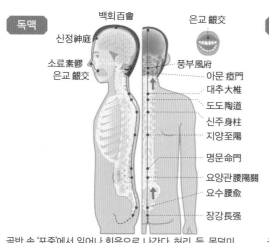

골반 속 '포중'에서 일어나 회음으로 나간다. 허리, 등, 목덜미 순으로 올라가 뇌 안으로 들어간다. 머리 마루, 이마, 코, 윗입술로 내려와 윗입술 안의 '은교'에 도달한다.

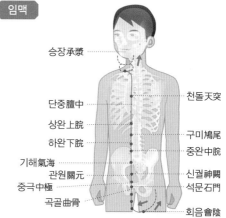

골반 속 '포중'에서 시작해 회음에서 복부의 중앙 라인을 타고 배, 가슴, 목을 거쳐 아랫입술 중앙까지 올라간다. 이어서 얼굴 양쪽으로 올라가 좌우 눈언저리에서 끝난다.

경혈 經穴

주요 키워드 ▶ 경혈經穴 / 경락經絡 / 침구치료 / WHO(세계보건기구)

경혈을 자극하여 경락을 지나는 기와 혈의 정체를 개선

경혈은 이른바 급소의 일종으로, 몸속의 기와 혈이 지나는 길인 경락과 체표부의 접점이다. 경락은 굵어졌다가 가늘어졌다가, 팽창했다가 쑥 들어갔다가 하면서 몸속을 주행하는데, 가장 굵은 부분이나 가느다란 부분, 팽창된 부분이나 쑥 들어간 부분을 체표부에서 만져 확인할 수 있다. 그것이 예로부터 경혈로 인식되었다.

경락은 장부와 연결되어 있으므로 경혈은 장부와 체표면의 연결점으로 볼 수 있다. 그리고 동시에 장부에서 외부 세계로 통하는 출입구다. 따라서 경혈은 사기邪氣의 침입구이기도 하다. 정기正氣의 기세가 약해져 사기가 정기를 누르면 사기가 경혈을 통해 몸속으로 침입하고 경락을 통해 장부에 악영향을 준다. 기와 혈의 흐름

도 변조를 일으키는데, 그 변조는 경락을 통해 경혈로 전해져 꺼칠한 피부, 발진, 열과 냉감, 응어리와 통증 등의 형태로 나타난다. 이와 같이 경혈의 상태를 확인하여 장부의 병상을 파악할 수 있다.

또 경혈은 기의 출입구이자 기와 혈이 모이는 장소이기도 하다. 그래서 경혈을 자극해 기와 혈의 순환을 조절할 수 있다. 경락은 또한 정기의 통로이기도 하므로 경혈을 자극해 정기의 기세를 강화할 수 있다. 이로써 면역력을 높여 사기의 기세를 억누르는 것이다.

즉 경혈이란 진찰의 지표가 되는 병의 반응점임과 동시에 치료점이다.

세계 통일 기준이 확립된 글로벌 치료법

경혈을 이용하여 치료할 때 특히 효과를 기대할 만한 것이 부정수소不定愁訴다. 부정수소는 확실히 병이라고는 할 수 없지만 본인은 증상 때문에 매우 괴로워한다. 증상은 만성적인 피로감과 불면, 어깨 결림, 냉감과 열오름 등 다양하다. 이러한 증상은 경혈을 자극해 온몸의 기와 혈의 균형을 조절하면 치료에 효과가 있다.

경혈을 침과 뜸으로 자극하는 침구 치료는 동

양의학의 범주를 넘어 세계 각지에서 시행되는 글로벌 치료법이다. 그러나 과거 경혈의 위치가 나라마다 다르다는 문제가 있었다. 그래서 2008년 WHO(세계보건기구)는 361개의 경혈에 관한 세계 통일 기준을 확립했다.

현재 침구 치료는 신경계 질환을 비롯해 운동기계와 순환기계 등 수많은 질환에서 효과를 인정받고 있다.

경혈이란 경락의 굴곡이 체표부와 맞닿는 곳

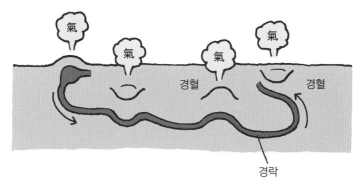

경락은 두꺼워졌다가 얇아졌다가 하면서 굴곡을 이루며 몸속을 주행한다. 경혈이란 이 경락의 두꺼워진 부분, 가느다란 부분, 팽창한 부분이나 쑥 들어간 부분이 체표부와 맞닿은 지점을 말하며 기의 출입구다.

경혈은 장부의 변조를 알 수 있는 반응점이자 치료점

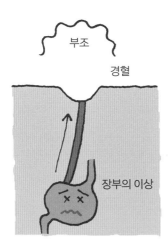

경혈은 장부와 이어져 있어서 장부에 변조가 발생하면 그 장부와 관련된 경혈에 이상이 나타난다. 그래서 '경혈=반응점'이라고 할 수 있다.

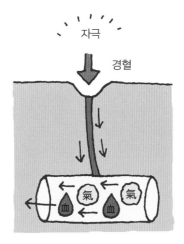

경혈은 경락을 자극하는 치료점이기도 하다. 경락은 기와 혈의 운행 경로이기에 경혈을 자극하면 경락을 흐르는 기와 혈의 흐름도 좋아져서 부조를 개선할 수 있다.

경혈의 상태로 몸속의 부조를 파악할 수 있고,
경혈을 자극하여 부조를 치료할 수 있다.

경혈의 종류와 기혈奇穴·아시혈阿是穴

주요 키워드 ▷ 경혈經穴 / 기혈奇穴 / 정경십이경맥 / 독맥督脈 / 임맥任脈 / 십사경혈十四經穴 / 원혈原穴 / 모혈募穴 / 배수혈背兪血 / 아시혈阿是穴

경락 위에 있으며 명칭과 위치가 정해져 있는 경혈

경혈은 경락 위에 위치한 치료점·반응점을 말하는데, 경락 위에는 없는 치료점·반응점도 있다. 이것을 기혈이라고 한다. 침이나 뜸 치료에는 주로 이 경혈과 기혈을 이용한다.

경혈은 예로부터 치료에 쓰였는데 정경십이경맥에 독맥, 임맥을 합해 십사경맥의 위에 존재한다. 그래서 경혈은 십사경혈이라고도 부른다. 다 합해서 361종류가 있으며 그 명칭과 위치가 정해져 있다.

경혈은 몇 가지로 분류할 수 있다. 먼저 장부와 관련이 특히 깊어 장부에 부조가 있으면 압박했을 때 통증 등 무언가 반응이 나타나는 원혈이 있다. 원혈은 모두 손목과 발목 부근에 분포해 있다.

그 밖에 복부와 흉부에는 모혈이, 등에는 배수혈이 있다. 모혈은 기가 모이는 곳으로 이곳에서 흐름에 문제가 생기면 다양한 병을 일으킨다. 배수혈은 등뼈의 양 끝에 줄지어 있으며 심혈·폐혈·위혈과 같이 각 장부에 대응한다.

경락 위에는 없는 기혈, 감각을 중시하는 아시혈

기혈奇穴은 치료 경험을 통해 발견한 것인데, 그중에서 1901년 이래에 정리된 것을 신혈新穴이라고 한다. 발등과 귀, 손목, 발목, 눈언저리 등에 존재하며, 각각 특정 증상에 치료 효과가 있다. 경혈과 마찬가지로 명칭과 위치가 정해져 있다.

또한 치료에 많이 쓰이는 혈이 아시혈이다. 이것은 예컨대 지압 등을 할 때 환자의 감각으로 시원함을 느끼거나 또는 찌르는 듯한 통증이 있는 곳을 말한다. 부정혈不定穴이라고도 하는데, 이름과 위치가 특정되어 있지 않고 눌렀을 때 통증 등의 반응이 나타나거나 응어리가 만져지는 곳이 아시혈이다.

아시혈의 반응은 감각적인 것이라고 생각하기 쉽지만, 통증과 응어리 등이 나타난다는 말은 기와 혈의 흐름이 그곳에 정체되어 있다고 볼 수 있다. 그러한 반응점을 자극해서 기와 혈의 흐름을 개선하면 치료로 이어질 수 있다.

십사경맥 위에 있는 경혈과 십사경맥 이외의 부분에 위치한 기혈, 장소를 특정할 수 없지만 확실한 반응과 치료 효과가 있는 아시혈 등을 증상에 따라 잘 구별하여 활용하면 더 좋은 효과를 기대할 수 있다.

부위별 주요 경혈과 기혈

얼굴·머리 부분

찬죽攢竹＊

눈썹 안쪽의 끝에 있는 오목한 곳

적응증 두통, 안정眼睛 피로, 눈의 침침함, 눈물흘림, 근시, 목덜미 부분의 통증

정명睛明＊

눈구석 바로 옆의 오목한 곳

적응증 안정 피로, 눈의 침침함, 눈물흘림

승읍承泣＊

검은자위 바로 밑에 있는 뼈 중앙의 오목한 곳

적응증 눈의 통증, 눈의 침침함, 눈물흘림

영향迎香＊

콧방울 옆의 살짝 들어간 부분

적응증 코막힘, 콧물, 코피

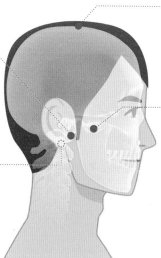

청회聽會＊

귀의 앞쪽, 아래턱 관절과의 경계 부근에 있는 오목한 곳

적응증 이명, 난청, 치통, 두통

예풍翳風＊

귓불 뒤쪽의 턱뼈각과 꼭지돌기 사이의 오목한 곳

적응증 이명, 난청, 뺨의 통증, 턱관절증

백회百會

머리 마루의 중앙선과 양 귀의 혈을 이은 선이 교차되는 지점에 있는 오목한 곳

적응증 두통, 어지럼증, 건망, 이명, 코막힘, 탈항, 치질, 설사

하관下關＊

얼굴뼈의 아래쪽에서 입을 다물었을 때 생기는 오목한 곳

적응증 치통, 이명, 턱관절통, 어지럼증

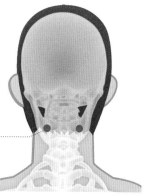

풍지風池＊

뒤통수 아래쪽의, 목 빗근과 등세모근 사이의 오목한 곳

적응증 두통, 어지럼증, 목 부위 통증, 눈물흘림, 코피, 난청, 감기

※ ＊가 붙은 경혈은 좌우에 있는 것임.

179

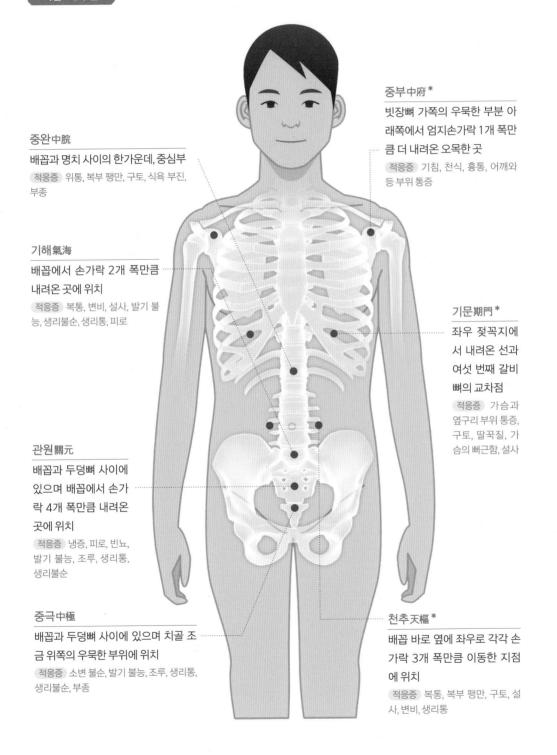

중부中府 *

빗장뼈 가쪽의 우묵한 부분 아래쪽에서 엄지손가락 1개 폭만큼 더 내려온 오목한 곳

적응증 기침, 천식, 흉통, 어깨와 등 부위 통증

중완中脘

배꼽과 명치 사이의 한가운데, 중심부

적응증 위통, 복부 팽만, 구토, 식욕 부진, 부종

기해氣海

배꼽에서 손가락 2개 폭만큼 내려온 곳에 위치

적응증 복통, 변비, 설사, 발기 불능, 생리불순, 생리통, 피로

기문期門 *

좌우 젖꼭지에서 내려온 선과 여섯 번째 갈비뼈의 교차점

적응증 가슴과 옆구리 부위 통증, 구토, 딸꾹질, 가슴의 뻐근함, 설사

관원關元

배꼽과 두덩뼈 사이에 있으며 배꼽에서 손가락 4개 폭만큼 내려온 곳에 위치

적응증 냉증, 피로, 빈뇨, 발기 불능, 조루, 생리통, 생리불순

중극中極

배꼽과 두덩뼈 사이에 있으며 치골 조금 위쪽의 우묵한 부위에 위치

적응증 소변 불순, 발기 불능, 조루, 생리통, 생리불순, 부종

천추天樞 *

배꼽 바로 옆에 좌우로 각각 손가락 3개 폭만큼 이동한 지점에 위치

적응증 복통, 복부 팽만, 구토, 설사, 변비, 생리통

대추大椎*

목을 앞으로 숙였을 때 돌출되는 큰 뼈의 바로 밑의 오목한 곳
적응증 발열, 기침, 목(頸部)의 통증, 어깨와 등 부위 통증, 요통

견정肩井*

어깨의 거의 정중앙에 근육이 튀어나온 부분
※임신 중에는 세게 자극하지 말 것
적응증 어깨와 등 부위 통증, 목(頸部)의 통증, 젖샘염, 난산

정천定喘*

대추의 좌우, 즉 옆으로 엄지손가락 1개 폭만큼 떨어진 곳
적응증 천식, 기침, 잘못된 수면 자세로 인한 통증

폐수肺兪*

대추에서 등뼈 3개만큼 밑으로 내려온 곳의 우묵한 지점에서 좌우로 손가락 2개 폭만큼 떨어진 곳
적응증 기침, 천식, 허리와 등 부위 통증

격수膈兪*

좌우 어깨뼈 밑을 연결한 선상에서 등뼈에서 손가락 2개 폭만큼 좌우로 떨어진 곳
적응증 위통, 구토, 트림, 기침, 등의 통증, 젖샘염

비수脾兪*

간수의 밑, 등뼈 2개만큼 내려온 지점
적응증 옆구리 통증, 복부 팽만, 구토, 설사, 부종, 등의 통증

신수腎兪*

명문에서 손가락 2개 폭만큼 가쪽으로 이동한 곳의 좌우
적응증 발기 불능, 빈뇨, 생리불순, 다리와 허리 풀림과 통증, 이명, 부종, 천식

명문命門

배꼽 자리의 바로 뒤에 위치하는 2번과 3번 허리뼈 가시돌기 사이에 위치
적응증 요통, 빈뇨, 설사, 발기 불능, 조루, 어지럼증, 이명, 수족 냉증

백회百會

머리 마루의 중앙선과 양 귀의 혈을 이은 선과 교차하는 지점의 우묵한 곳
적응증 두통, 어지럼증, 건망, 이명, 코막힘, 탈항, 치질, 설사

안면安眠*

귀 뒤쪽의 머리뼈 돌기 부분의 밑과 풍지를 잇는 선상의 중간점
적응증 불면, 두통, 어지럼증, 고혈압

혈압점血壓點*

목 시작 부위 근처에서 가장 튀어나와 있는 뼈와 그 바로 위의 뼈 사이에서 좌우로 손가락 3개 폭만큼 이동한 곳에 위치
적응증 고혈압, 저혈압

백로百勞*

대추에서 손가락 2개 폭만큼 위로 가서 다시 좌우로 엄지손가락 1개 폭만큼 가쪽에 위치
적응증 목 부위의 통증, 수면 중 식은땀, 기침

풍문風門*

대추 아래쪽으로 가장 튀어나온 뼈(2번 등뼈)의 바로 밑에 우묵한 곳에서 좌우로 손가락 2개 폭만큼 떨어진 곳
적응증 감기, 기침, 발열, 두통, 코막힘, 목과 등 부위 통증

심수心兪*

대추에서 등뼈 5개 아래의 뼈(5번 등뼈) 아래의 우묵한 곳에서 좌우로 손가락 2개 폭만큼 떨어진 곳
적응증 불면, 두근거림, 건망, 짜증, 기침, 심통(心痛)

간수肝兪*

격수에서 아래로 등뼈 2개만큼 내려온 곳에 위치
적응증 옆구리 통증, 코피, 눈의 침침함, 등의 통증

위수胃兪*

격수에서 아래로 등뼈 1개만큼 내려온 곳에 위치
적응증 가슴과 옆구리 통증, 위통, 복부 팽만, 구토, 소화 불량

※ *가 붙은 경혈은 좌우에 있는 것임.

척택尺澤*

팔오금 주름 위에 있는 힘줄의 가쪽 오목한 곳

적응증 기침, 인후통, 구토, 팔꿈치 통증

공최孔最*

손목 주름과 팔꿈치 주름을 잇는 중앙점에서 팔꿈치 쪽으로 엄지손가락 1개 폭만큼 떨어진 곳

적응증 감기, 기침, 인후통, 두통, 팔꿈치 통증, 치질

간사間使*

손목 안쪽의 가로주름 중앙에서 팔오금주름으로 연장한 선상에서 손목에서 손가락 4개 폭만큼 팔꿈치 쪽으로 내려간 곳

적응증 심통, 두근거림, 위통, 구토, 초조감, 팔꿈치 통증

통리通里*

손목 안쪽 가로주름의 새끼손가락 라인 쪽에서 엄지 폭만큼 팔꿈치 쪽으로 떨어진 곳

적응증 설통, 두근거림, 두통, 어지럼증, 부정출혈

내관內關*

손목 안쪽의 가로주름 중앙에서 팔꿈치 방향으로 손가락 3개 폭만큼 떨어진 곳. 누르면 찌르는 듯한 통증이 있다.

적응증 심통, 두근거림, 흉통, 위통, 구토, 딸꾹질, 불면, 편두통

열결列缺*

손목 안쪽의 가로주름의 엄지손가락 쪽 라인에서 손가락 2개 폭만큼 팔꿈치 쪽으로 떨어진 곳

적응증 두통, 기침, 인후통, 감기, 비염, 두드러기

신문神門*

손목 안쪽의 가로주름 위에서 새끼손가락 쪽 끝부분

적응증 심통心痛, 짜증, 불면, 건망, 두통

소상少商*

엄지손톱 뿌리 부분의 가쪽 바로 옆

적응증 편도샘염, 인후통, 기침, 발열

수삼리手三里*

곡지曲池에서 엄지손가락 쪽을 향해 손가락 3개 폭만큼 이동한 부근에서 압통이 있는 지점

적응증 목과 어깨 통증, 치통, 턱의 통증

지구支溝*

손등 쪽 손목 가로주름에서 팔꿈치 쪽으로 손가락 4개 폭만큼 떨어진 지점에서 약간 손목 쪽 지점. 압통이 있는 곳

적응증 변비, 이명, 난청, 옆구리 통증, 구토

외관外關*

손등 쪽 손목 부근에서 주름을 따라 중심에서 손가락 3개 폭만큼 팔꿈치 쪽으로 올라간 곳

적응증 두통, 뺨 통증, 난청, 이명, 어깨와 등 부위의 통증, 팔꿈치 통증

합곡合谷*

엄지손가락과 집게손가락 각각의 뿌리가 V자로 교차하는 지점, 누르면 압통 또는 시원한 통증이 있는 위치 ※ 임신 중에는 세게 자극하지 말 것

적응증 두통, 치통, 인후통, 목과 어깨 부위의 통증, 위통, 복통, 변비

요퇴점腰腿點*

손등 쪽에서 집게손가락과 가운뎃손가락 뼈의 뿌리 부분에 있는 오목한 곳. 마찬가지로 약손가락과 새끼손가락 뼈의 뿌리 부분에도 있다.

적응증 허리를 삐끗했을 때

낙침落枕*

손등 쪽 집게손가락과 가운뎃손가락 사이에서 뼈가 교차되는 부분

적응증 잘못된 수면 자세로 인한 통증, 목(頸部)의 통증

곡지曲池*

팔꿈치를 직각으로 구부렸을 때 팔오금주름의 가쪽 끝과 팔꿈치의 뾰족한 부위 사이의 중앙에 위치한 오목한 곳

적응증 발열, 팔꿈치 통증, 치통, 생리불순, 피부염, 고혈압

후계後谿*

주먹을 쥐었을 때 새끼손가락 쪽에 생기는 주름 중 손목 쪽 주름의 끝부분

적응증 두통, 목(首)의 통증, 팔꿈치와 어깨 통증

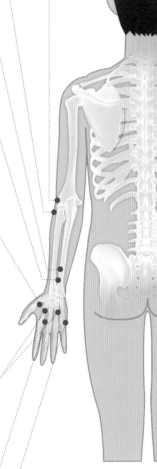

혈해血海*

무릎을 구부렸을 때 접시 모양의 무릎뼈 안쪽 윗부분에서 손가락 3개 폭만큼 위로 떨어진 곳. 근육이 솟아 있는 부분이다.

적응증 생리불순, 생리통, 부정출혈, 두드러기, 습진

음릉천陰陵泉*

정강이 안쪽을 무릎 방향으로 만져 올라갔을 때 굵은 뼈에 닿아 손이 자연히 멈추는 부분

적응증 복부 팽만, 부종, 소변이 시원하게 나오지 않는다, 무릎 통증

승산承山*

장딴지에 힘을 주었을 때 한가운데 산처럼 솟는 부분의 꼭대기

적응증 허리와 등 부위 통증, 치질, 변비, 코피, 복통

삼음교三陰交*

안복사뼈에서 손가락 4개 폭만큼 위에 있는 뼈의 바로 옆에 있는 우묵한 지점 ※임신 중에는 세게 자극하지 말 것

적응증 소화 불량, 생리불순, 난산, 두드러기

부류復溜*

안복사뼈에서 손가락 3개 폭만큼 무릎 쪽으로 올라간 곳에 있는 우묵한 지점

적응증 설사, 부종, 복부 팽만, 수면 중 식은땀, 요통

태계太谿*

안복사뼈의 중심과 아킬레스건 중앙부 사이에 있는 우묵한 지점

적응증 두통, 어지럼증, 인후통, 치통, 이명, 생리불순, 건망, 불면, 발기 불능, 빈뇨, 하반신의 힘 풀림 및 통증

족삼리足三里*

바깥쪽 정강이뼈를 따라 내려오면 뼈의 돌기에 해당하는 곳이 있는데, 그 지점에서 손가락 1개 폭만큼 가쪽으로 떨어진 지점

적응증 위통, 구토, 복부 팽만, 소화 불량, 설사, 변비, 젖샘염, 부종

곤륜崑崙*

아킬레스건과 바깥복사뼈 사이의 우묵한 곳

적응증 두통, 목(頸部) 통증, 코피, 요통, 난산

양릉천陽陵泉*

종아리뼈 머리(무릎 가쪽에서 대각선 밑에 있는 부푼 부분)에서 안쪽으로 대각선 밑에 위치한 우묵한 지점

적응증 고혈압, 옆구리 통증, 쓸개염, 궁둥신경통, 턱관절증, 어깨 통증

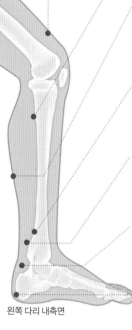

왼쪽 다리 내측면

왼쪽 다리 외측면

여슬女膝*

발뒤축의 발바닥과 발등의 경계로, 피부색이 달라지는 부분에 위치

적응증 무릎 통증, 치조 농루

이내정裏內庭*

발바닥 쪽에서 둘째발가락 뿌리 부분의 바로 밑. 둘째발가락을 구부렸을 때 발가락 끝이 닿는 부위

적응증 위통, 배탈

용천湧泉*

발끝을 구부렸을 때 아치 부분에 생기는 산 모양 주름의 꼭대기 부분. 발바닥의 거의 중심에 위치

적응증 두통, 열오름, 인후통, 변비

실면失眠*

발바닥에서 발뒤꿈치의 중앙에 위치

적응증 불면

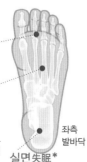

좌측 발바닥

태백太白*

발등의 안쪽 면, 엄지발가락 뿌리 부분의 오목한 곳

적응증 위통, 복통, 복부 팽만, 구토, 설사, 변비, 치질, 식욕 부진

태충太衝*

발등 쪽에서 엄지발가락과 둘째발가락의 뼈 사이를 따라 올라오다 양쪽 뼈가 만나 V자를 이루는 지점. 누르면 압통이 있는 곳

적응증 안정 피로, 눈의 침침함, 두통, 생리불순, 옆구리 통증

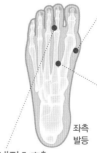

좌측 발등

내정內庭*

둘째발가락과 가운뎃발가락 사이의 갈라진 부위에서 조금 올라와 압통이 있는 곳

적응증 치통, 코피, 복통, 복부 팽만, 설사, 배탈

※ *가 붙은 경혈은 좌우에 있는 것임.

경혈과 기혈 찾는 법, 누르는 법

주요 키워드 ▶ 경혈經穴 / 기혈奇穴 / 취혈取穴

손가락 폭을 기준으로 시진과 촉진을 동원해 위치를 결정

경혈과 기혈 등의 위치를 특정하는 것을 취혈이라고 한다. 경혈과 기혈은 위치와 기준이 정해져 있어서 특정한 곳에서 '엄지손가락 몇 개 폭' 하는 식으로 지정되어 있다. 엄지손가락 1개 폭이란 엄지손가락의 가장 두꺼운 부분의 길이를 가리킨다. 손가락 2개 폭이란 보통 집게손가락과 가운뎃손가락의 지폭指幅을 합한 길이다.

이렇게 해서 대략적인 위치를 파악했다면 이제 그 주변을 시각과 촉각으로 더듬어 정확한 경혈의 위치를 찾는다. 경혈과 기혈의 위치는 개인차가 있기에 기준이 되는 부위와 꼭 일치한다고는 장담할 수 없기 때문이다.

시각은 붉은 기가 있다, 창백하다 등 색깔의 차이를 인식한다. 또 촉각은 피부의 건조와 거칠한 정도, 눌렀을 때의 저항, 응어리나 부기, 통증의 유무, 편안함의 유무 등 반응을 확인한다. 경혈과 기혈의 올바른 위치를 결정하기 위해서는 이처럼 오감을 활용하는 것이 중요하다.

상태에 맞게 누르고, 문지르고, 주무르며 압박한다

경혈과 기혈을 누를 때는 힘이 가장 잘 실리는 엄지손가락을 사용한다. 누르는 힘은 3~5kg 정도의 압력이 표준이다. 자신이 누르는 힘의 압력은 체중계를 눌러 확인할 수 있다. 어느 정도의 힘을 주어야 어느 정도의 압력이 가해지는지 힘을 가감해 보며 몇 단계로 구분해 확인해 두면 좋다.

경혈과 기혈에 갑자기 강한 힘을 가하면 통증이 생기거나 근육이 다칠 수 있다. 그래서 조금씩 힘을 가해 몇 초 눌렀다가 힘을 빼는 방식으로 한다. 이때 환자가 숨을 내쉬는 타이밍에 맞춰 천천히 누르면 효과가 있다. 숨을 내쉬면 근육이 풀어져서 압력이 더 깊은 곳까지 전달될 수 있기 때문이다.

또 경혈과 기혈 주위의 근육을 가볍게 주무르거나 쓸어주고, 두들기는 것도 효과적이다. 그밖에 경혈과 기혈에 손가락을 대고 빙빙 돌리면서 문지르는 방법도 병행하면 더 높은 효과를 기대할 수 있다.

힘을 가하는 정도는 '시원한' 느낌을 기준으로 한다. 그보다 통증이 강하면 힘을 빼주어야 한다. 통증이 심할 때는 가볍게 쓸어주기만 해도 좋다. 온 힘을 다해 누르거나 장시간 같은 곳에 압력을 주면 오히려 병을 악화시킬 수 있으므로 주의해야 한다.

경혈과 기혈을 찾는 취혈은 지폭이 기준이다

엄지손가락 1개 폭 (1촌)   손가락 2개 폭 (1.5촌)   손가락 3개 폭 (2촌)   손가락 4개 폭 (3촌)

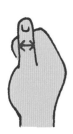 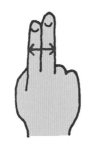 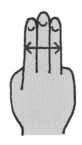 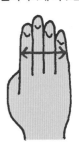

경혈과 기혈의 위치를 나타낼 때는 관절과 뼈, 배꼽 등 특정 위치를 기준으로, 그곳에서 엄지손가락 1개 폭만큼, 2개 폭만큼과 같이 표기한다. 실제로는 '촌寸'으로 나타내는데, 엄지손가락 1개 폭이 1촌, 손가락 2개 폭이 1.5촌, 손가락 3개 폭이 2촌, 손가락 4개 폭이 3촌에 해당한다.

경혈과 기혈의 위치는 촉각과 시각을 이용해 결정

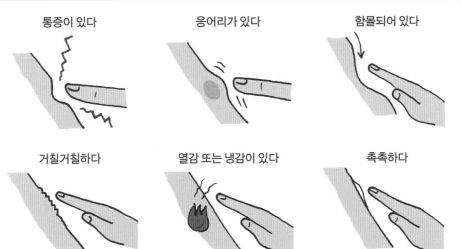

통증이 있다   응어리가 있다   함몰되어 있다

거칠거칠하다   열감 또는 냉감이 있다   촉촉하다

손가락 폭으로 취혈을 했다면 경혈과 기혈의 세밀한 위치는 촉각과 시각으로 판단하여 특정한다. 눌렀을 때 통증이 있다, 응어리가 있다, 우묵하다… 등 이변이 보이는 지점은 치료의 대상이 되는 경혈이나 기혈이다. 반점이 나타나는 곳도 치료점인 경우가 많다.

경혈과 기혈의 위치는 개인차가 있으므로
촉각과 시각을 동원해 종합적으로 특정한다.

침 치료

주요 키워드 ▶ 침鍼 / 경혈經穴 / 경락經絡 / 관침법管鍼法

피부에 침을 찌르는 자극을 통해 음양의 균형을 조절한다

동양의학은 한약을 이용한 한방 치료 외에 침과 뜸, 기공 등 약을 쓰지 않는 치료도 있다.

침 치료란 병변이 있는 부위나 장부와 관련이 깊은 경혈에 침을 놓는 것이다. 경혈을 자극해 경락을 거쳐 피와 혈의 흐름을 개선하고, 몸속의 음양의 균형을 바로잡아 본래의 건강한 상태로 되돌리는 것이다.

또 침 치료는 자율신경의 균형을 바로잡는 효과도 기대할 수 있다. 실제로 침을 맞았을 때 혈의 흐름이 원활해져 몸이 뜨끈할 정도의 온기를 느끼기도 한다. 이것은 자율신경 중 부교감신경이 우위가 되어 심신이 모두 편안해진 상태라고 할 수 있다. 긴장이 풀어지면 심신이 치유되어 피로 회복에도 도움이 된다. 침 치료를 꾸준히 받으면 몸 전체의 상태가 좋아져서 면역력이 올라간다고 알려져 있다.

침 치료가 필요한 대표적인 증상은 어깨 결림, 요통, 신경통, 관절염 등이다. 또 최근 늘어난 컴퓨터 작업이 원인인 목뼈나 어깨, 팔의 이상에도 효과가 있다. 두통을 비롯한 여러 통증의 완화와 진정에도 효과가 있다.

그 밖에 소화기계 질환과 아토피성 피부염, 기관지 천식, 불면증, 갱년기 손발의 냉증과 저림, 열오름증, 나아가 암 치료에 쓰이는 화학요법의 부작용을 완화하는 데도 침 치료가 많이 쓰인다.

세계에서 널리 쓰이는 치료법

고대 중국에서 침은 진통 목적 또는 외과적 치료를 위해 쓰였다고 한다. 이후 침으로 몸에 물리적인 자극을 주어 기의 흐름을 조절해 통증이나 병을 개선하기 위한 요법으로 발전하였다.

침 치료는 적용 범위가 매우 넓다. 20세기 후반에 유럽, 미국 등 세계 각국으로 침 치료가 전해져 많은 의료 현장에서 쓰이고 있다. 1997년에는 NIH(미국국립보건원)에서 침구의 적응 질환에 대해 합의 성명서를 내는 등 국제적으로도 다양한 질환에 효과 있는 치료법으로 인정받고 있다.

침의 종류

일반 침

한의원 등에서 가장 일반적으로 쓰는 침은 보통 스테인리스제가 많다. 목적에 따라 길이나 굵기가 다르다. 길이는 15mm, 30mm, 40mm, 50mm가 있으며, 굵기는 0.1~0.34mm 정도다. 길이 15mm, 두께 0.1mm인 침은 미용침으로 얼굴에 많이 쓴다.

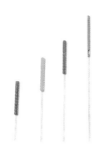
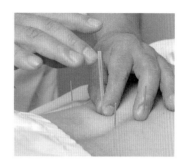

피내침

원형 반창고 테이프에 길이 0.3~0.6mm 정도의 침이 붙어 있다. 이것을 피부에 붙여서 사용한다. 통증이 거의 없어서, 침 맞는 것이 무섭거나 아플 것 같아 공포감을 느끼는 사람은 피내침을 이용해 치료를 하면 좋다.

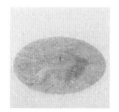
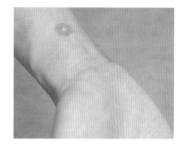

중국침

일본 침에 비해 두껍고 길이도 길다. 왼쪽 침의 길이는 약 9cm, 15cm이다. 일본에서는 그다지 일반적이지 않으나 이것을 쓰는 침구원도 있다.

구침

구침九鍼이라 불리는 옛날 침. 찌르는 유형인 호침毫鍼뿐 아니라 절개해서 사혈하거나 배농하기 위한 침, 불에 달궈 뜨거운 상태에서 놓는 침, 안마를 하거나 경혈을 누를 때 쓰는 침(피부에 찌르지 않는 유형) 등이 있다.

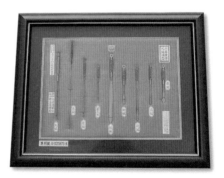

경혈에 침을 놓아 경락을 지나는 기와 혈의 흐름을 개선하는 것이 침 치료이다.

침 치료 방법

침관을 이용한 관침법으로 통증을 줄이다

현재 가장 일반적인 치료법은 관침법이다. 관침법이란 침관이라는 대롱 형태의 기구를 이용해 가늘고 긴 침을 피부에 찔러 넣는 방법이다. 가늘고 부드러운 침을 적절한 깊이로 찌를 수 있어서 통증이 거의 없다. 이전에는 스테인리스제의 침관을 고압 멸균 소독하여 사용하였는데, 현재는 감염증 예방과 위생 면에서 플라스틱제 일회용 침관을 쓴다. 그 밖에 며칠간 붙여두어 자극을 유지하는 피내침 등이 있다.

시술은 맨 먼저 경혈의 위치를 결정한다. 경혈 위치는 개인차가 있으므로 먼저 기준이 되는 지점 부근을 손가락으로 짚어보고 피부색이 다른 곳, 표면이 거칠거나 건조한 곳, 눌렀을 때 통증이나 부종, 응어리가 있는 곳 등 반응이 가장 강하게 나타나는 지점을 경혈로 결정한다.

침을 찔러 넣는 각도는 수직이나 기울여서 그 경혈에 적합한 각도를 선택한다. 침관을 경혈에 대고 다소 강하게 누르면 관 속에서 침이 떨어져 순간적으로 피부에 닿는다. 그러나 침관으로 피부를 누르는 압력감 때문에 침이 닿는 감각은 거의 느끼지 못한다. 그 후 침관 끝으로 비죽 나와 있는 침 끝을 손끝으로 가볍게 톡톡 쳐서 침을 조금씩 찔러 넣는다. 침관을 제거한 뒤 피부에 꽂혀 있는 침을 조금 더 천천히 깊게 찔러 넣는다.

침을 넣고 뺄 때 달라지는 기혈의 흐름을 정확히 파악한다

침을 맞으면 경혈을 통해 몸속에 자극이 전해져 뭐라 표현할 수 없는 감각을 느낄 때가 있다. 이것을 득기라고 한다. 한편 시술자는 근육의 미세한 움직임과 침이 밀려 나오는 감각을 느낀다. 이 상태를 '침을 찔러서 기가 도달한다'고 표현하며 이를 기지라고 한다. 또 득기를 얻지 못했을 때 기술을 구사해 인위적으로 이를 얻는 것을 후기라고 한다.

동양의학의 침 치료는 보사라는 개념이 있어서 몸의 상태에 따라 '보'하거나(몸에 부족한 것을 채워줌) '사'한다(몸에 있는 불요한 것, 해를 미치는 것을 제거함). 침 치료도 마찬가지로 침을 조작하여 정기를 보하거나 사기를 사하여 부조를 개선한다.

보사의 방법은 침을 회전시키는 염전보사捻轉補瀉와 침을 위아래로 움직이는 제삽보사提揷補瀉, 침을 꽂고 빼는 속도에 변화를 주는 질서보사疾徐補瀉, 경락이 흐르는 방향에 따라 변화를 주는 영수보사迎隨補瀉 등이 있다.

침 치료는 호침과 침관을 사용한다

호침

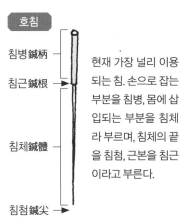

침병鍼柄

침근鍼根

침체鍼體

침첨鍼尖

현재 가장 널리 이용되는 침. 손으로 잡는 부분을 침병, 몸에 삽입되는 부분을 침체라 부르며, 침체의 끝을 침첨, 근본을 침근이라고 부른다.

침관

원통형　육각형　사자용斜刺用

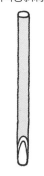

예로부터 침관은 모양이 다양했다. 재질은 놋쇠, 스테인리스, 유리 등이다. 사용하는 침보다 3~4mm 짧은 것을 쓴다. 현재는 일회용 플라스틱제가 주류다.

기혈을 조정하는 보사의 기술

염전보사 捻轉補瀉　침을 회전하는 방향을 바꿔 보하거나 사한다.

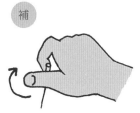

補

瀉

오른손 엄지손가락을 강하게 앞으로 내고 집게손가락을 가볍게 뒤로 당겨 침을 시계 방향으로 회전시킨다.

오른손 집게손가락을 강하게 앞으로 내고 엄지손가락을 가볍게 뒤로 당겨 침을 반시계 방향으로 회전한다.

제삽보사 提揷補瀉　침을 위아래로 움직일 때 힘을 가하는 정도를 변화시켜 보하거나 사한다.

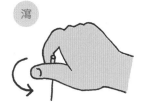

補

瀉

힘을 준다 / 힘을 뺀다

힘을 뺀다 / 힘을 준다

찌를 때는 의식하여 적절히 힘을 주고 뽑을 때는 힘을 뺀다.

찌를 때는 힘을 빼고 뽑을 때는 의식하여 적절히 힘을 준다.

질서보사疾徐補瀉

침을 꽂고 빼는 속도를 조절한다

보　침을 천천히 찌르고 빨리 뺀다.

사　침을 빨리 찌르고 천천히 뺀다.

영수보사迎隨補瀉

경락이 흐르는 방향에 맞춘다

보　경락의 흐름에 따라 침을 찌른다.

사　경락의 흐름을 거슬러 침을 찌른다.

호흡보사呼吸補瀉

환자의 호흡에 맞춘다

보　환자가 숨을 내쉴 때 침을 찌르고, 들이마실 때 침을 뺀다.

사　환자가 숨을 들이마실 때 침을 찌르고, 내쉴 때 침을 뺀다.

개합보사開闔補瀉

침구멍※ 처리에 따른 방법

보　침을 뺐을 때 재빨리 침구멍을 손으로 눌러 막는다.

사　침을 뺄 때 침을 움직여 침구멍을 열고 손가락으로 막지 않는다.

※ 침을 뺀 뒤 남는 구멍.

189

뜸[灸] 치료

주요 키워드 ▶ 뜸[灸] / 약쑥 / 경혈經穴 / 애엽艾葉 / 직접구直接灸 / 간접구間接灸

온열 효과로 혈의 순환을 촉진하여 경락의 흐름도 개선

뜸이란 약쑥을 비벼서 작은 입자 형태로 만든 것을 경혈 위에 올려두고 선향으로 불을 붙이는 치료법이다. 침 치료는 경혈을 침으로 자극해 부조를 개선하는데, 뜸 치료는 약쑥이 연소해서 생기는 열이 경혈을 통해 몸으로 전해져 혈의 순환을 개선하고, 그 결과 기의 흐름이 원활해져 다양한 부조가 해소된다.

약쑥이란 말린 쑥 잎의 뒷면인 면모綿毛를 모아 만든 것이다. 쑥잎은 애엽이라는 생약으로도 알려져 있다. 예로부터 자연치유력과 면역력을 높이는 작용이 있다 하여 한약 형태로도 복용하고 입욕제로도 쓴다. 이렇게 병의 예방과 건강 증진을 위해 사용되어 왔다.

몸을 따뜻하게 해준다는 점에서 뜸은 입욕과도 닮아 있다. 뜸 치료로 몸이 따뜻해지면 피로 회복과 심신 안정 등의 효과가 있다. 그래서 스트레스가 완화되고 자율신경이 균형을 찾는다. 이 온열 효과에 더해 쑥의 효과적인 성분이 몸속으로 들어가기 때문에 뜸은 한층 더 효과가 있다.

구체적인 증상은 관절통과 근육통, 신경통 외에 냉감과 관계가 깊은 갱년기 장애와 불임증과 같은 부인과 질환이다.

직접구 외에 열을 부드럽게 전달하는 간접구도

뜸은 피부에 직접 쑥을 올리는 직접구와 쑥 밑에 생강 등을 끼우는 간접구가 있다.

직접구는 쑥을 직접 피부 위에 올려놓고 선향 등으로 불을 붙여 다 탈 때까지 태운다. 쑥은 쌀 반알 크기에서 반지름과 높이 모두 1cm 정도 크기까지 사용하는데 목적에 맞게 선택한다. 직접구 중에서 쌀 반 알에서 한 알 크기의 약쑥을 직접 피부에 올려 끝까지 태우는 뜸을 투열구透熱灸라고 한다.

간접구 중에서 마늘이나 생강 한쪽을 약쑥 밑에 깔아 열을 너무 뜨겁지 않게 전달하는 것을 격물구隔物灸라고 한다. 그 밖의 손쉽게 피부에 붙이는 받침이 있는 형태(태좌구台座灸)도 있다.

간접구 중 피부에 직접 대지 않고 피부 가까이에서 따뜻하게 하는 방법도 있다. 약쑥을 막대 모양으로 굳힌 봉뜸을 사용한다. 끝을 태워 피부에서 수 센티미터 떨어진 곳에서 경혈을 따뜻하게 한다. 침 위에 뭉친 약쑥을 얹어서 태우는 온침溫鍼과 약쑥을 상자 등 전용 기구에 넣어 따뜻하게 하는 상구箱灸도 있다.

뜸과 약쑥의 종류

직접구　피부에 약쑥을 직접 올리는 뜸

투열구 透熱灸	쌀 반 알에서 한 알 크기로 만든 약쑥을 피부 위에 직접 올린다. 선향으로 약쑥에 불을 붙여 완전히 태운다. 금방 연소되기에 약쑥에 불을 붙일 때는 신속하게 한다.
초작구 焦灼灸	투열구의 일종으로 티눈이나 못이 박혔을 때 치료를 위해 쓰는 뜸. 환부에 약쑥을 올려 선향으로 불을 붙여서 각질화되어 단단해진 부분을 태운다. 티눈이나 못이 제거될 때까지 계속한다.
타농구 打膿灸	콩알 크기로 피부를 지져서 생긴 화상흔에 고약을 발라 곪게 하는 방법. 원래 종창 등을 치료할 때 쓰였는데 백혈구를 증가시켜 면역력을 높이는 목적으로 시행해 왔다.
지열구 知熱灸	쌀 반 알에서 한 알 크기의 약쑥에 불을 붙여 완전히 태우지 않고 80% 정도만 태운 뒤 불을 꺼 자국이 남지 않는 구법. 크기가 더 큰 약쑥을 사용해 환자가 열을 느꼈을 때 바로 제거하는 방법도 있다.

약쑥의 종류

약쑥은 순도에 따라 타는 속도가 다르다. 순도가 높을수록 완전히 타는 데 걸리는 시간이 짧아 직접구에 적합하다. 순도가 낮을수록 연소 시간이 길어 고온이 되기에 간접구에 적합하다.

간접구　약쑥이 피부에 닿지 않는 뜸

격물구 隔物灸	생강이나 마늘 등을 얇게 썰어 피부에 얹고 그 위에 약쑥을 올려 점화한다. 그 밖에 된장(된장뜸)이나 소금(소금뜸) 등을 이용하기도 하는데, 열 자극이 강하지 않아 편안하게 받아들일 수 있다. 마늘은 갈아서 쓰기도 하는데, 이때 거즈나 한지를 깔고 그 위에 간 마늘을 얹는다.
대좌구 臺座灸	받침을 만들어 그 위에 약쑥을 얹는다. 시판되는 것은 거의 대좌구이며 가정에서도 사용하기 쉬워서 널리 보급되어 있다. 붙이는 뜸이라고도 부른다.
봉구 棒灸	막대 모양의 뜸에 불을 붙여 손으로 쥐거나 전용 기구를 사용해 피부 가까이에 가져가 환부를 따뜻하게 한다. 복사열을 이용한 구법. 거리로 열의 온도를 조절할 수 있다.
호두뜸	눈에 좋다는 한방 추출물에 절인 호두껍질 위에 약쑥을 올리고 눈 위에 얹어 불을 붙인다. 열감이 적당해서 안정과 피로 완화에 좋다. 눈 밑의 다크서클 해소에도 효과가 있다.
온침 溫鍼	피부에 침을 놓고 침의 자루 부분에 약쑥을 뭉쳐서 붙인 뒤 불을 붙인다. 침 자극과 복사열에 의한 뜸의 효과를 동시에 기대할 수 있다.
상구 箱灸	안쪽에 석고 등을 입혀 불이 붙지 않게 처리한 상자 형태의 용기에 약쑥을 넣고 불을 붙인다. 허리, 배 등과 같이 경혈이 많이 모여 있는 부위에 상자째 얹어 치료한다.

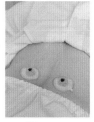

격물구(생강)

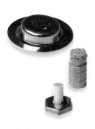

대좌구(붙이는 뜸)

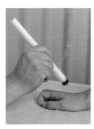

봉구

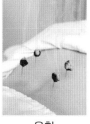

온침

(왼쪽부터) 생강편 위에 약쑥을 올린 격물구, 보호 필름을 벗겨내고 붙이는 형태의 붙이는 뜸(대좌구), 열이 서서히 스미듯 전달되는 봉구, 침의 머리에 약쑥을 꽂는 온침.

다양한 영역에서 쓰이는 침구 치료

스트레스 사회에서 늘어나는 정신 질환에도 활용

사람은 살아가면서 일과 생활에서 다양한 스트레스를 받는다. 이 스트레스가 육체적·정신적으로 다양한 '왜곡'을 일으켜 병이 된다고 보는 것이 동양의학적 사고다. 침구 치료의 목적 또한 이러한 '왜곡'을 침으로 자극해 바로잡고 본래의 건강한 상태를 되찾는 것이다.

침 치료로 기대되는 효과는 국소의 통증과 저림 등에 직접 자극을 가하여 개선하는 것이다. 이때 문제가 있는 경락상의 경혈에 침을 놓거나 뜸을 떠서 치료한다.

그 밖에 국소 근육의 긴장을 풀어주거나 혈의 흐름을 촉진해 혈류를 채우고 면역력을 키워주는 효과도 보고된 바 있다. 또 주목할 것이 자율신경(교감신경과 부교감신경)에 대한 작용이다. 우울과 공황장애 등에 침 치료를 병용하는 사례가 증가하고 있다.

우울의 원인 중 하나가 과로인데, 일반적으로 우울한 사람은 어깨나 목의 결림, 그리고 불면을 많이 호소한다. 이를 동양의학적으로 보면 우울한 사람은 기의 정체가 매우 심한 상태라고 볼 수 있다. 본래 기의 흐름을 촉진하는 간의 작용이 약해지면 기의 흐름이 정체되어 어깨와 목이 굳는다. 또 스트레스를 받았을 때 제일 먼저 정체되어 막히는 경맥이 위경, 다음이 담경, 심포경이라고 한다. 경맥이 정체되면 심의 작용이 저해되어 초조와 불안, 불면 등의 증상이 나타난다.

현대인은 밤낮 할 것 없이 과로하는 경향이 있다. 사무실에서 온종일 컴퓨터를 두드리고 있노라면 어깨와 목이 뻣뻣해지는데, 이때 몸을 살피지 않고 계속 일만 하면 피로감과 경직감이 차츰 마비되기 시작한다. 이것은 일종의 방어 반응과 같은 것인데, 교감신경이 우위가 되어 피로한 감각을 느끼지 못하게 하는 상태다.

그렇게 되면 이번에는 부교감신경, 즉 휴식을 취하기 위한 신경에 신호가 들어가지 못해 밤이 되어도 교감신경이 치솟아 잠을 못 이룬다. 그리고 불면으로 만성 피로가 쌓인다.

이때 침구로 몸의 긴장을 풀면 통증과 뻣뻣함이 조금씩 풀린다. 또 기의 정체가 개선되어 막혀 있던 경맥의 흐름이 좋아지니 몸뿐 아니라 정신적인 긴장까지 풀려 심신 모두 편안한 상태를 유지할 수 있다.

의료 연계로 광범해지는 치료의 가능성, 치매에도 효과

최근 우울증 등 정신질환에 침구 치료 외에 한약과 양약 등 약물요법과 상담 치료를 병용하는 사례가 많다. 최종적으로는 약의 양을 조금씩 줄여가는 것이 바람직하나, 이 모든 것은 앞으로 정신과 의사와 각 전문가의 팀 연계가 필요한 부분이다.

그런데 침구 치료가 정신적인 면에 효과가 있다는 사실을 모르는 사람이 많다. 또 처음부터 심적 부조의 치료를 목적으로 방문하는 사람은 많지 않다. '심신일여心身一如'를 중시하는 동양의학은 몸과 마음을 떼려야 뗄 수 없는 것으로 간주한다. 즉 마음은 몸의 일부라 몸의 이상은 마음의 이상으로 이어진다고 보는 시점에서 치료를 해야 한다.

또 최근 치매 치료에도 침구를 채택하고 있다. 예로부터 침구는 뇌혈관 장애를 치료하는 데 쓰였다. 뇌 안의 혈류를 좋아지게 하여 뇌의 기능을 향상시키고 뇌졸중의 후유증 등도 치료해왔다.

한편 서양의학은 치매 치료에 뇌혈류 개선약을 투여하는 것이 주류다. 즉 뇌혈류를 개선하여 치매를 치료하려는 목적이기에, 뇌혈류를 개선하는 침구 또한 뇌혈관 장애나 치매에 효과가 있다고 보는 것이다. 현재 중국 등에서 치매의 침구 치료 효과에 관한 데이터가 집적되고 있다. 일본도 치매 치료의 인정 침구사를 양성하는 등 침구를 이용한 치매 치료 효과가 주목받고 있다.

침 치료에 따른 '뇌혈관성 치매'의 기초 증상 개선

조사 : 텐진중의약대학(대상 112명)
※점수가 낮을수록 증상이 중하다.

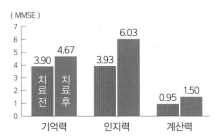

텐진중의약대학에서 임상연구로 뇌혈관성 치매 환자 112명을 대상으로 12주간 침 치료를 실시했다. 주 1회의 침 치료(사용한 혈자리는 외관, 기해, 중완, 단중, 혈해, 족삼리, 상성, 백회, 사신총)를 실시한 결과 치매 기능 검사(MMSE) 수치는 기억력이 3.9에서 4.67로, 인지력이 3.93에서 6.03으로, 계산력이 0.95에서 1.50으로 개선되었다.

침 치료에 따른 '알츠하이머 치매'의 기초 증상 개선

조사 : 텐진중의약대학(대상 98명)
※점수가 낮을수록 증상이 중하다.

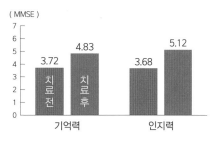

마찬가지로 텐진중의약대학에서 임상연구로, 치매 환자 98명에게 같은 치료를 실시한 결과 기억력이 3.72에서 4.83으로, 인지력이 3.68에서 5.12로 개선되었다.
※『三焦気化失司与年期痴呆』(韓景献)에서 인용. '기초증상'이란 기본적인 증상, '인지력'이란 기본적인 상태·상황 파악 능력을 말한다.

수기요법

몸을 자극하여 건강을 유지하고 부조를 개선하는 방법

수기요법이란 손가락으로 문지르고 두들기는 등 몸을 자극하여 그 반응으로 몸의 부조를 치료하는 요법이다. 안마, 지압, 마사지가 대표적이다. 안마는 중국에서, 지압은 일본에서, 마사지는 유럽에서 탄생했다. 이렇듯 세계 각지에서 다양한 수기요법이 생겨났는데 이후 각 나라와 지역의 특성을 배경으로 독자적인 이론을 완성하여 몸의 변조를 바로잡는 것을 주요 목적으로 널리 보급되었다.

안마는 주로 '누르기', '주무르기' 기법을 써서 강약으로 자극한다. 옷을 입은 상태에서 경락을 따라 누르거나 쓸어주어 기와 혈의 흐름을 개선하고, 증상에 맞는 경혈을 눌러서 몸의 이상을 바로잡는다.

지압은 안마와 마찬가지로 옷을 입은 상태에서 경락과 경혈에 자극을 주는 수기요법이다. 시술은 '누르기'가 주지만 안마의 기술을 바탕으로 도인導引(근육과 관절을 움직이면서 몸속에 기를 집어넣는 요법)이나 유도활법柔道活法(실신한 사람을 자극해 소생시키는 요법), 미국에서 온 카이로프랙틱 등을 조합시켜 하나의 형태로 체계화한 것이다.

마사지는 옷을 입지 않고 피부에 직접 '쓸기', '문지르기' 등의 기술을 써서 심신을 안정시킨다. 이때 경락의 흐름에 따라 지압과 안마 시술을 병행해 치료의 상승효과를 노리기도 한다.

스트레스가 많은 현대 사회에서 활약 무대가 넓어지고 있다

일본에서 안마, 지압, 마사지를 직업으로 하려면 국가 자격인 '안마 마사지 지압사' 면허를 취득해야 한다. 이 자격을 취득하기 위해서는 고등학교를 졸업(또는 동등 이상의 조건을 포함)한 후, 전문학교 등의 양성 시설에 입학하여 수기요법의 이론과 실기, 임상실습 외에 동양의학과 기초의학 등을 3년간의 교육 과정을 통해 배워야 한다.(시각장애인은 맹학교 고등부 전공과 및 보건이료(理療)과([수기요법과]에서 공부) 이 국가시험에 합격하면 병원과 치료시설, 스포츠 시설 등에서 안마 마사지 지압사로 일할 수 있다.

수기요법은 몸의 부조를 개선하는 효과 외에 심신 안정에도 효과가 있다.

또 만성 질병과 부정수소不定愁訴(원인을 알 수 없는 증상) 등에도 효과가 있으므로 스트레스가 많은 현대 사회에 안마 마사지 지압사의 활약은 점점 더 기대되고 있다.

대표적인 수기요법

안마

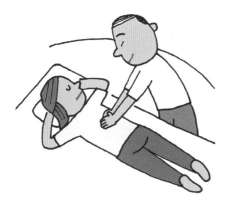

얇은 옷을 입은 상태에서 시술하며 근육의 뭉침과 부조를 개선한다. 손가락과 주먹을 이용해 문지르거나 두들기는 기법을 쓴다.

지압

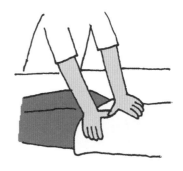

예로부터 쓰인 안마 기술에 도인導引과 유도활법柔道活法 등을 조합한 것이다. 손바닥과 엄지손가락을 사용해 천천히 압력을 가한다.

마사지

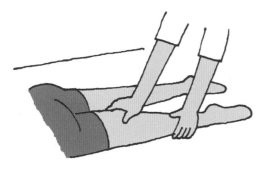

유럽에서 탄생한 마사지는 본래 의료행위로서 시술되었다고 알려져 있다. 안마나 지압과는 달리 피부에 직접 대고 실시한다. 기법에는 한 방향으로 쓸기, 문지르기, 주무르기, 두들기기 등이 있다.

도구를 쓰지 않고 손만 써서 하는 수기요법으로
심신의 부조를 개선할 수 있다.

안마요법

주요 키워드 안마按摩 / 도인안교導引按蹻 / 경찰법輕擦法 / 유날법揉捏法 / 고타법叩打法 / 압박법壓迫法 /
진동법振動法 / 운동법運動法 / 곡수曲手

문지르기·누르기·주무르기 등 다양한 기술로 부조를 개선

안마는 중국의 전통 치료법 중 하나다. '안按'은 누르는 것을, '마摩'는 어루만지는 것을 가리킨다. 억안조마抑按調摩(눌러서 억제하고 어루만져서 조절한다)가 어원으로 알려져 있으며 이를 줄여 안마가 되었다. 그 역사가 매우 긴데 초기에는 도인안교導引按蹻(몸을 누르거나 근육과 관절을 움직여서 기를 몸에 집어넣는 치료술)의 형태로 전해졌다고 한다.

안마는 이상이 있는 부위를 누르거나 어루만져 통증을 경감시키고 뭉친 것을 풀어주어 혈의 순환을 촉진하는 것이 주요 방법과 목적이다. 이렇게 '손을 대는 것'이 기본인 안마는 민간에서 널리 행해졌고 그러는 사이 독자적인 방법으로 발전되어 나갔다. 현재는 다양한 수기 중에서도 특히 손가락을 이용해 문지르는 것을 중심으로 시술을 한다.

중심에서 가쪽을 향해 옷 위에서 자극한다

안마는 기본적으로 경락 이론에 따라 실시한다. 경락을 따라 자극하여 기와 혈의 흐름을 좋게 하고 부조를 개선하는 수기요법이다. 이때 몸의 중심부, 즉 심장에 가까운 부분에서 말단 쪽으로 세로, 가로 또는 원을 그리며 문질러 나간다. 예컨대 위팔에 실시할 때는 어깨에서 손을 향해 먼 쪽으로 이동하며 자극한다.

또 옷을 벗고 실시하는 마사지와 달리 안마는 얇은 옷을 입은 채 시술한다. 피부를 노출하고 있을 때는 수건을 걸치고 실시한다. 얇은 옷이나 수건을 통해 자극하여 근육의 뭉침을 풀고 근조직 내의 순환을 개선하여 부조를 치료해 나가는 것이 안마다.

현재 안마의 기본 기술은 보통 일곱 가지다. 손을 밀착시켜서 쓰다듬는 경찰법, 손으로 쥐거나 문질러서 풀어주는 유날법, 손가락으로 두들기는 고타법, 환부를 눌러 나가는 압박법, 손가락을 떨어서 진동을 주는 진동법, 관절을 이완시킨 상태에서 움직이는 운동법, 손을 굴리거나 가볍게 두드리는 곡수 등이다.

오장육부의 주요 부위인 삼초를 중심으로 복부의 뭉침을 안마로 풀어 나가는 안복按腹도 내장의 부조는 물론 온몸의 부조에 효과가 있다고 한다.

안마의 일곱 가지 기본 수기

경찰법 輕擦法(안무법)

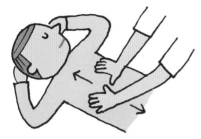

손바닥을 몸에 바짝 밀착시켜 같은 압력, 같은 속도로 일정한 방향을 향해 쓸어주는 방법. 강하게 쓸어 올리거나 내리는 수기는 '강찰법 强擦法'이라고 한다.

유날법 蹂捏法(유연법)

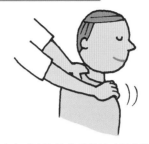

손이나 손가락을 몸에 밀착시켜 근육을 누르거나 강하게 문질러서 풀어주는 방법. 혈과 림프의 순환을 개선하며 신진대사를 높이는 효과가 있다.

고타법 叩打法

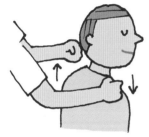

손이나 손가락으로 몸의 표면을 두들기는 방법. 주먹을 가볍게 쥐고 두들기거나 양 손바닥을 펴서 손날로 두드리는 등 손의 다양한 부위를 사용한다.

압박법 壓迫法

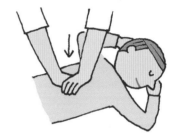

손바닥이나 손가락을 써서 천천히 압박을 가하는 방법. 신경통 등 통증이나 경련과 같은 증상을 억제하는 효과가 있다.

진동법 振動法

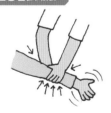

손바닥과 손가락을 밀착시켜서 가볍게 누르면서 미세한 진동을 계속해서 주는 방법. 신경과 근육의 긴장을 풀어주는 효과가 있다.

운동법 運動法

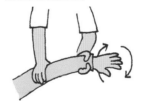

관절의 힘을 빼고 축 늘어뜨린 상태에서 주로 관절을 움직이는 방법. 관절의 움직임이 좋아져 운동할 때 생기는 장애의 예방과 개선 효과가 있다.

곡수 曲手

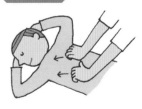

피로 회복 등이 목적인 기법. 손을 쥐고 두들기거나 굴리는 방법으로 '고타법'을 변형한 것이다.

안마는 옷 위로 쓸어주고 문지르고 압박을 가하는 수기다.

지압요법

주요 키워드 ▶ 지압指壓 / 압압조작押壓操作 / 무지압拇指壓 / 수장압手掌壓

민간요법에서 파생된, 일본에서 생겨난 수기요법

지압은 손가락이나 손바닥으로 경락과 경혈 등을 눌러 자극하는 수기요법이다. 압박하여 자극하면 자연치유력과 회복력이 높아 부조가 개선된다. 지압의 핵심은 입체적인 몸에 손가락이 항상 수직이 되도록 누르고 압박의 강약을 단계적으로 변화시켜 이른바 '시원한 통증' 수준의 압력을 가하는 것이다. 기구나 약물을 쓰지 않고 부작용의 염려도 없으므로 남녀노소에게 쓸 수 있다는 것이 이점이다. 지압의 기술을 분별해서 사용해 적확한 치료를 실시한다.

민간 요법으로 행해졌던 지압은 안마의 수기에 기를 몸에 집어넣는 도인導引과 유술柔術의 치료법에 해당하는 유도활법 등을 조합한 것으로, 1912~1926년 초기에 '지압'으로 통합되었다. 뿐만 아니라 미국에서 생겨난 정체술 카이로프랙틱(chiropractic)과 접골(osteopathy) 등의 이론도 더해져 일본 고유의 수기가 확립되었다.

지압 방법은 만지고, 누르고, 압력을 지속해서 가하기, 떼기 등 다양하다. 그리고 몸에 손을 댈 때는 저항감과 긴장을 느끼지 않도록 가볍고 부드럽게 대는 것이 기본이다.

다종다양한 방법으로 개별 상태에 맞는 압력을 가한다

지압에 가장 적합한 손가락은 엄지손가락이다. 이를 사용한 기술을 압압조작이라고 한다. 누르거나 힘을 빼는 방법에 변화를 주어 부조를 개선하는 것이 목표이다.

누르는 방법에는 여러 종류가 있는데, 증상과 목적에 맞게 구분해서 쓴다. 서서히 누르는 점증압과 더 천천히 압력을 가하는 완증압, 또 갑자기 압력을 가하는 급증압 등이 있다. 눌렀다가 힘을 빼는 방법도 여러 가지다. 힘을 서서히 빼는 점감압, 더 천천히 떼는 완감압, 갑자기 확 떼는 급감압 등으로 구분해서 쓴다. 보통은 점증점감압(압력을 서서히 가하고 서서히 뺀다)이 기본이다.

지압을 할 때는 적당한 깊이까지 손가락으로 누른 뒤 얼마간 일정한 압력을 유지한다. 그리고 손가락 끝에 신경을 집중해 몸의 미묘한 반응을 파악하면서 압력의 강도나 누르는 시간 등을 조절한다.

엄지만 사용하는 무지압은 편수무지압, 양수무지압, 겹무지압이고, 다른 손가락을 함께 사용하는 방법은 이지압, 삼지압이다. 또 손바닥 전체로 누르는 방법(수장압)도 있는데, 바로 편수장압, 양수장압, 겹양수장압이다.

지압의 여덟 가지 기본 수기

무지압拇指壓

편수무지압

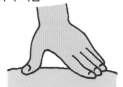

엄지손가락을 주로 쓰는 수법 중 좌우 어느 한쪽 엄지손가락으로 누르는 방법. 나머지 네 손가락으로 가볍게 지지하면서 균형을 잡는다.

양수무지압

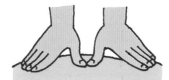

엄지손가락을 주로 쓰는 수법으로 좌우 엄지손가락 끝을 맞대어 누르는 방법. 나머지 네 손가락으로 지지하면서 양손 엄지손가락으로 동시에 누른다.

겹무지압

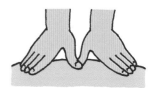

좌우 엄지손가락을 겹쳐서 누르는 방법. 위에 자리한 엄지의 압력이 너무 세면 밑에 있는 엄지에 부담을 주기에 밑에 둔 엄지손가락의 압력을 세게 가하는 것이 좋다.

이지압·삼지압

이지압

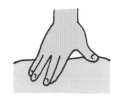

집게손가락 위에 가운뎃손가락을 겹쳐 올려 집게손가락 끝으로 누르는 방법. 엄지손가락과 집게손가락으로 집어 압력을 가하면서 당기는 방법도 있다.

삼지압

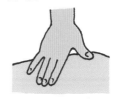

집게손가락, 가운뎃손가락, 약손가락을 모아 각 손가락의 끝을 사용해 누르는 방법. 손톱이 닿지 않도록 손가락의 바닥면을 잘 대어 눌러야 한다.

수장압手掌壓

편수장압

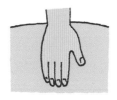

한쪽 손으로만 누르는 방법. 손바닥 전체를 사용해 몸에 힘이 수직으로 실리게 눌러 나가는 것으로 압력이 광범위하게 가해진다.

양수장압

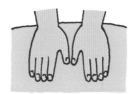

좌우 손을 나란히 놓고 누르는 방법. 양 손바닥에 힘이 수직으로 걸리도록 누른다. 광범위한 압력을 가할 수 있다.

겹양수장압

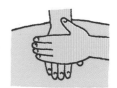

한 손 위에 다른 손을 올려놓고 누른다. 손을 겹치는 방식에는 자연스럽게 겹쳐 올리는 방법과 십자를 이루도록 겹치는 방법이 있다.

지압은 주로 엄지손가락을 사용해 몸에 수직으로 압력을 가하는 수기다.

마사지

고대부터 중시되었던 의료 행위로 유럽에서 발전

마사지는 유럽에서 생겨난 수기요법이다. 본래 의료행위로 시행되었으며 원칙적으로 피부에 손을 직접 대어 시술한다. 안마와는 반대로 손발의 끝 등 몸의 말초 부위에서 심장(몸의 중심) 쪽으로 이동하며 실시한다. 그 손놀림이 혈액과 림프의 흐름에 작용해 정체를 개선해 준다.

일본은 약 1890년대에 서양의학 요법 중 하나로 들여왔다. 프랑스식 마사지에 안마의 기술을 더해 독자적인 마사지가 개발되었다고 한다.

마사지는 본래 동양의학의 범주에는 속하지 않는다. 그러나 동양의학적 사고에 기반한 치료원은 다양한 수기를 복합적으로 조합해 더 높은 효과를 얻고자 경락과 경혈을 이용한 수기요법을 보충할 목적으로 마사지를 이용하기도 한다. 왜냐하면 서양의학적 사고가 결합되어 근육과 관절, 힘줄, 피부에 접근할 수 있어 종합적인 치료가 가능하기 때문이다.

또 마사지는 피부에 직접 대고 실시하기 때문에 촉진의 의미도 있다. 그래서 환자의 몸 상태를 더 잘 알 수 있다는 이점도 있다. 마사지의 수법을 이용해 경락의 흐름 등을 진단하고, 침구나 그 밖의 수기요법으로 부족한 치료 효과를 보충하는 경우도 있다.

편안한 자극으로 혈액과 림프의 순환을 개선

마사지는 손바닥과 손가락 등으로 피부를 직접 자극하기 때문에 윤활제로서 오일을 사용한다. 피부에 오일을 바르면 마찰이 줄어서 손놀림이 더 부드러워지기 때문이다.

기본 마사지 기술은 종류가 다양하다. '근육의 뭉침을 풀어 혈류를 개선하기 위해', '정신 활동을 안정시키기 위해' 등 목적에 따라 수기를 조합해 실시한다.

수기는 여섯 가지로 분류한다. 가볍게 쓰다듬는 경찰법을 비롯해 근육을 문질러 풀어주는 유날법, 다소 강하게 쓸어주는 강찰법, 손가락으로 두들기는 고타법, 손바닥이나 손가락으로 누르면서 옮겨가는 압박법, 미세하게 진동을 주는 진동법 등이다.

통증과 결림 등의 증상을 개선하고 피부의 보습 등 미용 효과가 있는 것으로 잘 알려져 있는데, 편안한 자극으로 심신의 긴장을 완화시키기에 심신 안정 효과도 있다. 그래서 정신적 측면의 안정을 목적으로 실시하기도 한다.

마사지의 여섯 가지 기본 수기

경찰법

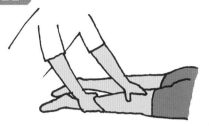

손바닥과 손가락을 피부에 밀착시켜 가볍게 쓸어주는 방법. 기분 좋은 자극으로 혈액과 림프의 순환을 촉진한다. 긴장을 풀어주는 효과가 있다.

유날법

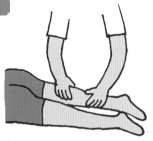

근육을 누르거나 잡고 문질러서 풀어주는 방법. 피로 등으로 위축된 근육의 혈행을 촉진하고 긴장을 완화시키는 효과가 있다.

강찰법

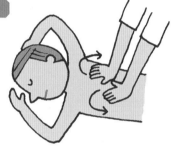

경찰법과 유날법을 합친 방법으로, 다소 강하게 피부를 쓸어준다. 관절 부분에 많이 쓰이며 관절의 가동을 좋아지게 한다.

고타법

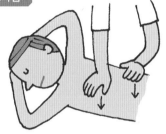

손바닥과 주먹, 손날 등 손과 손가락의 여러 부위를 사용해 두들기는 방법. 리드미컬하게 두들겨 혈액 순환을 촉진한다.

압박법

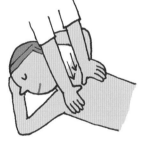

손바닥이나 손끝 등을 이용해 압박해 나가는 방법. 정맥이 자극되어 림프와 혈액의 흐름을 촉진한다.

진동법

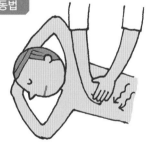

시술 부분에 대고 살짝 누르면서 손을 떨어 피부에 진동을 주는 방법. 지속적으로 자극을 주어 신경과 근육의 활동을 활성화시킨다.

마사지는 손바닥 또는 손가락을 피부에 직접 대어 시술하는 수기다.

기공 氣功

주요 키워드 ▶ 기공氣功 / 연기공軟氣功 / 경기공硬氣功 / 외기공外氣功 / 내기공內氣功 / 조신調身 / 조식調息 / 조심調心 / 삼조三調

기의 작용을 강화해 흐름을 부드럽게 조절하는 건강법

중국에서는 약 7,000년 전부터 사용했다는 기공은 호흡과 몸의 움직임을 조합한 건강법이다. 생명 에너지인 기를 온몸에 순환시켜 면역력과 치유력 등을 높이고 병과 몸의 이상 증상을 개선해 인간이 가진 생명력을 최대한으로 이끌어 내는 것이 목적이다.

기공은 건강 증진과 병의 치료가 목적인 연기공(의료 기공)과 무술이 주목적인 경기공(무술 기공)으로 분류한다. 연기공은 다시 두 가지로 나뉜다. 기공사가 환자에게 실시하는 형태로 몸 밖에서 기를 조절하는 외기공(▶204쪽)과 환자 스스로 기를 조절하는 내기공(▶204쪽)이다. 내기공의 기법은 몸을 거의 움직이지 않는 정공靜功과 몸을 움직이는 동공動功이 있다.

기공을 실시할 때 중요한 것은 스스로 자세·호흡·의식을 조절하는 것이다. 자세를 조절하는 조신(▶206쪽), 호흡을 조절하는 조식(▶208쪽), 의식을 조절하는 조심(▶210쪽) 등 세 가지를 삼조라고 한다. 이것이 기공의 기본 방법이다. 긴장을 푼 상태에서 삼조를 실시하는 것은 기공을 단련하는 데 매우 중요하며 건강과도 직결된다.

기의 흐름을 개선하여 생명 활동을 강화한다

기공을 실시하면 먼저 몸속을 흐르는 기가 조절되어 경락을 통해 몸 구석구석까지 기가 충분히 도달한다. 기의 양이 충분하고 원활하게 흐르면 기의 주도하에 혈과 진액도 잘 순환하여 오장육부에 도달하고, 각각의 작용도 좋아져 생명 활동이 향상된다.

다음으로 기혈의 흐름이 개선되면 면역력이 높아지고 심신의 부조가 개선되어 병의 예방으로 이어진다.

그 밖에 기공을 지속하면 몸속의 기가 늘 충만해 생명력이 있는 정기正氣가 살아나고 병을 일으키는 사기邪氣는 사라진다. 그 결과 병에 잘 걸리지 않는 튼튼한 몸이 된다.

기공은 각자가 자신의 기 상태에 맞춰 과잉한 사람은 배출을, 부족한 사람은 보충을, 상승 경향이 있으면 하강시키는 방식으로 기공법을 구분해서 써야 한다. 그러기 위해서는 혼자서 하는 것보다 신뢰할 수 있는 기공사의 지도를 받는 것이 바람직하다.

현재 기공은 정신적인 질환이나 통증, 만성 질환 등 다양한 현대병의 치료에도 적용하고 있다.

기공의 종류

연기공의 분류

내기공內氣功
스스로 몸속에 기를 불어 넣어 보양해서 온몸을 순환시켜 부조의 개선과 건강 촉진이 목적인 기공.

정공靜功
몸을 움직이지 않고 의식과 호흡을 조절해 기를 가라앉히거나 보양하는 기공.

동공動功
천천히 몸을 움직여 몸에 힘을 뺀 상태에서 기와 혈을 온몸으로 순환시키는 기공.

유위동공有爲動功
정해진 동작을 하는 동공. 태극권이 그 예다.

무위동공無爲動功
동작이 정해져 있지 않은 동공. 스스로 의식하지 않고 자연스러운 움직임에 몸을 맡긴다.

안마보건공按摩保健功
손가락과 발가락, 관절, 근육, 급소 등을 누르거나 문지르거나 쓰다듬는 방식의 기공.

외기공外氣功
내기공을 단련해 축적한 기를 몸 밖으로 방출하여 받는 사람의 기를 조정해 부조 개선을 목적으로 하는 기공.

목적별 분류

의학가
연기공과 의료보건공을 실시한다. 중국에서 가장 오래된 의학서 『황제내경』을 기본 경전으로 하며, 병의 예방과 치료, 양생법 등을 중시한다.

무술가
경기공을 실시한다. 기공을 통해 몸속의 기를 단련해 잠재 능력을 이끌어낸다. 무술이 주목적이며 전통 중국 무술과도 통하는 것이 있다.

도가
연기공을 한다. 정과 기, 신神(의식)의 수련을 근본으로 하며, 심신을 동시에 보양·수양하는 것을 목적으로 한다.

유가
연기공을 한다. 고전적인 인륜(사람으로서의 질서와 인격)을 중시하며 몸을 수양하고 기를 보양하는 것을 목적으로 한다.

불가
연기공을 한다. 불교 사상의 기초로서 계정혜戒定慧의 삼학(수행을 위한 기본 원칙)에 근거해 심을 단련하는 것을 중점에 둔다.

기공을 이용한 치료가 효과적인 증상

인체 기능	효과적인 주요 증상	인체 기능	효과적인 주요 증상
정신·신경계	신경쇠약, 불면증, 두통(편두통), 신경증, 신경통	안과	근시, 백내장, 녹내장
호흡기계	감기, 기관지 천식, 폐렴, 폐결핵, 폐암	이비과耳鼻科	이명, 중이염, 축농증
소화기계	위·십이지장궤양, 위하수, 변비, 만성 간염, 간경변	알레르기 질환	꽃가루 알레르기
순환기계	고혈압, 심장병(심장 동맥경화증)	고령자의 증상	기억력 저하, 혈관경화증
내분비계	갱년기 장애	운동기계運動器系	운동 기능 장애, 척추 분리·미끄럼증, 궁둥신경통
대사계	당뇨병, 비만		

기공은 자세·호흡·의식을 조절해 온몸에 에너지를 순환시키는 건강법이다.

외기공外氣功과 내기공內氣功

주요 키워드 ▶ 외기공外氣功 / 접촉식 / 비접촉식 / 연공練功 / 기장대공식氣場帶功式 / 내기공內氣功 / 정공靜功 /
동공動功 / 입정入靜 / 조신調身 / 조식調息 / 조심調心 / 삼조三調

외기공은 숙련자가 자신의 기를 불어넣어 주어 부조를 개선

외기공은 기공 숙련자가 단련하여 얻은 기를 몸
밖으로 방출해 받는 사람의 기의 정체를 풀어주
고 자연치유력을 끌어내는 게 목적이다.

외기공 방법으로는 환부나 관련된 경혈 등에
접촉해서 기를 발산하는 접촉식, 받는 사람의
몸에서 떨어진 상태에서 기를 방출하는 비접촉
식, 받는 사람이 숙련자에게 기를 계속 받아 함
께 연공(기공의 연습)해서 스스로 기의 순환을 개
선하는 기장대공식이 있다. '기장氣場'은 기(생명
에너지)로 가득 찬 장소를 가리킨다.

외기공은 병이나 사고로 발생한 운동 기능 장
애나 기의 정체로 생기는 통증, 심신의 부조 등
을 치료할 때 어디까지나 보조적인 수단으로 이
용한다. 스스로 실시하는 내기공을 충분히 연습
해 기에 대한 이해가 있는 사람일수록 외기공의
효과가 잘 나타난다고 알려져 있다.

스스로 기를 몸 구석구석까지 순환시키는 내기공

내기공이란 스스로 실시하는 기공을 가리킨다.
몸속에 기를 스스로 불어넣어서 온몸에 순환시
킨다. 이때 기의 양이 증폭되어 몸의 부조를 개
선하거나 병을 예방하는 건강법이다. 기공 숙련
자의 도움이 필요한 외기공과는 달리 혼자서 시
간과 장소에 구애받지 않고 실천할 수 있는 손
쉬운 건강법이라는 것이 특징이다.

내기공에는 몸을 거의 움직이지 않고 마음과
호흡을 조절하며 명상하는 정공과 호흡과 자세
를 의식하면서 천천히 몸을 움직이는 동공, 마
사지하듯 자신의 몸을 문지르거나 어루만지는
안마보건공 등 여러 방법이 있다. 중국식 기술
의 일종인 태극권은 호흡을 의식하면서 기를 충
실하게 하는 동공 중 하나다.

내기공은 뇌의 긴장과 흥분을 가라앉히고 마
음속에 잡념이 없는 무념무상의 경지가 되는 것
이 목표다. 이러한 잡념이 없는 상태를 입정이
라고 한다. 입정 상태가 되면 흐트러진 자율신
경과 정체된 기와 혈의 흐름이 개선되어 심신
건강을 되찾을 수 있다.

입정 상태에 이르려면 먼저 자세를 바르게 하
고(조신), 다음으로 무리하지 않는 자연스러운
호흡을 하며(조식), 마지막으로 마음의 긴장을
푸는 게 중요하다(조심). 이 조신, 조식, 조심을
삼조라고 부르는데 기공의 기본 기술로 알려져
있다. 삼조가 어느 정도 단련되면 기공사 수준
까지는 아니더라도 내기공으로 자신의 건강을
증진할 수 있다.

기공 숙련자가 기를 방출하는 외기공

접촉식

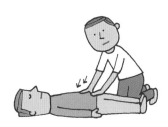

손가락과 손바닥 등을 이용해 체표면의 환부나 그와 관련된 경혈에 가볍게 대어 기를 주입하는 방법. 기와 혈의 순환을 개선하고 심신을 편안하게 만든다.

비접촉식

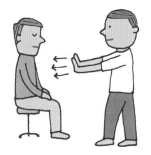

몸에 접촉하지 않고 받을 상대와 떨어진 상태에서 기를 주입하는 방법. 증상에 따라 기의 종류를 달리하여 개선을 목적으로 한다.

기장대공식

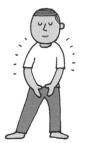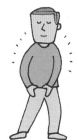

기공 숙련자가 기공을 실시할 때 생기는 기장氣場에 몸을 맡김으로써 심신이 치유되는 효과가 있다. 또 숙련자에게서 양질의 기를 받으면서 연습할 수 있다.

자신의 힘으로 실시하는 내기공의 효과

① 경락 속 기의 흐름이 좋아진다

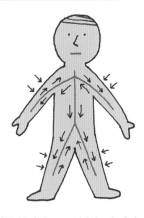

몸속에 기를 불어넣고 그 양을 늘려 나감으로써 기의 통로인 경락을 정체 없이 지날 수 있다. 이에 기와 혈의 순환이 원활해진다. 또 기가 충실해 몸에 있는 잠재 능력도 발휘할 수 있게 된다.

② 기혈이 조화를 이룬다

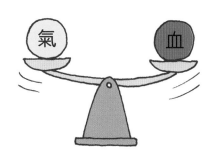

기는 혈의 근본이며 혈 속 영양분은 기의 재료가 된다. 그만큼 기와 혈은 밀접한 관계에 있다. 기와 혈이 조화를 이룰 때 경락 속 기의 흐름도 원활해져서 병의 치료와 예방으로 이어진다.

숙련자가 받을 대상의 기를 조정하는 것이 외기공,
스스로 기의 순환을 좋아지게 하는 것이 내기공이다.

내기공① 조신調身

주요 키워드 ▶ 조신調身 / 와식臥式 / 좌식坐式 / 입식立式 / 행보식行步式 / 동공動功 / 정공靜功 / 입정入靜

자세를 바로잡아 온몸을 순환하는 기의 흐름을 조절

조신은 온몸의 힘을 빼고 자세를 조절하는 것을 말한다. 갑자기 마음속 잡념이 없는 입정 상태에 들어가기가 어려우므로 보통은 조신, 조식을 거쳐 조심의 단계에서 마음을 조절해 심신을 안정시키면 좋다고 알려져 있다.

먼저 조신은 몸속에 있는 여분의 힘과 긴장을 없애는 것이 중요하다. 자세가 나쁘거나 불필요한 힘이 들어가 근육과 관절이 긴장하면 기가 정체되기 쉬우며 그렇게 되면 기를 원활하게 순환시킬 수 없기에 기공의 효과도 충분히 얻을 수 없다.

올바른 자세로 느긋하게 기공을 실천하면 정체되어 있던 기와 혈이 돌기 시작해 생명 에너지가 몸의 구석구석까지 도달한다. 이로써 몸의 여러 가지 부조가 점차 개선된다.

몸 상태와 증상에 따라 조신의 방법을 선택

조신의 방법은 크게 누워서 하는 와식, 의자나 소파에 앉아서 하는 좌식, 서서 하는 입식, 걸으면서 하는 행보식 등 네 종류가 있다. 조신에서 중요한 것은 심신의 긴장을 푸는 것이므로 방법을 선택할 때 스스로 편안한 자세를 고르면 좋다. 각 방법에는 움직임이 있는 동공과 움직임이 거의 없는 정공이 있다.

예컨대 입식 정공 중 하나로 태극권의 기공 수련을 들 수 있다. 이것은 온몸의 힘을 빼고 기가 잘 순환되도록 하여 인간이 본래 가지고 있는 자연치유력을 최대한 이끌어내기 위한 단련법이다. 초심자가 받아들이기에 어렵지 않아 조신의 기본으로 마스터해 두면 좋은 기술이다.

어느 방법으로 기공을 실천할 것인가는 개인의 체력, 몸 상태, 증상 등에 따라 다르다. 자신의 몸을 잘 의식해 몸의 소리에 귀 기울이며 가장 적합한 방법을 선택하는 것이 중요하다.

정신적으로 불안정한 상태일 때는 잡념이 잘 일지 않는 단순한 기공을 반복하고, 정신 상태가 안정된 다음에 정공을 일부 추가하면 좋다. 이처럼 단계를 밟아가면서 최종적으로 잡념이 없는 의식 상태인 입정에 이르는 것이 목표다.

또 조신을 할 때는 사람이 없는 조용한 장소와 시간대를 찾아 하는 것이 바람직하다. 액세서리나 손목시계는 풀어놓고, 복장은 움직이기 쉽도록 가벼운 차림을 한다. 특히 옥외에서 실시할 때는 너무 덥거나 춥지 않은 복장을 한다.

기의 흐름을 조절하는 조신의 네 가지 방법

와식

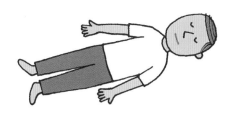

바로 누워서 눈을 가볍게 감고 온몸의 힘을 뺀다. 손바닥의 방향은 자유롭게 한다. 편안하게 호흡하고 몸과 마음이 대지에 녹아들어 가는 듯한 상상을 한다.

좌식

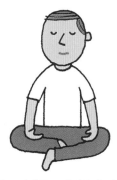

가부좌를 틀고 상체를 곧게 세운다. 양손은 무릎 언저리에 둔다. 손바닥의 방향은 자유롭게 한다. 기의 흐름을 생각하며 천천히 호흡한다.

입식

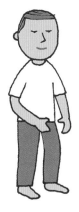

태극권 기공 수련의 대표적인 자세. 양발을 어깨너비로 벌리고 서서 무릎과 팔꿈치는 가볍게 힘을 뺀다. 눈꺼풀은 발이 스르륵 말려 내려오듯 떨어뜨린다. 어깨의 힘을 뺀 상태에서 가슴을 팽창시키지 말고 편안하게 호흡한다.

행보식

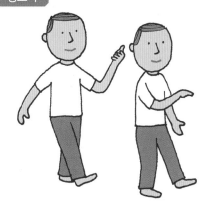

손의 위치와 손바닥 방향을 의식하면서 천천히 전진한다. 한 손은 가슴 앞, 다른 한 손은 골반 옆에 두고 좌우 손을 교차해 전진한다.

온몸의 힘을 빼고 편안한 상태에서
기를 몸 구석구석까지 이르게 하는 것이 조신이다.

내기공② 조식調息

심신의 상태와 밀접한 관련이 있는 호흡을 조절

조식은 호흡을 조절해 가다듬는 것을 가리킨다. 호흡 리듬의 횟수, 깊이 등을 의식해 호흡함으로써 심신을 안정시킬 수 있다. 그러면 기와 혈의 순환이 좋아져서 몸의 균형과 내장의 작용도 자연스레 바로잡힌다.

조식의 목적과 작용은 크게 세 가지로 나뉜다. 첫째, 마음이 평온해져 의식을 집중하기 쉽다. 둘째, 몸속의 기가 원활하게 순환하도록 이끈다. 셋째, 몸속에 있는 오래되고 오염된 공기를 토해내고 자연계에서 새롭고 신선한 공기를 받아들인다.

호흡이 바로잡히면 심폐 기능과 집중력이 자연히 향상되어 자율신경의 균형이 잘 잡힌다. 마음에 긴장감과 불안감이 있는 사람, 병 등으로 부조를 안고 있는 사람은 보통 호흡이 얕다. 안정을 취하고 있을 때 또는 건강한 사람은 깊고 편안하게 호흡한다. '조식'을 할 때는 이와 같이 느긋하고 깊은 호흡을 의식적으로 실시한다.

깊고 편안하게 호흡하여 자율신경의 균형을 조절

조식은 여러 가지 방법이 있다. 대표적인 것이 평소 무의식적으로 하던 호흡을 조금 의식해서 하는 자연호흡법, 숨을 들이마실 때 복부를 자연스레 부풀리고 내쉴 때 집어넣는 복식 호흡법, 반대로 들이마실 때 복부를 집어넣고, 내쉴 때 팽창시키는 역복식 호흡법, 가슴을 팽창·수축시켜서 실시하는 흉식 호흡법, 코에서 들이쉰 숨을 입으로 토하는 구비식 호흡법, 호흡 시 호흡을 멈추는 타이밍이 있는 간결 호흡법, 하복부를 살짝 오르내리게 하는 잠 호흡법 등이 대표적이다.

복식 호흡법은 요가를 통해 많이 알려져 있어서 비교적 습득하기 쉽다. 이 방법으로 호흡하면 몸속의 기를 모으고 축적하기 쉽다. 특히 잠들기 전에 하면 몸이 뜨끈해져서 기분 좋게 잠들 수 있다.

구비식 호흡법도 초심자가 실시하기 쉽고 효과적이다. 입으로 길고 편안하게 숨을 내쉬어 자율신경계 중 부교감신경이 우위가 되게 하여 마음의 긴장을 풀어준다. 입으로 천천히 내쉬었다가 코로 자연스럽게 들이마신다.

초심자는 불필요한 긴장 상태를 만들지 않기 위해 맨 처음에는 평상시대로 호흡하면서 심신의 긴장을 푼다.

호흡을 가다듬어 심신의 긴장을 푸는 조식 방법

복식 호흡법의 예 바로 누워서 하는 호흡법. 누워서 하면 초심자도 실천하기 쉽다. 몸이 금세 따뜻해져 잠들기 전에 하면 효과적이다.

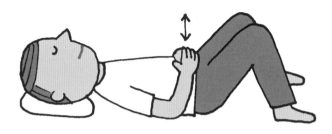

바로 누워서 양 무릎을 세우고 다리는 허리 폭만큼 벌린다. 양손은 하복부에 두거나 배꼽 부분에 가운뎃손가락 끝을 모아서 올린다. 숨을 마실 때 하복부를 팽창시키고 내쉴 때 배가 들어가도록 호흡한다.

구비식 호흡법의 예 서서 움직임에 맞춰 부드럽게 호흡을 하는 구비식 호흡법 중 하나. 움직임에 맞춰 호흡하기에 호흡 타이밍을 잡기가 쉽다.

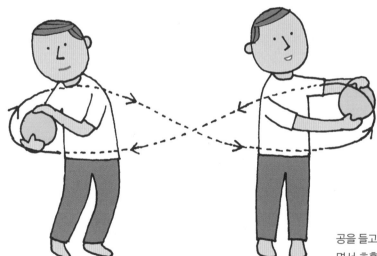

공을 들고 옆으로 ∞ 모양을 그리면서 호흡한다. 빨대를 꽉 물어서 납작하게 만들었다고 생각하고 그 상태에서 입으로 길고 부드럽게 숨을 내쉰다. 공이 몸 바깥쪽에 왔을 때만 코로 짧게 들이마신다.

──────▶ 일 때   코로 짧게 들이마신다

----▶ 일 때   입으로 가늘고 길게 숨을 내쉰다

호흡을 의식적으로 조절해
생명 에너지인 기를 채우는 것이 조식이다.

내기공③ 조심調心

마음을 다스려 입정 상태에 이르는 자기 컨트롤법

조심은 마음(의식)을 정돈하는 것이다. 기공은 뇌의 흥분과 긴장을 가라앉히고 마음속 잡념이 없는 무념무상의 경지에 이르는 것이 목표다. 이러한 입정 상태에 도달하기 위한 주력 기술이 조심이다. 체조 등과는 다른 기공만의 가장 큰 특징이 바로 이 조심이다.

입정 상태가 되면 잡념이 단숨에 소실되고 동시에 스트레스와 고민, 불안 등에서 해방된다고 알려져 있다. 그에 동반해 자율신경의 균형이 돌아오고 정체된 기와 혈의 흐름이 개선되어 심신 건강을 되찾을 수 있다.

단, 초심자가 갑자기 입정에 도달하기란 쉽지 않으므로 조신→조식→조심의 순서로 실시하면 좋다. 또 조심을 꾸준히 단련하면 서서히 마음의 긴장을 털어내고 편안한 상태가 된다. 그렇게 하다 보면 최종적으로는 자연스레 입정 상태에 이른다.

한 가지에 집중하여 차츰 무념무상으로

조심의 기술 중 평소 상태에서 입정 상태로 가는 데 다리 역할을 하는 일념대만념이라는 방법이 있다. 준비되지 않은 상태에서는 눈을 감고 의식을 집중하려 해도 마음속에 여러 잡념이 떠오른다. 일념대만념은 한 가지에만 집중해서 잡념을 없애는 방법이다. 부정적인 사고와 감정으로 흔들리는 마음을 진정시키고 마음 편안한 세계로 이끌어 심신의 긴장을 풀어주는 효과가 있다. 그 결과 무념무상의 경지인 '만념개무萬念皆無'라 불리는 생명력이 흘러넘치는 세계에 도달한다고 한다.

일념대만념의 방법 중 하나가 존상법이다. 어떤 이미지를 머리에 떠올리면서 그에 맞춰 몸을 자연스레 움직여 긴장을 푸는 방법이다. 그 밖에 의식을 호흡 그 자체에 집중하여 잡념을 제거하는 수식법, 하복부의 중심에 있는 단전 또는 바깥 풍경 등에 의식을 집중하여 입정 상태에 이르는 의수법, 호흡을 세는 것에 의식을 집중하는 수식법 등이 있다.

초심자라면 좋아하는 향을 피우거나 조용한 음악을 들으며 하는 것도 하나의 방법이다. 처음에는 몇 분 정도로 시작하고 익숙해지면 조금씩 시간을 늘려 나가는 것이 좋다.

입정을 경험해 몸과 마음이 하나가 될 때 비로소 진정한 기공을 체감하고 그 대단함을 실감할 수 있을 것이다.

마음을 조용하게 정돈하는 조심의 방법

존상법存想法 일만대만념의 방법 중 하나로, 바다에서 파도를 타고 있다고 상상하면서 허리를 중심으로 상체를 돌리는 '황해법晃海法'. 심신의 안정과 내장을 마사지하는 데 효과가 있다.

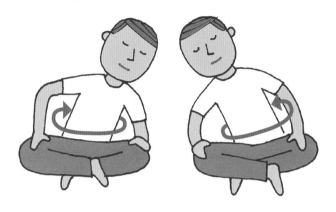

가부좌를 틀고 앉아서 등근육에 힘을 뺀다. 넓고 푸른 바다에서 잔잔한 파도 위에 떠 있는 상상을 하면서 허리를 중심으로 상체를 돌리기 쉬운 방향으로 회전시킨다. 작게 돌리기 시작해 서서히 크게 회전하다가 다시 원의 크기를 줄인다. 다음은 반대 방향으로 돌린다. 이때 동작에 맞춰 자연스럽게 호흡한다.

수식법隨息法 의수법意守法 호흡을 의식하는 수식법에서 단전을 의식하는 의수법으로 변화해 나가는 '정좌양신법靜坐養神法'. 수식법과 의수법을 조합한 방법이다. 시각적인 자극에 둘러싸인 일상을 차단하여 자신의 내면을 응시하며 생명력을 키운다.

〈앞에서 본 모습〉 　　　　〈옆에서 본 모습〉

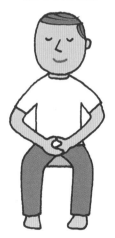
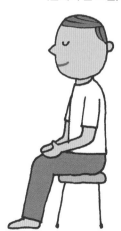

의자에 야트막하게 앉는다. 등 근육을 펴고 턱을 살짝 당긴 상태에서 코끝을 보면서 눈을 살며시 감는다. 그 상태에서 어금니에 힘을 빼고, 혀를 위 앞니의 뿌리 부근에 가볍게 붙인다. 처음에는 호흡을 의식하다가 자연스러운 호흡이 가능해지면 차츰 의식을 단전까지 끌어내린다.

어느 한 가지에 의식을 집중함으로써 마음을 안정하고
무념무상의 경지에 이르게 하는 것이 조심이다.

중의학, 한의학, 일본 한방

일본 한방의 특징

중의학은 중국 문명의 발전과 함께한다. 중국 문명의 발전과 함께 의학 이론 체계를 확립하며 동아시아에 널리 영향을 끼쳤다. 중국 전통 의학의 가장 큰 특징은 병증을 치료하는 데 약재 사용을 선호한다는 것이다.

일본 한방은 기본적으로는 중국 의학의 고전『상한론傷寒論』,『금궤요략金匱要略』에 등장하는 처방을 쓴다. 이 문헌은 비교적 이론이 적고, 증상과 그에 대응하는 처방이 알기 쉽게 나와 있다. 그래서 어느 처방이 어떤 체질의 어떤 증상에 효과가 있는지를 익히면 한방약을 다룰 수 있다는 이점이 있다. 반면 한방약의 쓰임이 틀에 박히게 되는 측면이 있다.

일본 한방은 배를 만져보고 복부의 근육과 피부의 긴장 상태, 압통의 유무 등을 관찰하는 복진을 특히 중시한다. 이는 일본 한방 고유의 특징이다. 복진은 사진의 하나로 중국 전통 의학에 나오는 진찰법이지만, 실제로 중의학을 바탕으로 치료하는 의사는 설진을 중시하고 복진은 쓰지 않을 때가 많다.

한의학의 특징

한의학韓醫學은 중의학 등 한자문화권을 중심으로 동아시아 일대의 전통 의학과 교류하면서 연구, 전승되어온 한국의 전통 의학을 이른다. 한의학의 이론적 바탕은 경락설 經絡說과 음양오행陰陽五行說이다.

'인체에는 기氣가 흐르는 혈穴의 통로가 있다'는 것이 경락학설이며, 자연에는 음과 양이라는 두 개의 힘이 존재한다는 자연 조화에 대한 철학이 음양설이다. 전통적으로 한의학은 인간을 소우주小宇宙라 여기고, 인체의 생리 현상을 마치 자연 현상처럼 간주하였다. 한의학의 자연관과 인체의 생리·병리에 대한 원리, 진단·치료·약물 등에 대한 이론은 모두가 이 음양오행으로 설명된다.

한국의 한의학이 중국·일본의 한의학과 다른 길을 걷게 된 것은 사상의학四象醫學의 대두 이후부터이다. 사상의학은 조선 후기에 이제마가 창시한 의학 이론으로 사람의 체질을 태양인, 태음인, 소양인, 소음인의 네 가지로 나눈다. 그리고 사람에 대한 관찰을 중요하게 여기고 증상이 같더라도 사람의 체질에 따라 다른 치료법을 제시한다.

이런 특징으로 인해 사상의학은 우리나라만의 독창적인 의학 이론으로 평가받고 있다.

제5장

동양의학의
식양생

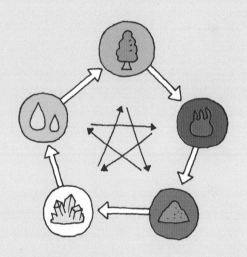

동양의학에는 병을 예방해서
더 건강하게 살고자 하는 '양생養生'이라는 사고가 있다.
대표적인 예가 매일 하는 식사를 통해
건강한 몸을 만드는 식양생食養生이다.
여기서는 그 구체적인 방법인 약선藥膳과
약초차藥草茶를 소개한다.

약선藥膳

주요 키워드 ▶ 약선藥膳 / 사기四氣 / 오미五味 / 한성寒性 / 양성涼性 / 온성溫性 / 열성熱性 / 평성平性 / 신맛 / 쓴맛 / 단맛 / 매운맛 / 짠맛

약선은 약에 가까운 작용을 하는 식재료로 만든 식사

'약식동원藥食同源'이라는 말이 있듯이 동양의학에는 식재료에도 약과 마찬가지로 약효와 사기와 오미가 있어서 식재료나 약이나 똑같이 취급해야 한다고 생각한다. 이 사고를 적용해 식사를 통해 미병未病을 개선하고 병에 잘 걸리지 않는 몸을 만들 수 있다고 여기는데, 이러한 음식과 조리법을 약선이라고 한다.

동양의학은 한약 치료와 함께 병의 원인이 되는 생활 습관을 개선하는 것도 중요시한다. 그중에서도 특히 중시하는 부분이 식사다. 아무리 한약을 써서 치료해도, 매일 먹는 음식이 몸에 맞지 않으면 병의 증상을 개선하기 어렵기 때문이다. 따라서 식재료에 들어 있는 약효를 이용해 식양생을 지향하는 약선은 이상적인 식사라 할 수 있다.

약으로 사용되는 식재료는 살구, 마, 생강, 차조기잎(자소엽), 우엉 등이다. 그렇지만 이러한 식재료를 먹는다고 해서 누구나가 건강해지는 것은 아니다. 한약과 마찬가지로 개개인의 몸 상태와 체질에 맞춰 식단에 적용하는 것이 중요하다.

약선도 식재료에 들어 있는 사기와 오미의 성질을 이용한다

약선은 식재료가 가지고 있는 성질을 생약과 마찬가지로 사기와 오미로 파악한다. 사기는 몸을 따뜻하게 하는지 차게 하는지로 식재료의 작용을 분류하는 것을 말한다. 몸을 차게 하는 한성과 양성涼性을 띠는 식재료는 열이 과잉한 혈허, 음허, 기체, 습열 체질에 적합하다. 그 예로 여름에 수확하는 과일과 채소는 여름에 뜨거워진 몸을 식히는 데 도움이 된다. 조리법에 따라서 불을 가하면 성질이 온화해지는 것도 있다.

몸을 따뜻하게 하는 온성과 열성을 띠는 식재료는 열이 부족한 비허, 신양허, 습담, 혈어 체질이나 몸이 냉해지기 쉬운 겨울철 식사에 적합하다. 그 밖에 몸을 차게 또는 따뜻하게 해주는 작용이 없어 사기의 성질 어디에도 속하지 않는 식재료를 평성이라고 한다. 또 오행의 사고를 바탕으로 식재료를 신맛, 쓴맛, 단맛, 매운맛, 짠맛으로 분류하는 사고가 오미다. 각각의 맛은 각 오장의 작용과 관련이 있으며 단맛의 식재료는 기와 혈을 보충하고 매운맛은 기와 혈의 순환을 돕는 등 특유한 작용을 한다.

'사기'와 '오미'는 생약과 동일한 사고가 바탕이지만 식재료이기에 그 작용이 약만큼 강하지는 않다. 하지만 식재료의 작용을 알고 식생활을 하면 병에 잘 걸리지 않는 몸을 만들 수 있다.

생약으로도 쓰이는 친근한 약선 식재료

식재료명	생약명	배합되어 있는 주요 처방
살구씨	행인	신비탕神秘湯, 마황탕麻黃湯, 마행감석탕麻杏甘石湯
마의 뿌리줄기	산약	팔미환八味丸, 육미환六味丸
생강	생강	온경탕溫經湯, 월비가출탕越婢加朮湯, 갈근탕葛根湯, 시호가용골모려탕柴胡加龍骨牡蠣湯
대추	대조	감맥대조탕甘麥大棗湯, 보중익기탕補中益氣湯, 육군자탕六君子湯
차조기잎	소엽	구미빈랑탕九味檳榔湯, 향소산香蘇散, 삼소음蔘蘇飮, 신비탕神秘湯
귤껍질	진피	궁귀조혈음芎歸調血飮, 향소산香蘇散, 억간산가진피반하抑肝散加陳皮半夏
팔각	대회향	은선산恩仙散
우엉씨	우방자	소풍산消風散
구기자 열매	구기자	기국지황환杞菊地黃丸

생약처럼 식재료도 사기와 오미로 구분할 수 있다

사기의 작용과 식재료의 예

사기의 분류	주요 작용	식재료의 예
寒性	몸을 차게 한다.	바나나, 토마토, 톳, 연어
涼性	몸을 약간 차게 한다.	귤, 양상추, 밀, 두부
平性	어디에도 속하지 않는다.	고구마, 돼지고기, 우유, 양배추
溫性	몸을 약간 따뜻하게 한다.	사과, 호박, 소고기, 닭고기
熱性	몸을 따뜻하게 한다.	생강, 산초, 고추

* 국내 한의계에서는 돼지고기는 涼性, 소고기는 溫性, 닭고기는 熱性으로 분류한다.

오미의 작용과 식재료의 예

오미의 분류	주요 작용	식재료의 예
신맛	부드러운 것을 단단하게 하고 새어 나오는 것을 멎게 하는 수렴 작용을 한다.	레몬, 매실, 요구르트
쓴맛	화火의 기세를 가라앉히는 작용을 하며 열 때문에 생긴 기침과 위통을 완화한다. 단맛의 수분을 제거하기도 한다.	머위, 여주
단맛	위장의 작용을 조절하고 기와 혈을 보충해 복통과 경련 등의 급성 증상을 완화한다.	쌀, 사과, 소고기, 양배추, 전갱이
매운맛	기와 혈의 순환을 도우며 발한을 촉진하고 통증을 제거한다.	당근, 파, 생강
짠맛	건조를 해소해 촉촉하게 하고 뭉친 것을 풀어주는 작용을 한다.	다시마, 해파리, 대합

약을 조합하듯 식재료의 약효를 고려해 조합한 식사로
치료를 돕는 것이 약선이다.

체질별 약선 ① 비허脾虛

주요 키워드 ▶ 비허脾虛 / 수곡지기水穀之氣 / 화생化生 작용 / 운화運化 작용 / 승청昇淸 작용 / 통혈統血 작용 /
건비健脾 / 온보溫補 / 이수利水

냉감을 해소하고 위장의 작용을 돕는 식생활

비는 여러 작용을 한다. 음식물 속 영양분인 수곡지기를 끄집어내 분해·흡수하여 기·혈·진액으로 합성하는 화생 작용, 또 기·혈·진액을 온몸으로 나르는 운화 작용, 수곡지기를 위쪽으로 운반해 폐로 보내는 승청 작용, 혈관 속에서 사방으로 뻗어 나가려는 혈을 일정한 방향으로 이끄는 통혈 작용 등이다. 수곡지기를 빼내기 위해 활동하는 위장의 작용과 깊은 관계가 있어서, 비의 작용이 약해지면 위장 작용도 약해져 식욕 부진과 소화 불량, 통변 문제가 생긴다.

비허 체질은 기름기가 많은 음식 등 위장에 많은 부담을 주어 소화하기 어려운 음식물이나 위장의 작용을 둔화시키는 찬 음식을 피하고, 과식하지 않는 것이 건강 유지 비결이다. 소화와 배설을 돕는 식이섬유 섭취도 좋지만, 생채소로 만든 샐러드와 같이 차가운 음식은 되도록 피한다. 익힌 채소를 잘 씹어서 천천히 먹는 것이 좋다. 한 번에 많이 먹지 말고 소량씩 나눠서 먹어야 위장에 부담이 덜 된다. 되도록 하루 세 끼에 나누어 규칙적으로 먹는다.

위장 장애와 몸이 까라지는 권태감이 비허의 특징

비허 체질의 대표적인 증상은 위장 작용이 떨어져서 생기는 설사다. 위장의 작용이 나빠져 소화·흡수 단계에서 적절히 처리되었어야 할 수분이 그대로 배출물과 섞여 설사를 일으킨다. 몸속의 열 부족도 설사의 원인이다. 이러한 증상을 개선하려면 비의 기능을 보충하는 건비, 향신료와 조리법으로 위장을 따뜻하게 하는 온보를 염두에 두어야 한다. 설사가 심할 때는 장 속 여분의 수분을 제거하는 이수가 필요하다.

또 음식물에서 추출한 수곡의 기가 정상적으로 기·혈·진액이 되어 몸을 순환하지 못하기에 체력이 딸리고 권태감을 느끼는 것도 비허의 특징이다. 이러한 허약 체질은 비의 기능을 보하는 것만으로는 불충분하다. 체력을 기를 수 있는 음식, 즉 자양 강장 작용을 하며 소화가 잘되는 식재료를 적극적으로 섭취해야 한다.

요컨대 자양 강장에 도움이 되는 식재료와 몸을 따뜻하게 하는 식재료를 배합해 익혀서 골고루 섭취하는 것이 바람직하다. 소화·흡수를 돕기 위해 천천히 꼭꼭 씹어서 먹는 습관을 기르면 비허 증상을 개선하는 데 도움이 된다. 또 식욕을 증진시켜 진액과 혈이 잘 순환하려면 적절한 운동이 필수다. 운동은 식양생의 효과를 높여주기에 적극 권장한다.

비허에 좋은 식재료와 효능

비허의 개선에 도움되는 식재료의 작용

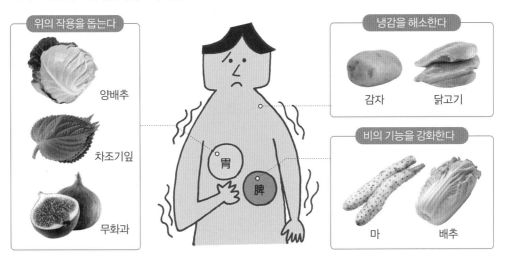

위의 작용을 돕는다	냉감을 해소한다	비의 기능을 강화한다
양배추 / 차조기잎 / 무화과	감자 / 닭고기	마 / 배추

비허에 추천하는 10가지 식재료

식재료	주요 작용
마	비의 기능을 높인다. 만성 설사와 식욕 부진에 효과.
양배추	위의 작용을 돕는다. 식욕 증진, 더부룩함과 위의 통증, 트림의 개선에 효과적.
차조기	위의 불쾌감과 메스꺼움 등을 개선. 복부의 냉감에서 오는 통증을 완화시킨다.
무	구토와 소화 불량을 개선. 부종의 개선. 이뇨 작용. **주의** 비위 허약, 설사가 심할 때는 생식生食과 다식多食을 피한다.
감자	복부의 냉감을 개선해 위의 통증을 완화시킨다. 위의 작용을 돕는다.
배추	비의 작용을 도와 위장의 답답함을 풀어준다. 여분의 수분을 배출한다.
무화과	위를 튼튼하게 해서 몸에 있는 여분의 열을 식힌다. 통변을 정상으로 되돌린다.
닭고기	열을 보충하고, 냉감과 식욕 부진, 체력 저하를 개선하도록 돕는다.
생강	냉감으로 인한 설사, 식욕 부진 개선. 구토 등 증상을 억제한다.
후추	복부의 냉감과 통증을 개선. 메스꺼움을 억제한다. 식욕 증진 작용.

비허는 위장 장애와 권태감을 일으킨다.
평소 건비健脾 작용이 있는 식재료를 선택하자.

체질별 약선 ② 신양허 腎陽虛

주요 키워드 ▶ 신양허 腎陽虛 / 선천의 정精 / 활혈活血 작용 / 이수利水 작용 / 이형보형以形補形

몸에 열이 부족해 몸을 따뜻하게 하는 식사가 최우선

신腎은 생명력의 원천이라 할 수 있는 정精이 축적되어 있는 곳이다. 태어날 때부터 가지고 있는 '선천의 정'과 음식물 등을 통해 얻은 '후천의 정'이 몸속에서 서로 만나 신에 축적되어 기와 혈, 진액을 만들어낸다. 특히 '선천의 정'이 적은 사람은 '후천의 정'의 토대가 되는 음식물을 제대로 섭취해야 한다.

신의 작용이 약하면 이러한 정을 충분히 저장해두지 못해 기·혈·진액을 생성하는 힘도 약해진다. 그 결과 에너지가 부족해서 열을 충분히 만들어내지 못하고 몸이 냉해지는데 이것이 신양허. 개선하기 위해서는 몸을 따뜻하게 하는

음식물을 섭취하여 '후천의 정'을 보충하는 것이 중요하다.

신양허는 비허에 비해 진액에 미치는 영향력이 더 크다. 생식 기능에도 악영향을 미쳐 생리불순 등의 증상이 나타나기도 한다. 이때 활혈 작용과 보혈 작용을 하는 식재료를 함께 섭취하면 좋다. 또 냉감에서 오는 빈뇨가 발생하기에 이수 작용을 하는 식재료도 신양허를 개선하는 데 꼭 필요하다.

조리할 때는 되도록 식재료를 익혀 따뜻하게 해서 먹어야 한다. 몸을 차게 하는 식재료나 아이스크림 등 찬 음식은 피한다.

열이 부족해서 오는 온몸의 냉감과 빈뇨가 신양허의 특징

신양허는 몸을 따뜻하게 하는 양기가 부족해 열을 충분히 만들어내지 못해 몸이 냉해진다. 먼저 열을 만들어 기를 보충하는 식재료, 열을 운반하는 혈을 보충하는 식재료, 그리고 혈관을 확장하는 식재료 등을 섭취하는 것이 좋다.

중화요리에서 자주 사용하는 팔각과 화초花椒는 몸을 따뜻하게 하는 생약이기도 하다. 조리할 때 이러한 조미료를 넣어주면 효과가 한층 더 높다. 또 흑설탕도 몸을 따뜻하게 하는 효과가 커서 약초차 등 음료에 넣어 마시면 좋다.

냉감은 부종과 빈뇨를 일으킨다. 이것은 진액의 순환과 관련이 있으므로 배뇨를 촉진하는 이수 작용의 식재료가 필요하다.

참고로 돼지고기는 신을 보하는 작용이 있는데, 특히 돼지 콩팥은 이수 작용을 하므로 더욱 추천한다. 약선은 동물의 살을 먹을 때 자신의 오장 중에 약한 것과 동일한 부위를 먹으면 그 기능을 보하는 효과가 있다고 본다. 이 사고를 이형보형이라고 한다. 신양허라면 신장을 먹는 것이 몸에 좋다는 뜻이다.

신양허에 좋은 식재료와 효능

신양허를 개선하는 데 도움이 되는 식재료의 작용

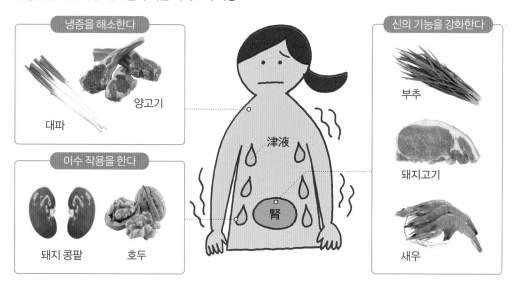

냉증을 해소한다
대파
양고기

이수 작용을 한다
돼지 콩팥
호두

津液

腎

신의 기능을 강화한다
부추
돼지고기
새우

신양허에 추천하는 10가지 식재료

식재료	주요 작용
부추	냉증의 개선. 토혈吐血, 코피, 혈뇨, 혈전을 예방하는 효과가 있다.
파	한기와 냉감을 개선. 발한 작용, 혈의 순환을 돕는다.
락교	위의 불쾌감, 메스꺼움을 억제, 냉증과 설사를 개선.
호두	빈뇨, 발기 불능의 개선. 신을 따뜻하게 한다. 변비 해소.
사슴 고기	모유 부족, 월경 불순 개선. 허리와 등의 냉감 해소.
돼지 콩팥	요통, 부종, 빈뇨를 개선한다. 산후 체력 회복에도 좋다.
양고기	하반신의 냉감, 모유 부족을 개선. 체력 회복 작용.
새우	신을 보한다. 하반신의 냉감과 식욕 부진 개선. 체력 회복 작용.
참치	양陽을 보한다. 동맥경화와 혈전 예방.
메추리알	오장의 작용을 보한다. 보혈 작용.

신양허는 냉감, 생식 기능의 부조, 빈뇨 등을 일으킨다.
기와 혈을 보하는 식재료와 이수 작용을 하는 식재료를 쓰자.

체질별 약선 ③ 혈허 血虛

주요 키워드 혈허 血虛 / 보혈 補血 작용 / 활혈 活血 작용

혈의 부족, 순환 불량을 개선하는 조혈 식재료가 필요

영양을 온몸에 운반하는 혈의 순환에 문제가 생겨 몸의 각 부분에 영양 부족이 생기는 혈허는 먼저 조혈 작용을 하는 식재료를 섭취해 혈을 보충해야 한다. 또 혈의 흐름을 좋게 하는 효과를 얻을 수 있도록 몸을 따뜻하게 하는 식재료를 섭취해야 한다. 그래서 영양분을 몸 구석구석 원활하게 운반해 부조를 개선해야 한다.

소화 불량과 혈행 불량도 발생하기 쉬우므로 위장에 부담을 주는 고칼로리 음식, 자극적인 맛, 몸을 식히는 날것은 피하는 것이 좋다.

혈허는 심과 간의 작용을 둔화시키므로 육체적인 피로뿐 아니라 정신적인 피로도 쌓이기 쉽다. 짜증과 불안감, 불면 등의 증상으로 괴로워진다.

또 여성은 혈액이 빠져나가는 월경의 영향으로 남성보다 혈허가 되기 쉽다. 또 극단적인 다이어트나 수면 부족, 과로도 혈허를 초래하기에 식생활뿐 아니라 생활 습관을 되돌아보는 것도 혈허 체질을 개선하는 데 반드시 필요하다.

짜증 나고 초조할 때는 단것이 좋다고 하는데 달다고 다 좋은 것은 아니다. 각자 체질에 맞는 음식이 있다. 흑설탕은 몸을 따뜻하게 하는 작용을 하여 혈허 체질인 사람에게 적합한 감미료다.

일어설 때 생기는 현기증과 휘청거림, 짜증과 불안감이 특징

혈허 체질에 필요한 보혈·활혈 작용을 하는 식재료는 예로부터 빈혈에 좋다고 알려진 육류의 간과 시금치가 대표적이다. 육류의 간은 소, 돼지, 닭 할 것 없이 간을 보양하고 혈을 보충하는 작용을 하기 때문에 혈허에는 최적의 식재료다.

또 앞서 말한 흑설탕과 검은콩, 검은깨 등 검정색 식재료도 보혈과 활혈 작용을 하므로 혈허에 의한 부조를 개선하는 데 도움이 된다.

짜증과 불안감을 해소하려면 굴과 같이 신경을 진정시켜주는 식재료가 적합하다. 음료로는 신경을 안정시키고 몸을 따뜻하게 하는 홍차를 권장한다. 같은 차라도 녹차나 우롱차는 몸을 식히는 성질이 있어서 혈허 체질에는 잘 안 맞는다.

온몸으로 영양분을 나르는 혈이 부족해 체력이 금세 떨어지는 혈허 체질은 일어설 때 현기증과 휘청거리는 증상을 경험하기 쉽다. 많은 영양소가 균형 있게 들어 있고 보혈 효과까지 있는 달걀은 체력과 내장의 기능 회복에 도움이 되므로 적극적으로 섭취해야 하는 식재료 중 하나다.

혈허에 좋은 식재료와 효능

혈허를 개선하는 데 도움이 되는 식재료의 작용

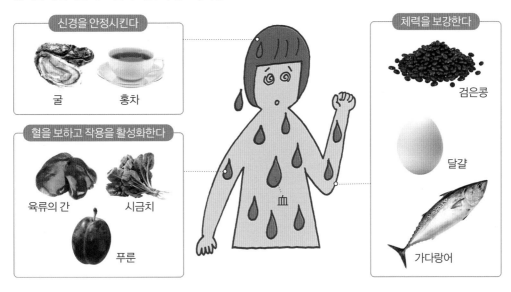

신경을 안정시킨다
굴   홍차

혈을 보하고 작용을 활성화한다
육류의 간   시금치
푸룬

체력을 보강한다
검은콩
달걀
가다랑어

혈허에 추천하는 10가지 식재료

식재료	주요 작용
육류의 간	양간養肝, 보혈 작용. 혈액 부족의 개선. 빈혈 개선.
고등어	보혈 작용. 혈전 예방, 체력 회복.
시금치	오장의 작용을 도와 혈의 흐름을 좋아지게 한다. 혈전 예방.
가다랑어	혈과 기를 보충하고, 소화·흡수를 돕는다.
검은콩	활혈·보혈 작용. 몸의 부기를 개선. 자양 강장 작용.
푸룬	혈의 작용을 활성화한다. 보혈 작용.
굴	불면, 빈혈의 개선. 신경 진정. 체력 증강 효과.
달걀(오골계)	자양, 보신補腎·보혈 작용. 체력 회복, 간의 기능 향상.
메추리알	보혈 작용. 소아 영양 부족의 개선. 내장의 작용을 강화한다.
홍차	신경을 안정시킨다. 간의 작용을 돕는다.

혈허는 일어설 때 나타나는 현기증, 짜증, 불면 등의 부조를 유발하는 것이 특징.
혈, 심, 간을 보하는 식재료를 섭취한다.

체질별 약선 ④ 음허陰虛

주요 키워드 ▶ 음허陰虛 / 보음補陰 작용 / 이수利水 작용 / 지갈止渴 작용 / 청열淸熱 작용 / 양혈凉血 작용 / 해서解暑 작용

진액이 부족하여 건조감이 있다. 열을 제거해 몸을 촉촉하게 해주는 식생활을

음허는 진, 액, 혈, 정精이 부족해서 부조를 일으키는 체질이다. 심, 폐, 간, 신, 비 등 오장의 어디에서 무엇이 부족한지에 따라 증상이 달라지는데 공통된 것은 수분 부족에 따른 건조와 열감이다. 열은 몸에 미치는 영향뿐 아니라 정신적인 흥분도 일으킨다. 피곤해도 신경이 치솟아 잠을 이루지 못해 불면에서 오는 피로까지 쌓인다.

그래서 식생활은 증상의 원인인 부족한 음액을 보충하는 식재료를 적용해야 한다. 따라서 음허 체질은 보음 작용을 하는 식재료가 필요하다.

조리할 때 주의해야 할 점은 발한 작용이 강한 향신료를 쓰지 않는 것이다.

열감이 있으니 차가운 것을 섭취해야 한다고 단적으로 생각하기 쉬운데, 잘못된 생각이다. 예컨대 날로 많이 먹는 오이를 약선에 이용할 땐 볶거나 수프로 만들어 먹는다. 약선은 어떤 체질이라도 '찬 것은 먹지 않는다', '기본적으로 식재료는 가열해서 먹는다'는 것이 철칙이기 때문이다. 내장을 물리적으로 차게 하는 식사법은 나쁘다고 여기기에 주의해야 한다.

불면과 두근거림, 표면은 건조로 인한 가려움이 음허의 특징

음액이 부족해 건조한 상태인 음허는 폐의 습기 부족으로 마른기침과 점성 있는 가래, 위장의 수분 부족 때문에 생긴 변비, 피부의 꺼칠함과 가려움 등 부조가 나타난다. 이러한 증상을 개선하려면 수분을 많이 섭취하기보다 몸속의 수분량을 적절하게 유지하는 이수 작용과 당장의 갈증을 해소해 줄 지갈 작용을 하는 식재료를 섭취하는 것이 좋다. 예컨대 지갈에 더해 혈 속의 불필요한 열을 빼는 양혈凉血, 더위를 식혀주는 해서 작용의 토마토는 음허 체질에 적합한 식재료다. 그 밖에 수박, 멜론 등 박과 채소는 대부분 이수·해서 작용을 한다. 땀을 많이 흘려

수분이 필요한 여름철에 나는 채소와 과일은 음허 체질에 잘 맞는 것이 많다.

또 불필요한 열을 식혀줄 수분이 부족해서 나타나는 흥분과 불면, 불안감에는 청열 작용을 하는 식재료를 적극적으로 섭취하면 효과가 있다.

세끼 식사뿐 아니라 녹차 등 음료도 활용하면 좋다. 보이차나 우롱차 등도 양성凉性이며 이수 작용을 하므로 음허 체질에 적합하다. 단, 카페인이 잠을 방해할까 봐 걱정된다면 히비스커스 등 남쪽 지방에서 나는 식물로 만든 허브티를 추천한다.

음허에 좋은 식재료와 효능

음허를 개선하는 데 도움이 되는 식재료의 작용

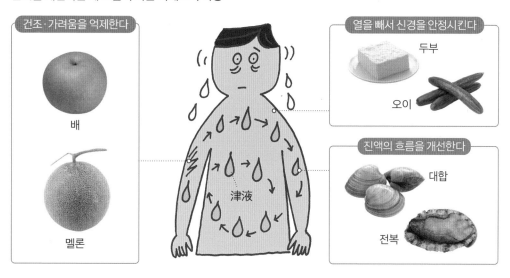

건조·가려움을 억제한다

배

멜론

열을 빼서 신경을 안정시킨다

두부

오이

진액의 흐름을 개선한다

대합

전복

津液

음허에 추천하는 10가지 식재료

식재료	주요 작용
대합	자음·이수 작용. 부종을 뺀다. 목이 메는 느낌을 없애준다.
전복	청열·자음 작용. 홍조를 가라앉힌다. 소변의 부조를 개선한다.
돼지고기	기와 신의 작용을 돕는다. 마른기침과 변비를 해소한다.
두부	몸속에 차 있는 열을 빼내어 몸을 촉촉하게 해준다. 소화·흡수가 잘된다.
연근	지갈·청열·양혈 작용. 폐의 열을 빼낸다. 빈혈을 개선.
오이	청열·지갈 작용. 부종과 입 마름을 개선한다.
토마토	지갈·양혈·해서解暑 작용. 번갈煩渴과 식욕 부진을 개선.
멜론	청열·해서·이수 작용. 피부 미용과 혈전 예방에 효과가 있다.
배	윤폐潤肺·청열·지해止咳·생기生肌 작용. 가래가 많은 기침, 목마름 개선.
검은깨	건조를 해소한다. 통변을 좋게 하여 몸속의 순환을 촉진한다.

음허는 건조와 가려움, 불면 등을 일으킨다.
보음補陰 작용을 하는 식재료로 수분을 조절하자.

체질별 약선⑤ 기체氣滯

주요 키워드 기체氣滯 / 이기理氣 작용 / 강기降氣 작용 / 이수利水 작용

기의 순환이 원활하지 않아 쉽게 피곤해지는 기체는 이기理氣 작용을 하는 식재료를

기체란 생명력이라 할 수 있는 기가 부족한 것이 아니라 그 흐름이 막힌 상태다. 무기력한 것은 아니지만 쉽게 피로를 느끼고, 혈색은 좋지만 손발이 차다. 이러한 모순은 기의 흐름이 원활한 곳과 그렇지 못한 곳의 격차 때문이다. 기는 혈과 진액의 순환을 주도하기에 기체의 경우 혈어 등 다른 부조를 일으킬 때가 많다.

기가 적은 기허와는 달리 기 전체의 양이 부족한 것은 아니기에 기를 순환시키는 이기 작용을 하는 식재료를 섭취해 기의 정체를 해소할 수 있다. 내장의 작용이 둔해지고 호흡이 얕아지며 위장의 작용이 나빠져 목이나 위가 막힌 느낌이 든다. 이러한 답답함도 이기 작용으로 기의 순환이 정상화되면 개선된다.

기는 위로 올라가는 성질이 있어서 머리 쪽으로 잘 올라가며, 열과 혈도 그곳에 정체되어 열오름증이나 두통을 일으킨다. 그래서 기를 떨어뜨리는 강기 작용을 하는 식재료도 적합하다.

한편 하반신은 기의 양이 부족해져서 무거운 진액은 상반신으로 가지 못한다. 그래서 하반신에 머물면서 냉감과 부종을 일으키므로 이수 작용을 하는 식재료를 보충하면 좋다.

정체로 목과 위胃가 막히고 두통을 유발하는 기체

기체는 기가 정체되면서 그 영향으로 혈과 진액의 정체도 일으킨다. 몸의 이곳저곳이 무언가로 막혀 있는 듯한 불쾌감이 생기는 것이 기체의 특징이다.

목 주변의 혈관이 막혀 있는 느낌이 들면서 두통과 어깨 결림이 생긴다. 목 안에서는 날숨이 답답하게 느껴진다. 위 부근도 뭔가 걸려 있고 묵직하다. 이러한 증상은 모두 기의 정체를 해소해 원활하게 순환하는 이기 작용으로 개선할 수 있다.

이기 작용을 하는 대표적인 식재료가 귤과 자몽 같은 감귤류다. 감귤류의 향이 몸과 마음의 긴장, 경직을 풀어준다. 또 민트나 재스민, 장미, 라벤더 등 향이 진한 허브티도 이기 작용을 한다.

여기에 이수 효과가 높은 식재료를 조합해 기체에서 비롯된 혈과 진액의 정체도 함께 해소하면 좋다. 이수 효과가 높은 식재료에는 몸을 차게 하는 성질을 가진 것이 많은데, 갓이나 와사비, 돼지의 간 등은 이수 작용과 온성 성질을 함께 가지고 있기에 그러한 식재료를 적극적으로 섭취하는 것이 좋다.

기체에 좋은 식재료와 효능

기체의 개선에 도움이 되는 식재료의 작용

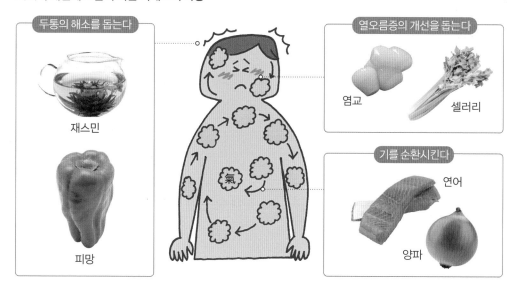

두통의 해소를 돕는다	열오름증의 개선을 돕는다
재스민 / 피망	염교 / 셀러리

기를 순환시킨다
연어 / 양파

기체에 추천하는 10가지 식재료

식재료	주요 작용
연어	이기·보기補氣·활혈·보혈 작용. 위장 허약과 무기력 개선에 도움을 준다.
재스민	이기 작용. 생리통과 우울감을 해소한다.
오징어	보혈 작용. 신경의 균형을 조정한다.
양파	이기·활혈·강역降逆 작용. 위의 불쾌감을 없앤다.
염교	강기·산결散結 작용. 위의 불쾌감과 메스꺼움, 냉감을 개선한다.
피망	이기·화위和胃 작용. 식욕 증진. 신경 안정 효과.
셀러리	청열·활혈 작용. 열을 제거하고, 머리로 상승한 기를 끌어내린다.
미나리	청열·이수·지대止帶 작용. 빈뇨 등 배뇨의 불쾌감을 해소한다.
감귤류	이기 작용. 위의 작용을 돕는다. 식욕 증진과 피로 회복 효과.
발아현미	진액의 순환을 돕는다. 신경을 안정시킨다.

기체는 목과 위의 답답함, 두통과 어깨 결림의 원인.
기의 흐름을 조절하는 이기理氣 작용을 하는 식재료를 섭취하자.

체질별 약선 ⑥ 습열濕熱

주요 키워드 ▶ 습열濕熱 / 청열淸熱 작용 / 조습燥濕 작용 / 이수利水 작용 / 소양消瘍 작용

열을 머금어 걸쭉해진 수분을 배출하는 식재료를 섭취한다

습열 체질은 원래 몸 밖으로 배출해야 할 여분의 열과 수분이 몸속에서 결합되면서 걸쭉해져 배출되지 못한 상태에 있다. 그 답답함이 가슴쓰림과 메스꺼움을 유발한다. 또 체표면에는 피부의 염증과 종기, 곪음 등의 증상이 나타난다.

이를 개선하려면 열을 빼내는 청열 작용의 식재료와 여분의 수분을 제거하는 조습 작용의 식재료를 함께 섭취해야 한다.

또 여분의 수분을 배출하는 이수 작용의 식재료와 소화·흡수·배출을 원활하게 할 수 있도록 위장의 작용을 도와주는 식재료도 첨가하면 효과를 높일 수 있다.

반대로 단것, 매운 것, 자극적인 맛, 기름기가 많은 음식은 몸속을 걸쭉하게 만드는 습열의 원인이므로 피한다.

몸속에 수분이 남아돌지만 열도 머물러 있기 때문에 갈증을 자주 느껴 음료가 당기는 것도 습열의 특징이다. 그런데 차가운 주스 등은 습열의 증상을 더 악화시킬 수 있으니 피한다. 녹차나 국화차 등 청열 효과가 있는 음료를 섭취하면 습열 체질을 개선하는 데 효과가 있다.

가슴쓰림과 더부룩함, 피부염, 뾰루지가 습열의 특징

몸속에 쌓인 걸쭉한 열과 수분은 혈과 진액의 흐름도 악화시킨다. 습열에 의한 가슴쓰림과 더부룩함을 개선하려면 열을 식히는 청열 작용, 여분의 수분을 밖으로 빼내는 이수 작용, 또 습기를 건조시키는 조습 작용 등을 하는 식재료를 적극적으로 섭취해야 한다.

예컨대 팥이나 녹두, 율무 등은 이수·청열 작용과 함께 열을 몸 밖으로 빼내는 조습 작용도 하기에 습열 체질에 최적의 식재료다.

이러한 식재료를 팥차나 율무차와 같이 음료 형태로 섭취하면 목마름을 자주 느끼는 습열 체질에게 일거양득인 셈이다. 냉장고에 넣어 차게 해서 마시지 말고 상온으로 또는 따뜻하게 해서 마시는 것이 바람직하다.

또 키위나 파인애플, 멜론 등 남쪽 지방에서 나는 과일은 청열 작용을 하므로 습열 체질을 개선하는 데 도움이 된다. 단, 이러한 과일은 한성을 띠므로 과식하면 몸이 지나치게 차가워질 수 있으니 주의한다.

피부가 곪거나 뾰루지가 생겼을 때는 궤양을 개선해야 하는데 소양 작용을 하는 해파리 등을 섭취하면 좋다.

습열에 좋은 식재료와 효능

습열을 개선하는 데 도움이 되는 식재료의 작용

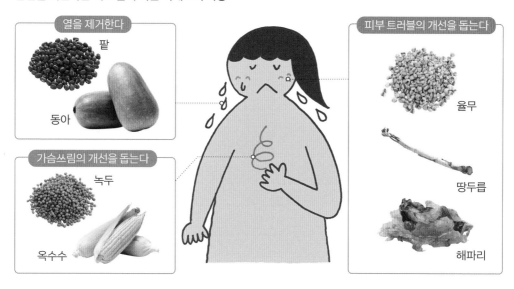

열을 제거한다
팥
동아

가슴쓰림의 개선을 돕는다
녹두
옥수수

피부 트러블의 개선을 돕는다
율무
땅두릅
해파리

습열에 추천하는 10가지 식재료

식재료	주요 작용
율무	이수·삼습滲濕·청열 작용. 소변의 부조를 개선. 피부 미용 효과.
팥	이수·삼습滲濕·청열 작용. 흉수, 복수, 발진을 개선한다.
녹두	청열·이수·해서解暑 작용. 가슴쓰림과 땀을 억제.
옥수수	이수·화위和胃 작용. 부종과 변비를 개선. 혈중 지질을 억제.
동아	청열·이수 작용. 부종과 복수, 목마름을 개선한다.
땅두릅	조습·해표解表 작용. 수족 냉증, 습진을 개선한다.
가지	청열·이수 작용. 여분의 열을 빼낸다. 부종을 개선.
해파리	화담·소양 작용. 걸쭉하고 노란 가래, 열을 가진 종기를 개선.
바지락	청열·이수 작용. 콜레스테롤의 억제와 배출을 돕는다.
국화	청열·진정 작용. 국화차의 형태로 섭취하는 것이 좋다.

습열은 더부룩함, 피부 곪음, 염증을 유발한다.
여분의 열과 수분을 빼내는 식재료를 선택하자.

체질별 약선 ⑦ 혈어血瘀

주요 키워드　혈어血瘀 / 활혈活血 작용 / 안신安神 작용 / 보혈補血 작용 / 보기補氣 작용 / 이수利水 작용 / 통변通便 작용

피와 기의 순환을 개선해 주는 식생활을 염두에 둔다

혈어는 혈이 원활하게 순환되지 않아 영양분이 몸 구석구석까지 미치지 못해 일어난다. 게다가 영양뿐 아니라 열도 말단까지 도달하지 못해 몸이 냉해진다. 그래서 피부가 생기가 없고 거무칙칙해 보이며, 위장의 작용이 둔해져 변비에 걸리기 쉽다. 또 냉감과 원활하지 못한 혈의 순환은 어깨 결림을 유발한다. 심할 때는 두통도 생긴다.

혈어 증상을 개선하려면 혈의 흐름을 좋아지게 하는 활혈 작용의 식재료가 가장 적합하다. 또 몸을 따뜻하게 하고 혈관을 확장해 주어 혈의 순환을 돕는 식재료를 섭취하면 좋다.

스트레스 등 정신적인 피로도 혈의 순환을 악화시키는 원인 중 하나다. 수면과 기분 전환 등 휴식과 생활에 활력을 주는 요소도 중요하며, 식생활은 신경을 안정시키는 안신 작용을 하는 식재료를 적극적으로 섭취해야 한다.

혈의 순환을 방해하는 것은 육류의 기름과 버터 등의 지방을 비롯해 몸을 차게 하는 식재료다. 조리할 때는 너무 달고 짠 자극적인 음식은 피한다. 특히 아이스크림 등 차갑고 단것, 지방이 많은 것은 증상을 악화시키므로 반드시 피해야 한다.

몸이 냉해 어깨 결림과 변비가 생기는 것이 혈어의 특징

혈의 흐름이 원활하지 못한 혈어 체질은 활혈 작용을 하는 식재료인 등푸른생선이 적합하다. 정어리나 꽁치 등 등푸른생선에는 활혈 작용을 비롯해 보혈·보기 작용 등 혈의 작용을 돕는 성분이 들어 있다. 또 흑미나 흑초, 흑설탕 등 검은 식재료도 활혈 작용을 하고 몸을 따뜻하게 하는 효과를 기대할 수 있으므로 같은 종류의 식재료라면 검은색을 선택하는 것이 좋다.

변비는 위장이 정상적으로 작용해야 개선된다. 위를 따뜻하게 하고 막힌 것을 풀어주는 작용뿐 아니라 배설에는 적절한 수분도 필요하므로 이수 작용을 하는 식재료가 빠져서는 안 된다. 팽이버섯과 느티만가닥버섯 등 버섯류는 통변 작용을 하므로 적극 섭취해야 한다. 혈어 체질인 여성은 보통 월경통이 심하다. 혈의 부족도 혈어의 부조를 악화시키기에 보혈 작용을 하는 식재료를 더 많이 섭취하면 좋다.

몸을 따뜻하게 하는 것도 효과가 있다. 조리할 때 후추나 고추 등 향신료나 술지게미 등 온성과 열성 성질을 지닌 식재료를 첨가하면 혈어 개선 효과가 더 높다. 또 고추는 혈의 순환을 방해하는 혈중 지질을 감소시키는 효과도 있다.

혈어에 좋은 식재료와 효능

혈어를 개선하는 데 도움이 되는 식재료의 작용

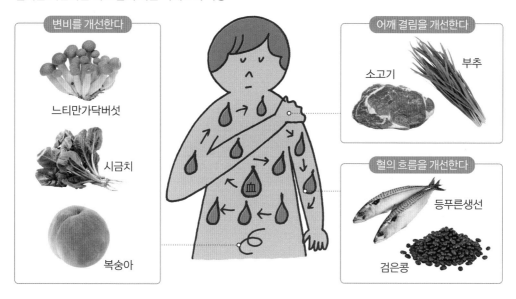

변비를 개선한다
느티만가닥버섯
시금치
복숭아

어깨 결림을 개선한다
소고기
부추

혈의 흐름을 개선한다
등푸른생선
검은콩

혈어에 추천하는 10가지 식재료

식재료	주요 작용
등푸른생선	꽁치와 정어리, 고등어 등. 활혈 작용. 혈전 예방 효과.
소고기	활혈·보혈·보기補氣 작용. 권태감과 빈혈을 개선한다.
흑미	흑초나 흑설탕도 같은 활혈 작용을 한다. 빈혈을 개선한다.
양파	활혈·화위和胃 작용. 몸을 따뜻하게 한다. 중성 지방을 억제한다.
시금치	변통 작용. 빈혈을 개선한다. 혈전 예방 효과.
부추	활혈 작용. 냉감을 해소한다. 혈전 예방 효과.
검정콩	활혈·이수·보혈 작용. 월경 불순을 개선한다.
목이버섯	특히 검은 목이버섯. 보혈 작용. 빈혈을 개선. 하혈을 억제한다.
만가닥버섯	보혈·통변 작용. 변비와 빈혈을 개선. 콜레스테롤을 억제한다.
복숭아	활혈·윤장潤腸 작용. 체력 회복 효과.

혈어는 어깨 결림과 변비, 냉증을 유발한다.
활혈 작용을 하고 몸을 따뜻하게 하는 식재료를 선택하자.

체질별 약선⑧ 습담濕痰

주요 키워드 ▶ 습담濕痰 / 이수利水 작용 / 조담燥痰 작용 / 통변通便 작용

여분의 물을 쌓아두지 않도록 배출을 돕는 식재료를 섭취한다

습담은 진액의 흐름이 나빠져 여분의 수분을 배출하지 못하고 쌓여 있는 상태를 말한다. 몸 전체를 물주머니가 감싸고 있는 것과 같은 상태라서 몸이 늘어지고 특히 하반신이 부어 있다. 관절에도 물이 차서 냉감으로 고생한다. 습담 체질을 개선하려면 수분의 적정한 배출을 촉진하는 이수 작용을 하는 식재료가 꼭 필요하다.

기온의 영향을 잘 받아서 더위와 추위를 타는 것도 습담의 특징이다. 여름철에는 특히 찬 것을 찾는데, 더위를 느끼는 만큼 몸은 냉하다는 뜻이기에 찬 음식물은 엄금해야 한다. 이뇨 작용이 강한 우롱차나 보이차, 율무차를 따뜻하게 해서 마시면 좋다.

단백질의 과다 섭취도 부조의 원인이다. 단백질은 선택 방법이 중요한데, 예컨대 돼지고기라면 살보다 돼지의 콩팥이나 간 등 내장 부분에 이수 작용이 있기에 그 부위를 섭취하면 좋다. 먹고 나서 물을 찾는 자극적인 음식도 피한다.

온몸의 냉감과 부종, 관절통이 습담의 특징

물을 지나치게 쌓아두는 습담 체질은 쌓아둔 물의 배출을 촉진해 수분을 막힘없이 순환시키는 이수 작용의 식재료를 써서 부조를 개선한다.

김, 미역, 다시마 등 해조류가 그 대표적인 예인데 이수뿐 아니라 습담 체질에 잘 나타나는 점성 있는 가래를 삭이는 조담 작용도 한다. 채소 중에는 호박, 무, 팽이버섯, 양송이버섯 등이 조담 작용을 한다.

동아, 셀러리, 수박, 멜론 등도 이수 작용을 해 여분의 수분을 배출하는 데 도움이 되지만 한성과 양성凉性을 띠는 식재료라 다량 섭취하면 오히려 냉감을 조장해 병의 개선을 방해한다.

수분의 배출은 소변뿐 아니라 대변으로도 이루어지기에 통변 작용을 하는 우엉 등도 적극적으로 섭취하자.

단백질을 섭취할 때는 바지락, 대합 등의 조개류나 잉어, 은어, 메기 등 담수어를 권장한다. 이들 어패류는 이수 작용을 하는 것이 많기에 단백질 보충과 동시에 습담 체질을 개선하는 데 효과가 있다.

습담은 폭음·폭식과 운동 부족도 영향을 준다. 무엇을 먹을지도 중요하지만 천천히 시간을 들여 식사하고 불규칙한 식사 시간을 개선하면 식재료로 얻을 수 있는 개선 효과를 더 끌어올릴 수 있다. 진액과 혈의 순환을 촉진하려면 가벼운 운동을 곁들이는 것도 좋다.

습담에 좋은 식재료와 효능

습담을 개선하는 데 도움이 되는 식재료의 작용

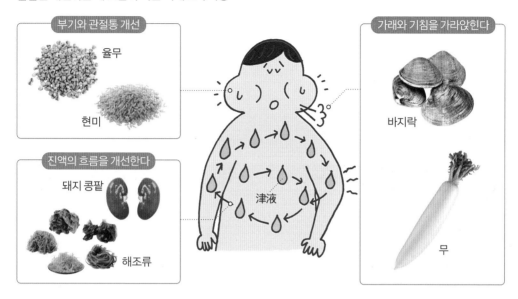

부기와 관절통 개선
율무
현미

진액의 흐름을 개선한다
돼지 콩팥
해조류

가래와 기침을 가라앉힌다
바지락
무

津液

습담에 추천하는 10가지 식재료

식재료	주요 작용
바지락	이수·조담 작용. 점액질 가래를 제거. 피로 회복 효과.
돼지 콩팥	이수 작용. 요통과 부기를 개선. 체력 회복 효과.
해조류	이수·조담 작용. 변비와 부기를 개선. 림프샘종 예방.
율무	이수 작용. 신경통, 류머티즘, 부종을 개선한다.
현미	이수·조담 작용. 각기와 변비를 개선한다.
무	조담 작용. 가래가 많은 기침을 가라앉힌다. 구토와 소화 불량을 억제한다.
호박	조담 작용. 소화력을 개선해 피로를 회복한다. 혈행 촉진.
우엉	변통 작용. 변비를 개선하고 콜레스테롤을 억제·배출한다.
포도	이수 작용. 진액의 순환을 이끄는 기를 보충한다.
우롱차	이수 작용. 비만 예방, 지방 연소 효과.

습담은 부종과 관절통을 유발한다.
이수 작용을 하는 식재료가 불필요한 수분을 제거한다.

식재료에 들어 있는 작용

식재료는 사기와 오미로 작용을 나누며, 그 작용에 따라 적합한 체질과 부적합한 체질이 있다. 식재료의 작용을 알고 적절히 섭취하도록 하자.

식재료의 작용과 체질유형별 적정표

기호 보는 법 ○⇒ 적합 체질 · ×⇒ 부적합 체질

사기	분류	식재료	오미	비허	신양허	혈허	음허	기체	습열	혈어	습담	주요 작용
열성	술	증류주 (더운물로 희석)	맵다		○				×	○		적량은 몸을 따뜻하게 하여 기·혈·진액을 순환시킨다. 적량은 식욕을 증가시킨다.
		증류주 (스트레이트)	맵다		○		×	×	×	○		적량은 몸을 따뜻하게 하여 기·혈·진액을 순환시킨다. 적량은 식욕을 증가시킨다.
		청주(데운 것)	맵다·달다	○	○			×	×	○		적량은 몸을 따뜻하게 하여 기·혈·진액을 순환시킨다. 적량은 식욕을 증가시킨다.
	축산물	양고기	달다	○	○	○			×			몸을 따뜻하게 한다. 혈의 양을 늘린다. 신을 보하고 정을 돋운다.
	기름·향신료	후추	맵다	○	○	×	×	○	×	○		위장을 따뜻하게 한다. 기를 가라앉힌다. 혈을 순환시킨다.
		고추	맵다	○	○		×				○	몸을 따뜻하게 한다. 식욕을 돋운다. 여분의 수분을 빼낸다. 통증을 멎게 한다. 살충 작용.
		산초	맵다	○	○		×				○	몸을 따뜻하게 한다. 여분의 수분을 빼낸다. 통증을 멎게 한다. 살충 작용.
		시나몬(계피)	맵다·달다	○	○	×	×			○		몸을 따뜻하게 한다. 소화 작용을 높인다. 혈의 순환을 돕는다. 통증을 멎게 한다.
온성	과일류	잣	달다	○	○	○	○			×		위장을 튼튼하게 한다. 기의 양을 늘린다. 피부와 폐를 촉촉하게 한다. 신을 보한다.
		매실	시다	○				○				진액을 보호하고 설사, 기침, 목마름을 진정시킨다. 식욕을 증진한다. 해독·살균 작용.
		복숭아	달다·시다	○	○	○	○	○		×		기의 양을 늘린다. 혈을 순환시킨다. 장과 목구멍을 촉촉하게 한다. 진정 작용.
		사과	달다·시다	○				○			○	소화를 촉진한다. 진액을 조절해 목마름, 설사, 변비를 해소한다. 술독을 제거한다.
		파인애플	달다	○				○		×		목마름을 진정시킨다. 소화를 촉진한다. 폐를 촉촉하게 한다.
		호두	달다·짜다	×	○		○	○	×	×		신을 보한다. 폐를 따뜻하게 한다. 장을 촉촉하게 한다. 하반신을 튼튼하게 한다.
		라즈베리	시다·달다		○		○	×		×	×	적량은 몸을 따뜻하게 하여 기·혈·진액을 순환시킨다. 적량으로 식욕을 증가시킨다.
		체리	달다	○		○				○	○	소화를 촉진한다. 혈의 양을 늘린다. 습기를 제거해 통증을 가라앉힌다.
		살구	맵다·쓰다·달다		○		○			×		폐와 장을 촉촉하게 한다. 기침과 가래를 삭인다. 몸을 따뜻하게 한다.
	어패류	방어	달다·시다	○		○				×		기와 혈의 양을 늘린다.
		고등어	달다	○		○			×	○		기와 혈을 보한다. 위장을 튼튼하게 한다. 뇌혈전을 예방한다.

사기	분류	식재료	오미	적합 체질·부적합 체질								주요 작용
				비허	신양허	혈허	음허	기체	습열	혈어	습담	
온성	어패류	전갱이	달다	O					X	O		식욕 증진. 뇌혈전을 예방한다.
		참치	달다	O					X	O		체력 증강. 혈뇨와 대하를 치료한다. 뇌혈전을 예방한다.
		정어리	달다·짜다	O	O					O		근육과 뼈대를 튼튼하게 한다. 위장의 작용을 향상시킨다. 뇌혈전을 예방한다.
		새우	달다		O					X		신을 보하고 정을 돕는다. 하반신을 튼튼하게 한다. 모유를 잘 나오게 한다.
	곡물류	호박	달다	O							O	위장을 튼튼하게 한다. 모유를 잘 나오게 한다. 여분의 수분을 제거한다. 해독 및 구충 작용.
		현미	달다	X	O				X	X		몸을 따뜻하게 한다. 혈의 순환을 돕는다.
		멥쌀(찹쌀)	달다	O	O			O	X		X	위장을 따뜻하게 하여 튼튼하게 만든다. 진액을 보호한다. 최유催乳 작용.
	술	청주(찬 것)	맵다·달다		X							적량은 몸을 따뜻하게 하여 기·혈·진액을 순환시킨다. 적량으로 식욕을 돋운다.
		레드와인	맵다·시다·달다	O	O			O		O		적량은 몸을 따뜻하게 하여 기·혈·진액을 순환시킨다. 적량은 식욕을 돋운다. 살균 작용.
		화이트와인	맵다·시다·달다		X			O				적량은 몸을 따뜻하게 하여 기·혈·진액을 순환시킨다. 적량은 식욕을 돋운다.
		리큐어	맵다·달다	O	O		X	X	X	O		적량으로 몸을 따뜻하게 하여 기·혈·진액을 순환시킨다. 적량은 식욕을 돋운다.
		증류주(온더록스)	맵다	O	X				X	X		적량으로 몸을 따뜻하게 하여 기·혈·진액을 순환시킨다. 적량은 식욕을 돋운다.
	축산물	소고기	달다	O	O	O						기와 혈의 양을 늘린다. 근육과 뼈대를 강하게 한다. 위장을 튼튼하게 한다.
		닭고기	달다	O	O	O	O				O	배를 따뜻하게 한다. 수분 대사를 조절한다. 혈의 양을 늘린다. 기의 양을 늘린다. 신을 보하고 정을 돕는다.
		닭의 간	달다		O	O				X		혈의 양을 늘린다. 눈의 기능을 향상시킨다. 신을 보하고 정을 돕는다.
		돼지의 간	달다·쓰다			O					O	혈의 양을 늘린다. 여분의 수분을 제거한다.
	채소류	대파	맵다	O	O		X		O	O		소화를 촉진한다. 땀을 낸다. 냉감으로 인한 복통을 해소. 모유를 잘 나오게 한다.
		마늘	맵다	O	O		X	X	O	O		살균 작용. 면역력을 높인다. 몸을 따뜻하게 한다. 위장을 튼튼하게 한다. 말초혈관을 확장한다.
		부추	맵다	O	O				X	O		위장을 따뜻하게 하여 작용을 조절한다. 혈의 순환을 돕는다. 신양(腎陽)을 보한다.
		파슬리	맵다	O	O			X				발한·발산 작용. 위를 자극한다. 소화·흡수를 촉진한다. 육류나 생선의 독을 제거한다. 혈의 양을 늘린다.
		무청	쓰다·맵다·달다	O	O						O	위장을 따뜻하게 하여 통증을 제거한다. 여분의 수분을 빼낸다. 기침을 가라앉힌다.
		염교	맵다	O	O		X	O				기의 순환을 돕는다. 위장을 튼튼하게 한다. 몸을 따뜻하게 한다.
		머위	쓰다	O		O						기침을 가라앉힌다. 가래를 제거한다. 위를 튼튼하게 한다. 생선 독을 제거한다.
		당근	달다·맵다	O	O	O	O					몸을 따뜻하고 촉촉하게 한다. 혈의 양을 늘린다. 위를 튼튼하게 하여 위의 답답함을 풀어준다.
		차조기잎(소엽)	맵다	O ※1			X	O				어패류의 독을 중화한다. 위장의 작용을 조절한다. 기를 순환시킨다. 감기나 기침을 치료한다.

※ 1 ⇒ 소량은 적합하지만 대량 섭취는 적합하지 않다.

사기	분류	식재료	오미	적합 체질·부적합 체질								주요 작용
				비허	신양허	혈허	음허	기체	습열	혈어	습담	
온성	채소류	생강	맵다	○	○		×		×			위장을 따뜻하게 하여 식욕을 돋운다. 메스꺼움을 진정시킨다. 살균 작용. 감기를 치료한다. 냉감에서 오는 통증을 가라앉힌다.
		양파	맵다		○				○	○		혈압과 콜레스테롤을 떨어뜨린다. 살균 작용. 수면의 질을 높인다.
	식용유·조미료	식초	시다	○					○	×	×	소변과 땀의 과다 배출 및 설사를 억제한다. 기를 가라앉힌다. 해독 작용.
		된장	달다·짜다									해독 작용. 술독을 제거한다.
		홍화씨유	맵다			×		○		○		혈을 순환시킨다. 통증을 가라앉힌다.
		채종유	맵다			×			○	○		혈의 순환을 돕는다. 부종을 뺀다. 콜레스테롤을 떨어뜨린다.
평성	가공품	요구르트	시다	○				○				장의 작용을 향상시킨다. 정신의 긴장을 유지하게 한다. 살균 작용.
	과일류	밤	달다·짜다	○	○	○				×	○	적량은 위장을 튼튼하게 한다. 신을 보한다. 기와 혈의 양을 늘린다. 혈을 순환시킨다.
		자두(푸룬)	달다·시다			○				○		혈의 양을 늘린다. 혈의 순환을 돕는다.
		은행	달다·쓰다		○				×		×	빈뇨 및 야뇨를 치료한다. 천식을 가라앉힌다.
		블루베리	달다·시다	○						○		설사를 억제한다. 감염에 저항한다. 해독 작용. 동맥경화를 막는다.
		무화과	달다	○						○		위를 튼튼하게 한다. 장의 작용을 조절한다. 변통을 좋게 한다. 해독 작용.
		레몬	시다	○			○	○	○			피로를 회복시킨다. 메스꺼움을 해소한다. 목마름을 가라앉힌다. 술독을 제거한다.
		포도	달다·시다	○		○					○	기와 혈의 양을 늘린다. 여분의 수분을 빼낸다.
	어패류	전복	달다·짜다		×			○	○		○	눈의 피로를 풀어준다. 여분의 열을 빼낸다. 이뇨 작용.
		문어	달다	×	○	○				×	○	기와 혈의 양을 늘린다. 근육과 뼈대를 튼튼하게 한다. 혈의 순환을 돕는다.
		가리비	달다				○		×		×	진액의 양을 늘린다. 혈압을 낮춘다.
		가다랑어	달다	○	○	○				×		기와 혈의 양을 늘리고 정을 돋운다. 위장의 작용을 향상시킨다. 근육과 뼈대를 튼튼하게 한다.
		은어	달다	○							○	이뇨 작용. 정장 작용.
		도미	달다	○	○	○				×	○	기와 혈의 양을 늘리고 정을 돋운다. 위장을 따뜻하게 한다. 부기를 뺀다.
		잉어	달다							×	○	부기를 뺀다. 모유를 잘 나오게 한다.
		꽁치	달다	○						×	○	위를 튼튼하게 하여 식욕을 증진시킨다. 뇌혈전을 예방한다.
		해파리	짜다	×	×	×	○	○			○	여분의 열을 빼낸다. 장을 촉촉하게 한다. 기와 혈의 순환을 돕는다. 혈압을 낮춘다.
		장어	달다			○	○		×			자양강장. 여성의 부정출혈을 멎게 한다. 관절통을 가라앉힌다.
		오징어	달다·짜다			○						혈의 양을 늘린다.

사기	분류	식재료	오미	적합 체질·부적합 체질								주요 작용
				비허	신양허	혈허	음허	기체	습열	혈어	습담	
평성	곡물류	고구마	달다	○								위장을 튼튼하게 한다. 변통을 좋게 한다.
		참깨	달다		○	○	○		×			혈의 양을 늘린다. 머리카락을 검게 한다. 장을 촉촉하게 한다.
		백합 뿌리	달다				○	○	×			정신을 안정시킨다. 불면을 경감시킨다. 마른기침을 가라앉힌다.
		팥	달다·시다				×		○		○	이뇨 작용. 염증을 가라앉힌다. 해독 작용.
		옥수수	달다	○					○		○	기력을 증강한다. 출혈을 멈춘다. 여분의 수분을 제거한다. 혈압을 낮춘다.
		멥쌀	달다	○								기력을 증강한다. 원기를 돋운다.
		대두 (풋콩)	달다	○	○						○	위장을 튼튼하게 한다. 신을 보한다. 여분의 수분을 제거한다. 최유 작용.
		마	달다	○	○	○	○		×			기와 혈의 부족을 보충하고 기력과 체력을 보강한다. 소변, 정액, 대하 등이 새어 나오는 증상을 치료한다.
		완두콩	달다	○			○			○	○	위장을 튼튼하게 한다. 여분의 수분을 제거한다. 혈의 순환을 돕는다. 목마름을 가라앉힌다. 최유 작용.
		감자	달다	○								위장의 작용을 조절한다. 변통을 좋게 한다. 소염·진통 작용.
		작두콩	달다	○							○	위장을 튼튼하게 한다. 여분의 수분을 제거한다. 지혈 작용.
		토란	달다	○								위장의 작용을 조절한다. 변통을 좋게 한다. 염증과 통증을 가라앉힌다.
	축산물	우유	달다	○			○	○	×		×	위를 튼튼하게 한다. 진액의 양을 늘린다. 목마름을 해소한다.
		돼지고기	달다·짜다			○	○		×		×	혈과 진액의 양을 늘려 몸을 촉촉하게 한다.
		달걀(흰자)	달다				○	○			×	속을 가라앉힌다. 진액의 양을 늘린다. 기침을 가라앉힌다.
		소의 간	달다			○			×			혈의 양을 늘린다. 눈의 기능을 좋아지게 한다. 간장의 작용을 좋아지게 한다.
		달걀 (노른자)	달다			○	○	○	×		×	속을 가라앉힌다. 진액과 혈의 양을 늘린다.
	채소류	양배추	달다	○								위장을 튼튼하게 한다. 지혈 작용.
		브로콜리	달다	○	○							위장을 강하게 한다. 몸을 튼튼하게 한다(보신).
		표고버섯	달다	○					×			위장의 힘을 강화한다. 콜레스테롤을 떨어뜨린다. 항암 작용.
		쑥갓	맵다·달다	○					○		○	위장의 힘을 강화한다. 속을 가라앉힌다. 가래를 제거한다. 혈압을 낮춘다.
		무(익힌 것)	달다·맵다	○								위의 작용을 조절한다. 소화를 돕는다.
		청경채	달다	×	×				○	○		여분의 열을 제거한다. 기의 순환을 돕는다.
		연근	달다				○					지혈 작용. 혈의 양을 늘린다. 기침과 천식을 해소한다.
		목이버섯	달다				○	○			○	지혈 작용. 하혈·설사·변비를 치료한다. 혈액의 점성을 떨어뜨린다. 정을 돋운다.

사기	분류	식재료	오미	적합 체질·부적합 체질								주요 작용
				비허	신양허	혈허	음허	기체	습열	혈어	습담	
평성	기름·향신료	흑설탕	달다	O		O	O					위장의 작용을 돕는다. 진액과 혈의 양을 늘린다.
		꿀	달다	O		O	O	O	X			위장을 돕는다. 장과 폐를 촉촉하게 한다. 두근거림과 불안을 가라앉힌다. 지통 작용. 해독 작용.
양성	가공품	간장	짜다		X							염증을 가라앉힌다. 해독 작용.
		두부	달다		X		O	O	O			위장의 열을 제거한다. 목구멍을 촉촉하게 한다. 기를 조절한다. 술독을 제거한다.
	과일류	귤	시다·달다		X		O	O			O	건조를 해소한다. 폐를 촉촉하게 한다.(기침과 가래를 가라앉힌다.) 위의 열을 식힌다. 술독을 제거한다. 이뇨 작용.
		비파 열매	달다·시다		X		O	O			X	목마름을 가라앉힌다. 기침과 가래를 가라앉힌다.
		딸기	달다·시다		X		X	O			O	여분의 수분을 제거한다. 몸을 식힌다.
		멜론	달다		X				O	O		혈의 순환을 돕는다. 염증을 가라앉힌다.
	곡물류	밀(소맥)	달다	O		O	O	O				속을 가라앉힌다. 위장을 튼튼하게 한다. 수면의 질을 높인다. 진액의 양을 늘린다.
	축산물	오리고기	달다	O		O					O	위장을 튼튼하게 한다. 혈의 양을 늘린다. 여분의 수분을 제거한다.
	채소류	양상추	쓰다·달다	X	X		X		O			여분의 열을 빼낸다. 이뇨 작용. 최유 작용. 혈의 순환을 돕는다. 변통을 좋게 한다.
		셀러리	달다			X	X	O	O			혈압을 낮춘다. 경련을 가라앉힌다. 이뇨 작용. 정신을 안정시킨다. 혈의 순환을 돕는다.
		미나리	달다			X	X	O	O			여분의 열을 빼낸다. 이뇨 작용. 혈압을 낮춘다. 여분의 지방을 제거한다. 흥분을 진정시킨다.
	기름·향신료	참기름	달다				O		O			독을 제거한다. 피부 미용 효과. 변통을 좋게 한다.
		올리브유	달다						O	O		혈의 순환을 돕는다. 콜레스테롤을 떨어뜨린다. 혈압을 낮춘다.
한성	과일류	수박	달다	X	X				O		O	몸을 식힌다. 목마름을 완화한다. 이뇨 작용. 부기를 제거한다. 술독을 제거한다.
		자몽	달다	O			O		O			건조를 해소한다. 위의 작용을 돕는다. 혈당치를 떨어뜨린다. 콜레스테롤을 떨어뜨린다.(껍질이나 하얀 테두리 부분)
		키위	시다·달다		X							장의 작용을 향상시킨다. 변통을 좋게 한다.
		배	달다	X	X		O		O		X	진액의 양을 늘린다. 폐의 열을 빼낸다. 폐를 촉촉하게 한다. 술독을 제거한다.
		바나나	달다	X			O		O			여분의 열을 빼낸다. 장을 촉촉하게 하여 변통을 좋게 한다. 해독 작용. 술독을 제거한다. 치질을 치료한다.
		감	달다	X			O	O	O			위의 열을 식힌다. 폐를 촉촉하게 한다.(기침과 가래를 가라앉힌다.) 지혈 작용. 술독을 제거한다.
	어패류	연어	달다	O	O				X			위장을 따뜻하게 한다.
		게	달다·짜다		X				O	O		여분의 열을 빼낸다. 술독을 제거한다. 기의 순환을 돕는다.
		대합	짜다		X				O	O	O	여분의 열을 빼낸다. 목마름을 완화한다. 가래를 제거한다. 혈의 순환을 돕는다.
		굴	달다		X	O		O				혈의 양을 늘린다. 피부를 좋아지게 한다. 정신을 안정시킨다. 술독을 제거한다.

사기	분류	식재료	오미	적합 체질·부적합 체질								주요 작용
				비허	신양허	혈허	음허	기체	습열	혈어	습담	
한성	어패류	모시조개	달다·짜다		×		○	○			○	혈압을 낮춘다. 이뇨 작용. 목마름을 가라앉힌다. 초조함과 짜증을 가라앉힌다.
		가막조개	달다·짜다		×		○	○	○		○	간염을 가라앉힌다. 목마름을 완화한다. 수면 중 흘리는 식은땀을 멎게 한다. 술독을 제거한다. 이뇨 작용.
		김	달다·짜다	×	×	○				○		뭉침이나 결림을 풀어준다. 색소 침착을 막는다.
		다시마	짜다		×	○				○	○	뭉침이나 결림을 풀어준다. 부기를 뺀다. 혈의 양을 늘린다.
		톳	쓰다·짜다		×	○				○	○	뭉침이나 결림을 풀어준다. 염증을 가라앉힌다. 혈액의 응고를 막는다. 혈압을 낮춘다. 부기를 뺀다.
	곡물류	대맥(보리차)	달다		×		○	○	○			몸을 식힌다. 목마름을 가라앉힌다. 변통을 좋게 한다.
		메밀	달다		×			○			○	몸을 식힌다. 해독 작용. 이뇨 작용. 위장의 팽만과 통증을 제거한다.
	술	증류주(물에 희석)	맵다	×	×						×	위를 식힌다.
		맥주	쓰다·맵다	×	×						×	위를 식힌다. 이뇨 작용.
	채소류	가지	달다	×	×					○	○	여분의 열을 빼낸다. 혈의 순환을 돕는다. 통증을 제거한다. 곪음과 부종을 제거한다.
		아스파라거스	달다		×		×				○	혈압을 낮춘다. 이뇨 작용.
		동아	달다	×	×		×			○	○	여분의 열을 빼낸다. 이뇨 작용.
		우엉	달다		×					○	○	변통을 좋게 한다. 여분의 열과 습기를 제거한다. 통증을 가라앉힌다. 콜레스테롤을 떨어뜨린다.
		양하	쓰다·달다	×			×	○	○	○	○	여분의 열을 빼서 해독한다. 종기를 치료한다. 혈의 순환을 돕는다.
		시금치	달다	×		○		○				변통을 좋게 한다. 위장의 열을 제거한다. 목마름을 가라앉힌다. 혈의 양을 늘린다.
		무(날것)	달다·맵다	×	×		○	○	○		○	소화를 돕는다. 기침을 가라앉힌다. 가래의 배출을 돕는다. 이뇨 작용. 위와 목에 찬 열을 뺀다.
		오이	달다	×	×						○	여분의 열을 빼낸다. 목마름을 가라앉힌다. 이뇨 작용. 해독 작용.
		숙주나물	달다	○	×				○		○	기를 보충한다. 여분의 열과 습기를 제거한다. 술독을 제거한다.
		토마토	달다	×	×		○		○			여분의 열을 빼낸다. 목마름을 가라앉힌다. 혈압을 낮춘다. 변통을 좋게 한다.
		죽순	달다	×	×				○		○	변통을 좋게 한다. 콜레스테롤을 떨어뜨린다. 목마름을 해소한다. 이뇨 작용.
		배추	달다	× ※2	× ※3				○		○	여분의 열을 빼낸다. 술독을 제거한다. 소화를 돕는다. 이뇨 작용.
		여주	쓰다	○	×	○		○				여분의 열을 빼낸다. 기를 순환시킨다. 피로를 풀어준다. 시력을 회복시킨다.
	기름·향신료	소금	짜다									적량은 신을 보한다.
		백설탕	달다	○				○	×	×		위장의 작용을 돕는다. 진액의 양을 늘린다. 혈의 양을 늘린다.

※2,3⇒ 모두 날로 섭취하는 것은 부적합하지만 열을 가해 조리한 것은 문제가 없다.

참고 문헌 : 『독체술』(센토 세이시로 저, 농문협)에서 발췌 인용.

약초차의 작용

약초차는 병원에 갈 만큼은 아닌 불편함을 해소하는 수단으로 예로부터 친숙하다.
사람에 따라서 맞지 않을 수도 있으므로 반드시 작용을 알아본 후 마신다.

약초차의 작용과 체질 유형별 일람표

과잉한 것을 배설하고, 열을 식히고, 해독 작용을 하는 약초차

▓▓ 한성　▓▓ 양성　▓▓ 평성　▓▓ 온성　▓▓ 사기의 구분이 불명확한 것

기호 보는 법　○⇒ 적합 체질　×⇒ 부적합 체질

※《독체술》(센토 세이시로 지음, 농문협)에서 발췌 인용.

약초차의 재료	오미	사기	적합 체질·부적합 체질								일반적으로 효과가 있다고 알려진 병·증상
			비허	신양허	혈허	음허	기체	습열	혈어	습담	
삼백초	맵다	한	×	×				○		○	폐농양, 급성 장염, 변비, 치질, 방광염, 피부염, 곪음, 수충水蟲, 고혈압
알로에	쓰다	한	×	×	×	×	○	○	○	임산부는 ×	변비, 두통, 관절통, 짜증, 이명, 습진, 치질, 폐경(자궁 수축 작용이 있음), 구내염, 소화 불량
센나(석결명류)	달다·쓰다	한		×	×		○	○	○	임산부는 ×	변비, 과식복만
얼룩조릿대			×			○		○			과식 후 더부룩함, 위궤양, 치조농루, 구내염, 구취, 고혈압, 당뇨병
질경이	달다	한	×			×		○		○	소변 불량, 혈뇨, 부기, 눈의 충혈, 기침, 가래
쇠뜨기	쓰다	양	×			×	○	○		○	소변 불량, 기침, 천식, 발열, 코피, 하혈, 치질성 출혈, 고혈압, 당뇨병
생율무	달다	약한한	×			×		○		○	소변 불량, 부기, 곪음, 관절통, 사마귀, 물사마귀
민들레 뿌리	달다	한	×			×		○		○	곪음, 습진, 유선염, 모유 분비 불량, 방광염, 요도염, 황달
들국화 꽃	쓰다·맵다	한	×	×			○	○			곪음, 농양, 다래끼, 결막염, 기침, 폐렴, 위염, 고혈압
국화 꽃	달다·쓰다	양	×	×		○	○	○			두통, 현기증, 시력 저하, 침침한 눈, 결막충혈, 곪음, 감기, 인두통咽頭痛, 고혈압
칡	달다·맵다	평	×	×		○	○	○			어깨 결림, 근육통, 두통, 구갈, 감기, 발진, 고혈압, 난청 ※칡의 꽃은 숙취 해소에 효과가 있다.
허브	쓰다·달다	양	×	○		○	○	○		○	변비, 눈의 충혈, 시력 이상, 야맹증, 고혈압, 두통, 간염, 복수, 고지질혈증
비파 잎	쓰다	양	×			○	○	○		○	점액질의 노란 가래, 기침, 코피, 축농증, 입마름, 구내염, 설사, 메스꺼움, 트림, 식중독, 치조농루, 습진, 땀띠
차조기 열매	맵다	온	×							○	기침, 묽은 가래, 천식, 변비
감꼭지	쓰다	평	×					○			찬 음식이 원인인 트림, 딸꾹질, 기침
쓴풀	쓰다	한	×					○			변비, 위통, 식욕 부진, 발모부전, 이·벼룩의 살충, 결막염, 후두염, 골수염
감차덩굴	쓰다	한	×	×						○	곪음, 기침, 가래, 만성 기관지염
당살초잎	쓰다	평	×					○			충치, 당뇨병(대량 섭취하면 혈당 상승), 농양, 유선염
침차	달다	양	×			×		○			기침, 학질(말라리아 등 간헐적인 열)
타임(사향초)			×	×			○	○			기침, 가래, 기관지염, 인두염, 감기, 잇몸염, 관절통, 신경통
메밀차	달다	양	×			×				○	과식, 더부룩함, 위통, 부기

부족한 것을 보충하고, 저하된 몸의 작용을 높이는 약초차

▨ 한성 ▨ 양성 ▨ 평성 ▨ 온성 ▨ 사기의 구분이 불명확한 것

약초차의 재료	오미	사기	적합 체질·부적합 체질								일반적으로 효과가 있다고 알려진 병·증상
			비허	신양허	혈허	음허	기체	습열	혈어	습담	
덖은 율무	달다	약한한	○							○	식욕 부진, 소화 불량, 설사
구기자 열매	달다	평			○	○		×	×	×	어지럼증, 시력 감퇴, 요통, 구갈, 유뇨遺尿(실금이나 야뇨)
덖은 흰	달다·맵다	평	○							○	식욕 부진, 설사
두충	달다	온	○	○			×	×	×		요통, 음부의 가려움, 부정 성기 출혈, 대하(냉), 습관성 유산, 전립샘 비대, 성기능 장애, 고혈압
신선초					○	○	○	×	×		정력 감퇴, 모유 분비 불량, 고혈압, 변비
이질풀					○	○		×	×	○	설사, 위약胃弱, 동상
클로브·정향	맵다	온			×	×	×			○	위장의 냉감에 따른 구토, 복통, 설사, 소화 불량, 구취, 치통
쑥	쓰다 맵다	온	○	○	×	○	×	×	○	○	복부의 냉감, 복통, 요통, 설사, 출혈, 습진, 하혈, 대하(냉), 유산

정체된 것을 순환하게 하는 약초차

▨ 한성 ▨ 양성 ▨ 평성 ▨ 온성 ▨ 사기의 구분이 불명확한 것

약초차의 재료	오미	사기	적합 체질·부적합 체질								일반적으로 효과가 있다고 알려진 병·증상
			비허	신양허	혈허	음허	기체	습열	혈어	습담	
홍화	맵다	온	×		×	×			○		변비, 월경 이상, 월경통, 근종, 타박
박하·민트	맵다	양		×	×	×	○				감기, 발열, 인두통, 치통, 구내염, 구취, 발진, 가려움, 짜증과 초조감, 복통, 자율신경실조증
감잎	쓰다	한	×	×			○				고혈압, 동맥경화, 객혈, 출혈, 기침, 소화성 궤양
차조기 잎	맵다	온			×		×	○		○	감기, 기침, 두드러기, 메스꺼움, 입덧, 습관성 유산
유자	시다	양	○	×			×		○	○	메스꺼움, 가슴 메임, 신경통, 타박, 염좌, 손발 틈
캐모마일	달다	평					○				두통, 과민성 장염, 위궤양, 구내염, 감기, 편도염, 기관지염, 기관지 천식, 알레르기성 피부염, 치질
세이지 (약용 샐비어)			○			×	○				월경통, 갱년기 장애, 인두염, 위장 장애
사프란	달다	평	×		×		○				월경통, 월경 불순, 우울감, 가슴의 답답함, 통풍
재스민	맵다·달다	온	×			×	○			○	설사, 복통, 결막염, 곪음
로즈메리	맵다	온	○	○	×		○			○	두통, 어지럼증, 불면, 동계, 소화 불량, 담낭염, 월경 이상, 갱년기 장애, 관절통, 치통, 습진

참고 문헌 : 『중약대사전』(장쑤신의학원 편, 상해과학기술출판사), 『한방약사전』(스즈키 히로시 저, 요네다 카이스케 감수, 의치약출판), 『1010』 제7호 P12~13(센토 세이시로 저, 도쿄도 공중욕장업 환경위생 동업조합 발행, 소류샤)

동양의학과 아로마테라피

미병을 대상으로 하는 동양과 서양의 전통 의학

동양을 대표하는 전통 의학이 동양의학이라면 서양을 대표하는 전통 의학 중 하나가 바로 아로마테라피다. 최근 들어, 동양과 서양의 전통 의학을 융합시킨 '한의학 아로마테라피'가 주목을 받으면서 동양의학 요법과 아로마테라피를 동시에 받을 수 있는 시설이 조금씩 늘어나고 있다.

아로마테라피는 식물에서 추출한 정유(방향성분)를 이용해 심신의 부조를 치유하는 요법이다. 그런데 이 아로마테라피와 동양의학은 커다란 공통점이 있다.

그중 하나가 병으로 진행되기 전에 미리 손을 써서 건강을 유지하는 것이 목적이라는 점이다. 자연치유력을 높여서 심신의 균형을 잡는다는 사고와도 통하는 측면이 있다.

또 일반 서양의학처럼 증상을 치료하는 대증요법이 아닌, 그 사람의 생활 습관과 체질 등을 확인하고 나서 치료법을 선택한다는 점도 동일하다.

한의학 아로마테라피는 이러한 공통점을 살려 상승효과를 노렸다고 볼 수 있다. 동양의학은 한약과 침구를 이용한 치료뿐 아니라 생활을 고려해 건강을 유지하는 양생법을 중시한다. 양생법 중 하나로 아로마테라피를 추천하기도 한다. 한편 아로마테라피도 전문가의 지도하에 실시하면 한약과 병용할 수 있을 것으로 보인다.

동양의학적 진단을 채용해 시술하는 아로마테라피

또 두 가지 요법의 장점만을 취합한 치료법도 등장했다. 이미 영국은 민간 요법 중 하나로 쓰고 있다.

그 방법은 다음과 같다. 동양의학적으로 '사진'을 실시해 체질을 확인한 뒤 사용할 정유를 선택한다. 한약 대신 정유精油를 사용하는 것이다. 이렇게 선택한 정유를 이용해 경혈과 경락을 따라 마사지하거나 방향욕에 사용한다.

한의학 아로마테라피는 한의사가 치료하는 동양의학에 비해 부담 없이 시도할 수 있고, 향을 즐기며 심신 안정 효과도 얻을 수 있다는 장점이 있다.

이렇게 조합해 응용할 수 있는 것은 동양의학 이론이 제대로 정립되어 있기 때문이다. 그래서 동양의학 이론을 토대로 다양한 방법을 융합시키는 것이 가능하다.

제6장

동양의학을 이용한 현대병 치료

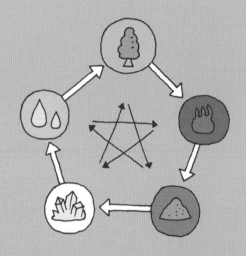

최근 원인과 치료법을 알 수 없는 현대병이 늘고 있다.

서양의학은 원인을 모르면 대처하기 어려워

치료에 한계가 있다. 이에 주목받고 있는 것이

병이 아닌 사람을 보는 동양의학이다.

현대병 치료에 동양의학이 어떻게 도움을 주는지,

대표적인 사례를 소개한다.

현대병 치료와 동양의학

주요 키워드 ▶ 미병未病 / 망진望診 / 절진切診 / 문진問診 / 사진四診 / 다음多飮 / 다뇨多尿 / 다식多食 /
삼다일소三多一少 / 소갈병消渴病

서양의학과 동양의학의 검사를 융합한 종합 정밀 건강 진단

수치와 화상 자료로 몸의 상태를 파악하는 검사와 화학물질로 만든 양약 등 서양의학의 진보 덕에 많은 병을 조기에 발견해 치료할 수 있게 되었다. 그런데 증상이 있어도 수치나 화상으로는 이상이 나타나지 않는 병, 그리고 양약으로도 효과를 보지 못하거나 부작용이 생기는 병도 있다. 최근 동양의학에 대한 평가가 달라지고 있는 것은 서양의학이 이와 같은 한계를 지니고 있음을 사람들이 인식하게 되었기 때문이다.

예컨대 종합 정밀 건강 진단이나 일반적인 건강 검진으로 병을 조기에 발견할 수는 있어도 병에 이르기 전에는 알 수 없다. 그래서 최근에는 병이 되기 전의 상태인 미병을 발견하기 위해 서양의학식 정밀 검사에 동양의학적 진찰인 망진, 절진, 문진 등 사진을 더해 실시하기도 한다.

옛날에는 존재하지 않던 현대병도 치료가 가능

동양의학은 현대병의 치료에도 도움이 된다. 동양의학은 병명에 따라 치료가 결정되는 것이 아니라 몸에 나타나는 여러 가지 징후를 잡아서 치료한다. 사람의 몸에 나타나는 징후의 대부분은 예나 지금이나 그대로다. 동양의학의 기본이 3,000년 전에 완성되었음에도 현대병을 치료할 수 있는 것은 이 때문이다.

예컨대 생활 습관과 관련이 깊은 당뇨병은 최근 증가하는 현대병 중 하나인데, 당뇨 수치가 기준치보다 올라가면 진단을 받는다. 옛날에는 당뇨 수치를 재는 것이 불가능했기에 혈당이 높다는 사고 자체가 없었다. 그러나 목이 말라 많이 마시고(多飮), 소변을 많이 보고(多尿), 많이 먹는(多食)데도 살이 찌지 않는 현상을 '삼다일소三多一少'라 하고 그 병태는 소갈병이라고 불렀다. 이는 당뇨 수치가 치솟았을 때의 당뇨병 증상과 상당히 유사하기에 소갈병 치료법을 당뇨병에 응용할 수 있다. 이처럼 현대병이라고는 하나 과거와 명칭이 다를 뿐 병태를 검증해 나가다 보면 이전에도 동일한 병이 존재했음을 알 수 있다.

단, 현대는 삼다일소의 상태에 이르기 전에 건강 검진 등을 통해 혈당 수치의 이상을 확인하고 치료를 받는다. 그래서 현대의 당뇨병 치료는 소갈병으로 보고 대응해서는 불충분하다. 현대병은 서양의학으로 밝혀진 병태를 바탕으로 동양의학의 새로운 관점으로 분석하여 치료를 돕는 것이 바람직하다.

서양의학과 동양의학식 검사로 병과 미병을 발견

서양의학식 검사의 역할

서양의학식 종합 정밀 검사를 통해서는 조기에 자각 증상이 없는 생활 습관병 위주의 병을 조기에 발견할 수 있다.

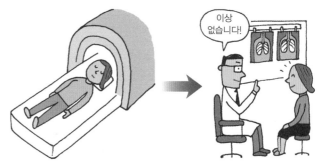

동양의학식 검사의 역할

예컨대 서양의학식 검사에서 이상이 없더라도 병이 되기 전의 상태, 즉 미병을 발견할 수 있는 것이 동양의학식 검사이다. 병의 예방에 기여할 수 있다.

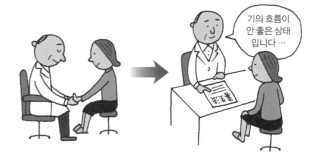

동양의학으로 현대병을 치료하는 원리

예) 당뇨병의 경우

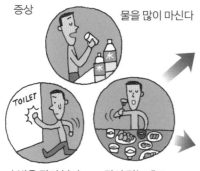

증상 / 물을 많이 마신다 / 소변을 많이 본다 / 많이 먹는데도 살이 안 찐다.

서양의학의 경우

검사 결과를 토대로 '당뇨병'이라는 진단이 나와야 치료법이 결정된다.

동양의학의 경우

증상이 있으면 병명을 모르더라도 치료법이 결정된다.

검사 후 병명이 나와야 치료법이 결정되는 서양의학과 달리 동양의학은 증상이 있으면 체질 등을 파악해 치료법을 결정할 수 있다. 그래서 당뇨병과 같이 동양의학의 고전에는 등장하지 않는 현대병도 얼마든지 치료할 수가 있다.

> 병명을 몰라도 치료할 수 있는 동양의학이기에
> 현대병도 고칠 수 있다.

현대병 치료와 동양의학 ① 당뇨병

주요 키워드 ▶ 당뇨병糖尿病 / 정精 / 비脾 / 비허脾虛 / 열熱 / 진액津液 / 음허陰虛

생활 습관으로 생기는 현대병은 동양의학이 자신하는 분야

현대병은 대부분 생활 습관과 관련이 깊다. 동양의학은 생활을 개선하는 것도 중요한 치료의 하나로 여기므로 현대병 치료에 도움을 준다고 볼 수 있다.

최근 성인 5명 중 1명은 이 병이 의심된다고 한다. 바로 당뇨병이다. 그중에서도 생활 습관과 관련이 있다고 밝혀진 '2형 당뇨병'이 전체 당뇨병 환자의 약 90%를 차지한다. 당뇨병은 운동 부족과 음식의 과잉 섭취로 에너지의 소비와 공급의 균형이 깨지고, 여기에 스트레스까지 가세해 몸이 필요한 포도당을 잘 이용하지 못하게 된 상태다. 필요한 영양소가 부족하니 살이 빠지고 금세 피로해지며 식탐이 생기는 경향이 있다. 한편 위장을 통해 들어온 포도당은 갈 곳이 없어 혈액 속에 다량 쌓인 채 여러 가지 합병증을 일으킨다.

정精을 효율적으로 쓰는 생활 습관이 치료의 열쇠

동양의학적으로 볼 때 포도당은 활력을 불어넣고 몸을 구성하는 물질의 근원이라는 점에서 정精에 상당한다. 정은 음식물을 통해 위장으로 들어오고 비는 이것을 몸에 도움이 되는 방향으로 처리하는 작용을 한다. 당뇨병이란 이 정이 정상적으로 쓰이지 못해 부족하거나 넘치는 상태라고 볼 수 있다. 이것은 몸에 필요한 것을 뽑아내는 비의 작용이 저하되는 비허 상태로, 여분의 정이 쌓여 열로 바뀌면 진액을 소모하게 되어 음허 상태가 된다. 그러면 금방 피곤해지고 감기에 쉽게 걸리는 상태, 즉 생명력의 저하로 이어진다.

동양의학은 이러한 비허, 음허 등의 상태와 합병증의 상태에 알맞은 치료 방침을 세운다.

생활 습관을 개선하는 것도 반드시 필요하다. 정을 효율적으로 이용하려면 낮에는 운동으로 남는 에너지의 소비를 촉진해야 한다. 에너지의 축적을 줄이려면 섭취한 것을 몸에 쌓아두기 쉬운 야식을 반드시 삼가야 한다. 또 스트레스와 과로는 포도당의 효율적인 이용을 방해하기에 낮에는 확실하게 몸을 쓰는 활동을 하고 밤에는 수면을 충분히 취해야 스트레스와 과로를 줄일 수 있다.

이처럼 단순하게 혈당치를 떨어뜨리기보다 무너진 몸의 균형을 조절하는 것이 동양의학적 치료의 사고다. 단, 많은 경우에서 정기적인 검사와 혈당강하제 등 양약 병용이 필요하다.

당뇨병은 정精의 쓰임이 비효율적인 상태

당뇨병의 병태

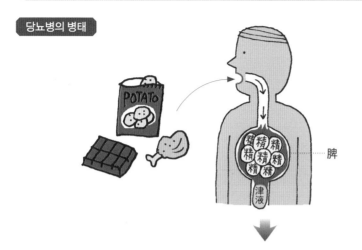

당뇨병의 병태를 동양의학적으로 보면 칼로리의 과잉 섭취 등으로 '정'이 남아돌아 그것이 열이 된 상태다. 열의 과잉으로 진액이 소모되어 쉽게 피로를 느낀다.

치료받는 것 외에 생활 습관을 교정한다

예) 밤에는 충분히 휴식한다

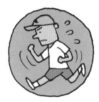

예) 낮에는 몸을 움직여 활동한다

정이 효율적으로 이용된 상태

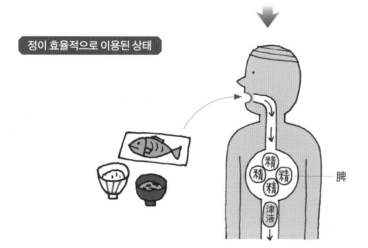

칼로리의 과잉 섭취를 피하고 낮에는 운동을, 밤에는 휴식을 취하는 식으로 규칙적인 생활을 하면 '정'이 효율적으로 쓰여 충분한 양의 진액이 순환되기에 병태가 개선된다.

동양의학에서 보는 당뇨병은 여분의 정精이 쌓여 열이 되고
진액의 부족으로 이어진 상태다.

현대병 치료와 동양의학 ② 알레르기 질환

주요 키워드 ▶ 알레르기 질환 / 폐肺 / 기氣 / 진액津液 / 혈血 / 위기衛氣 / 간肝 / 비脾 / 신腎

폐를 무대로 일어나는 3대 알레르기 질환

기관지 천식과 알레르기성 비염, 아토피성 피부염 등의 알레르기 질환은 최근 계속해서 증가하고 있는 현대병이다. 서양의학은 항알레르기제나 기관지 확장제, 스테로이드제 등을 써서 치료하는데, 증상만 완화될 뿐 근본적인 몸 상태가 개선되는 것은 아니다. 그래서 보통 치료가 오래 걸린다.

알레르기 반응은 몸을 둘러싼 환경의 변화에 대응하는 작용과 외부의 침입을 저해하는 작용이 정상적인 반응을 보이지 못하는 현상이다. 동양의학은 외부로부터 몸을 보호하는 작용을 폐가 담당한다고 했는데, 알레르기 질환이 일어나는 병위病位가 폐임을 생각할 수 있다. 기관지 천식은 호흡, 알레르기성 비염은 코, 아토피성

피부염은 피부에 증상이 나타나는데, 폐는 호흡, 코, 피부와 모두 관련되어 있다. 이것만 봐도 알레르기가 폐를 무대로 활동하는 질환임을 알 수 있다. 폐는 외적을 밖으로 쫓아내는 방식으로 몸을 지킨다. 그 방위 기능에 따라 기가 순간적으로 밖으로 치밀면 딸꾹질과 기침으로, 진액이 밖으로 향하면 콧물과 눈물 등의 분비물로, 기·혈·진액이 약간 정체되면 가려움으로, 혈과 열이 표층에 과잉 집중되면 발적과 충혈의 형태로 나타난다. 이와 같은 방위 기능의 과잉 반응이 곧 알레르기 질환이다.

알레르기의 한방 치료 원칙은 몸의 가장 표층에 있는 폐와 몸의 심부가 정상적으로 소통하도록 바로잡는 것이다.

생활 습관을 개선하는 것이 알레르기 질환의 근본 해결책

몸을 지키는 방위 기능은 혈관 밖을 빈틈없이 흐르는 위기의 작용이기도 하다. 위기의 작용은 진액으로 유지된다. 그래서 알레르기는 진액에 이상이 있다고 생각할 수 있다. 위기를 체표부로 퍼뜨리는 역할을 하는 폐의 이상뿐 아니라 진액을 운반하는 간의 이상, 기와 진액을 만드는 비와 신의 이상으로도 파악할 수 있다. 간, 비, 신의 작용이 무너지면 복잡한 상태가 되는데, 그

것이 폐에 집중되어 알레르기 증상이 나타난다.

비의 작용은 과식과 찬 음식을 섭취할 때 저하된다. 신은 찬 음식물을 섭취할 때, 얇은 옷을 입어 몸이 냉할 때, 과로와 수면 부족일 때 기능이 떨어진다. 간은 스트레스에 의해 기능에 문제가 생긴다. 따라서 알레르기 질환은 생활 습관을 개선해 비, 신, 간의 기능을 정상으로 되돌릴 때 비로소 근본적으로 해결할 수 있다.

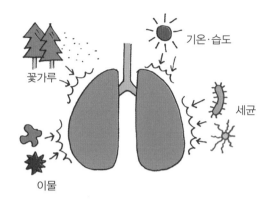

외부로부터 몸을 지키는 폐의 작용

폐는 외부 환경의 변화에 대응하는 기능과 외부에서 이물질이 침입하는 것을 저지하는 작용을 한다. 알레르기는 이러한 방어 기능의 비정상적인 반응으로 일어난다.

기·혈·진액의 이상으로 증상이 나타난다

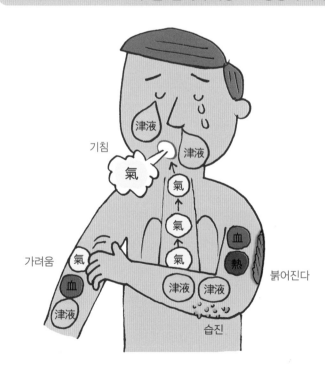

기·혈·진액의 이상에 따른 알레르기 증상

기가 순간적으로 밖으로 치밀면 딸꾹질이나 기침이, 진액이 밖으로 향하면 콧물과 눈물 등의 분비물이, 기·혈·진액이 약간 정체하면 가려움이, 혈과 열이 표층에 과잉 집중되면 발적과 충혈이, 진액이 정체하면 습진이 생긴다.

병의 무대가 되는 폐와 몸 심부 간의 소통을
정상화하는 것이 알레르기 치료의 기본이다.

여성 질환과 동양의학

주요 키워드 ▶ 여성호르몬 / 자율신경계自律神經系 / 월경전증후군 / 갱년기 장애 / 난포호르몬

크고 작은 변화가 많은 여성의 몸은 한방약 효과를 보기 쉽다

'한약은 여성과 친근하다', '동양의학은 여성 질환에 효과가 있다'는 말을 한다. 그 이유는 동양의학에 '몸은 끊임없이 변화한다'는 건강관이 깔려 있어 몸의 세세한 변화에 대응할 수 있는 치료라는 점과 관련이 있기 때문이다.

여성의 몸은 초경, 임신, 출산, 폐경 등 변화를 거듭한다. 심지어 월경 주기 내에서도 여성호르몬의 영향으로 저온기와 고온기가 반복된다. 즉 여성은 몸의 변화에 민감해 몸의 변화에 대응하는 한방약의 효과도 쉽게 느낄 수 있다.

또 여성호르몬의 변화로 일어나는 증상은 자율신경계와 관련이 깊은데, 한방약은 자율신경계에 작용하는 것이 많다는 점도 여성 질환에 한방약이 효과적이라고 보는 근거다.

한방 치료가 효과적인 월경전증후군과 갱년기 장애

특히 여성은 호르몬의 변화에 영향을 받아 자율신경계의 실조 증상이 나타나기 쉬운데, 그 예가 월경전증후군과 갱년기 장애다. 월경전증후군은 월경 전 3~10일간 지속되는 정신적·신체적 증상을 말하는데 월경이 시작되면 증상이 사라진다. 불안, 열오름, 유방의 통증 등이 생긴다.

월경 전 이 시기는 골량을 유지하거나 혈관을 강화하는 여성호르몬인 난포호르몬(에스트로젠)의 분비량이 줄어들기 시작해 스트레스에 약한 시기다. 이 시기에 늦도록 잠을 안 자거나 스트레스를 받으면 간과 심장의 조절 기능이 무너진다. 또 이 시기의 불양생不養生으로 비, 폐, 신의 작용에 이상이 생긴다.

또 폐경을 5년 정도 앞두고 난포호르몬은 급격히 줄어든다. 그래서 갱년기(45~55세, 폐경을 사이에 두고 앞뒤로 5년)에는 열오름과 홍조, 땀흘림, 두근거림, 냉감, 불면과 초조감, 불안 등의 증상이 나타나는데 일상생활에 지장을 초래할 경우 갱년기 장애가 된다.

사실 동양의학적으로 볼 때 이러한 갱년기 장애의 증상은 월경전증후군의 증상과 같다. 월경 전은 체온이 올라가 고온기에 해당하기에 열이 몸속에 차오르기 쉬운 시기다. 한편 갱년기도 신진대사가 원활하지 못해 열이 몸속에 차 있다. 이러한 상태에서 과식을 하거나 수면이 부족하면 열은 더욱 차서 증상이 쉽게 나타난다. 그래서 월경 전이나 갱년기에는 과음, 과식을 피하고 늦도록 깨어 있지 않는 생활 습관이 중요하다.

급격한 호르몬 변화와 열에 의해 부조가 발생한다

월경 주기와 에스트로겐 분비의 변화

월경 개시 직전부터 에스트로겐(난포호르몬)의 분비량이 줄기 시작한다. 또 월경 전에는 체온이 높아 몸속에 열이 차기 쉬운 상태다. 이때 스트레스를 받거나 과음, 과식을 하면 심신에 부조를 초래하기 쉽다.

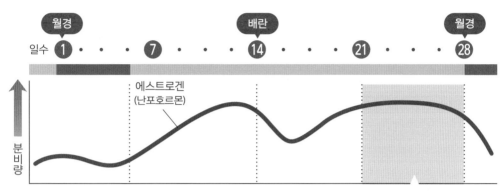

동양의학적으로 본 월경 전 병태
체온이 올라가 몸속에 열이 찬다.

여성의 생애 주기와 에스트로겐 분비의 변화

월경 직전과 마찬가지로 폐경을 앞두고 에스트로겐(난포호르몬)의 분비량이 급격히 감소한다. 또 열이 몸속에 금세 차올라 이때 스트레스를 받거나 연령에 맞춰 식사량을 줄이지 않으면 심신에 부조를 일으키기 쉽다.

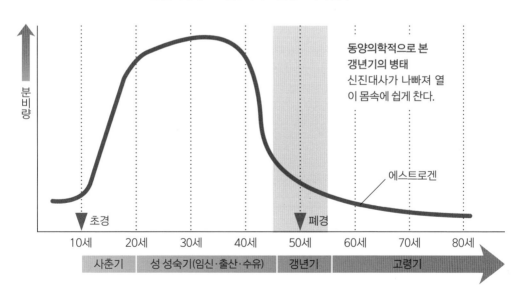

동양의학적으로 본 갱년기의 병태
신진대사가 나빠져 열이 몸속에 쉽게 찬다.

여성호르몬의 변화에 따른 자율신경계의 실조 증상은
동양의학 치료가 도움이 된다.

불임·자궁 질환

불임 / 신腎 / 자궁근종 / 자궁내막증 / 자궁경부암 / 자궁암 / 안태약安胎藥

냉증뿐 아니라 과음과 과식도 불임의 원인

여성의 결혼 연령이 높아져 불임으로 고민하는 사람이 늘면서 불임 치료를 받는 사람도 늘고 있다. 그러나 인공수정이나 체외수정과 같은 서양의학식 불임 치료는 금전적·정신적인 면에서 부담이 큰 데다가 치료를 받는다고 해서 꼭 임신에 성공하리란 보장도 없다.

동양의학은 불임증을 몸속에서 생명력을 만들어내는 신의 작용이 저하되어 열이 부족해지고, 그로 인해 몸이 냉해져서 기와 혈이 원활하게 순환하지 못하는 상태로 본다. 그래서 신을 따뜻하게 하는 것이 치료의 기본이다.

그런데 최근 역으로 몸속에 열이 차서 불임이 되는 여성이 늘고 있다.

과식으로 영양분이 넘치거나 밤늦도록 깨어 있으면 몸속에 열이 차서 혈과 진액이 소모된

다. 혈과 진액이 부족하면 월경 주기가 불규칙해지고 악화되면 무월경 현상이 나타나 임신에서 멀어진다. 불임 치료로 쓰이는 황체호르몬제는 열을 일으키는 것이 많기에, 열이 차서 불임이 된 여성이 이러한 불임 치료를 받으면 악순환이 일어난다. 이처럼 불임증은 다양한 병태가 관여하고 있어서 동양의학은 그 병태의 개선에 초점을 맞춘다.

또 최근 출산의 고령화 등으로 자궁근종과 자궁내막증, 자궁경부암, 자궁암 등 자궁 질환이 증가하고 있다. 종양과 같은 것이 생겼다면 동양의학적 치료만으로는 소멸시키거나 그 크기를 줄이기 어렵다. 단, 자궁근종과 자궁내막증 때문에 생긴 증상을 완화할 목적으로는 동양의학적 치료가 효과를 볼 때가 많다.

임신 중에는 한약이라도 신중하게 써야 한다

서양의학은 임신 중 약의 복용에 따른 부작용이 문제시되어 임신했을 때는 약을 최대한 피하는 것이 기본이다. 그러한 면에서 한약은 안전한 약이 많다. 심지어 안태약이라 하여 임신 중에 일어날 수 있는 유산 등을 예방하는 한약까지 있다. 그러나 임신 4~12주의 시기는 한약도 복용하지 않는 것이 원칙이다. 또 망초 등 하제下

劑나 부자, 목단피, 도인 등 임신 중에 신중하게 써야 하는 생약도 있다. 복용할 때는 꼭 주치의와 상담해야 한다.

동양의학적 치료는 한약이 전부가 아니기에 임신 중에는 양생법과 경혈의 자극 등으로 대체할 수 있다.

열의 과부족이 불임의 원인

동양의학적으로 본 불임의 원인

열이 부족한 상태

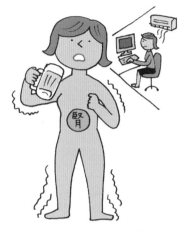

몸을 차게 만들어 신의 작용이 저하되면
열이 부족해 월경 주기가 불규칙해진다.

열이 넘치는 상태

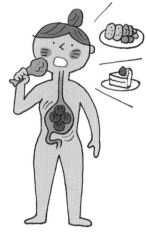

과음, 과식으로 위장이 바빠지면 열이 과
잉 발생해 월경 주기가 불규칙해진다.

모두 불임의 원인

임신 중에는 한약 복용에도 주의가 필요

임신 중에 신중하게 써야 할 주요 한약

- 온경탕
- 을자탕
- 계지가출부탕
- 계지복령환
- 진무탕

- 소경활혈탕
- 대황목단피탕
- 대시호탕
- 도핵승기탕
- 팔미환

- 방풍통성산
- 마황부자세신탕
- 마자인환
- 육미환

불임은 신의 작용이 저하되어 열이 부족하거나
반대로 과잉해서 일어나는 것으로 본다.

찾아보기

옮긴이 장은정

한국방송통신대학교 일본학과를 졸업하고 한국외국어대학교 국제지역대학원에서 국제지역학석사(일본 사회·문화 전공)를 취득했다. 현재 번역 에이전시 엔터스코리아 출판기획 및 일본어 전문 번역가로 활동하고 있다. 《인체 면역학 교과서》,《혈관 내장 구조 교과서》,《뼈 관절 구조 교과서》,《뇌 신경 구조 교과서》,《동양의학 교실》(공역),《만지면 알 수 있는 복진 입문》(공역),《유해물질 의문 100》,《병의 원인은 수면에 있다》,《음식이 병을 만들고 음식이 병을 고친다》 등이 있다.

동양의학 치료 교과서
왜 아픈지 기, 혈, 진액부터 경락, 한방 치료법까지 찾아보는 동양의학 치료 도감

1판 1쇄 펴낸 날 2023년 8월 16일

감수 센토 세이시로
옮긴이 장은정
주간 안채원
편집 윤대호, 채선희, 윤성하, 장서진
디자인 김수인, 이예은
외부디자인 이가영
마케팅 함정윤, 김희진

펴낸이 박윤태
펴낸곳 보누스
등록 2001년 8월 17일 제313-2002-179호
주소 서울시 마포구 동교로12안길 31 보누스 4층
전화 02-333-3114
팩스 02-3143-3254
이메일 bonus@bonusbook.co.kr

ISBN 978-89-6494-625-1 03510

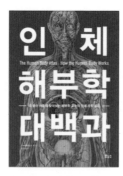
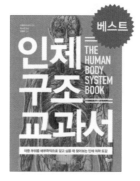
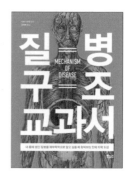
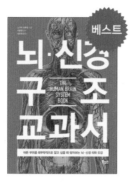
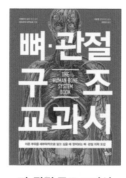
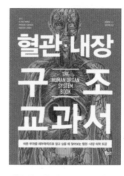
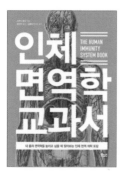
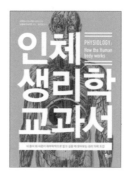
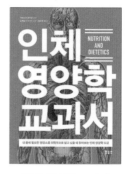